YILIAOBAOXIAN YU SHEHUIBAOZHANG
ZHONGGUO GONGLIYIYUAN DE GAIGEZHILU

医疗保险与社会保障
中国公立医院的改革之路

赵 棣 / 编著

科学出版社

北 京

图书在版编目（CIP）数据

医疗保险与社会保障：中国公立医院的改革之路/赵棣编著. —北京：
科学出版社，2016.6
　ISBN 978-7-03-048385-0

　I. ①医… II. ①赵… III. ①医院–体制改革–研究–中国 IV. ①R197.32

中国版本图书馆CIP资料核字（2016）第109291号

责任编辑：牛　玲　张翠霞 / 责任校对：张可琴
责任印制：赵　博　 / 封面设计：有道文化

科 学 出 版 社 出版
北京东黄城根北街 16 号
邮政编码：100717
http://www.sciencep.com

北京科印技术咨询服务有限公司数码印刷分部印刷
科学出版社发行　各地新华书店经销

*

2016年6月第　一　版　开本：720×1000　1/16
2026年1月第七次印刷　印张：16 1/4
字数：265 000
定价：148.00元
（如有印装质量问题，我社负责调换）

前言

Preface

终于签下出版合同,终于没有借口再拖着。

然而,还是很有些畏难:为这个繁复庞大的题目,为自己是否有能力阐述清楚。

三年前,出版了《困境与未来——中国公立医院的改革之路》(赵棣,2011)。除了讨论公立医院的产权及相关问题,该书中提出了一个设问,就是"社会保障与医疗保险体系的完善,是否是中国公立医院改革、走出困境的必要前提条件"。

三年多了,一直在关注、思索这个设问。

促使自己下定决心、再次班门弄斧的主要原因是为南方医科大学"医药卫生管理博士学位项目"的授课。

这是我国教育部迄今批准的第一个也是唯一一个中外合作办学的医药卫生管理方向的管理博士学位项目。参加这个项目学习的学生,几乎全部是工作在医药卫生领域中的高级管理人员。

但是,他们之中,很多人对于社会保障与医疗保险方面的知识了解得并不多;对于今日世界上的一些国家,正在实施运行的社会保障与医疗保险体系,究竟是怎样经过漫长的变革逐步变得更加成熟和满足人民的需求,为那里的人民提供了保障和消费的信心,似乎也是"一知半解"。他们最感头疼的、最关注的中国医改的首要问题,仍然是恶化的医患关系,以及如何在

"摸着石头过河"、不断探索、时常变化着的行政命令中和由此导致的大环境中,让各自所在的医疗机构和自己得以生存和发展,却似乎根本没有时间和机会去认真思考医疗保险与社会保障体系,在缓解、解决医患矛盾方面,在医改的推进过程中,究竟可以起到什么样的作用。

"公说公有理,婆说婆有理"的医改,已经在争吵甚至是谩骂声中被推进了近三十年。政府、大众、医务工作人员,各有各的理由和道理,表明自己一方的无辜与无奈;各有各的委屈、苦恼和压力,希望能够得到解脱。假如我们不真正从医疗保险和社会保障的网络,从这个最基本的基础设施,一点一滴、一砖一瓦垒砌做起,中国的医改,在可见的未来,还会重新出现若干个"改革元年"。

其实,关于"究竟什么样的社会保障与医疗保险体系,才能够满足今天的、转型期中国的需要",这是一个尚未被全面、细致研究过的题目。所以,才会有今天全国各地多种多样、集中式的试点,也才会有各种各样的社会矛盾时而出现的集中爆发。

最关键的是:仅局限于探讨医疗保险和社会保障问题,也已经完全不能应对目前中国医疗卫生系统、中国公立医院改革所面临的挑战与困境。我们还需要更加深入地探讨观念的转变。这种观念的转变,已经远远超出公立医院管理的范畴、远远超出医疗卫生领域内部的范畴。我们所需要的,更应该是一种包括政府、民众、医务人员、媒体,多方在内的、实实在在的全社会的观念转变。

中国,历经了几千年的小农经济、农耕文化。充斥着战乱跌宕、血雨腥风的辛亥革命,如今也仅仅是过去了百余年。改革开放之前,生活在这块大陆上的国民们,又经历了几十年的闭关锁国。"文化大革命"到现在,也仅仅平息了四十来年。说到我自己,又何尝不是经历过笃信我们肩负着解放全世界"三分之二的受苦人"的伟大使命;在20世纪70年代末期,还相信"美国黑人小孩沿街叫卖牙膏,被高大凶猛的白人打落门牙……"这样的故事。这就使得这本书的叙述和写作变得更难了。

可以想见,即使是全体国民都充分意识到了"社会保障与医疗保险体系的完善,是中国公立医院改革走出困境的必要条件",那么,怎样设计、建立和继续完善这个体系、怎样平衡各种资源投入、建立怎样的决策机制与法律制度、如何保证相对的公平,以及怎样满足与平衡社会各方面的、各个时期不同的愿望和需求等还仍然是巨大的、深不可测的未知。

最重要的问题是,建立一个人人有保障、人人相对平等的医疗保险和社会保障体系,谁出钱,出多少钱?是不是有了基本医疗保险就可以高枕无忧?是不是政府要负责保证所有的社会成员病有所医和老有所养,怎样保证?社会中每个独立的成员,对于自己和家人的医疗保障应该有怎样的未雨绸缪和怎样的提前投入?慈善组织和机构在社会保障、医疗救助系统中的位置和补充作用应该是怎样的?这些问题,在我国仍然是一个个需要深入探索的、充满未知的领域,需要进行几乎是全社会的"启蒙教育"。

社会在发展,人民对社会保障和医疗保险的需求也在变化,"追求永无止境"。社会保障与医疗保险,永远是社会的政治、经济发展,以及各个方面力量平衡的热点,因此,世界各国的社会保障与医疗保险体系也在一直不断的改良中,并且作为一个重要的组成部分,制度一直在变化着。各种不同的社会制度下,世界各国的医改,似乎也都是"永远在路上"。

幸运的是,改革开放以来,中国向世界打开的大门,一直敞开着。于是,我们可以试着拣出冰山一角,试着再次看看外面的世界。我们可以在看看比比、挑挑拣拣中思考:是不是有些在其他国家已经获得成功的做法,可以真的洋为中用?是不是有些已经被其他国家多年的实践经验所充分证明了的、结果很好的、效果很突出的做法、制度与案例,能够拿来或者修修改改,作为中国医改、中国医疗保险和社会保障架构体系构建与改良过程之中可以借鉴的他山之石?

医疗保险与社会保障项目网络如何构建,以及这个网络如何在保护着千家万户的安稳生活、保护人们免于遭受突发危机风险的侵害而导致财务损失和生存危机,这些绝不应该仅仅是保险领域专业人员、大学教师、政府官员的专属知识与职责,而更加应该是一种在框架和基本要素方面被浅显易懂地解释出、被充分普及了的现代社会运行制度方面的普通科学知识,更加应该成为一种能够为每一个社会成员提供决策参照的清晰可见的蓝本。

只有对医疗保险和社会保障系统和制度运行有所了解、有所探讨,只有对现今世界上其他国家的医疗保险和社会保障制度究竟是怎样建立及怎样运作的有所洞见，才能够使得社会各界很好地讨论我国的医改，从而也才能够避免再次出现"公说公有理，婆说婆有理"的现象。

衷心希望，本书能够引发对于医疗保险和社会保障体系的制度构建，以及构建方法与模式的更多的关注与思考；能够引发对于"中国公立医院的改革之路与构建良好运行的医疗保险和社会保障网络之间有着怎样的相互关系"的更多的关注与思考；也因而能够引发对于今日之中国，在全社会实现深层次观念转变的更多的关注和思考。继而，希望能够引发对于医疗保险与社会保障机制的建立健全，以及如何实现良好的多方维护和监督的、更多的科学研究及更多的、后续的、有效的行动。

谨此，本书试图从制度与制度的进化，以及观念的转变角度，来阐述清楚中国公立医院的改革之路就在于建立健全一个运行良好的医疗保险和社会保障体系。与实现建立健全一个运行良好的医疗保险和社会保障体系密不可分的，是社会保障与社会公平的问题。进而，社会保障与社会公平问题，重新又回到了是一个社会的运行规则的问题，即如何建立和改善一个良好运行的社会制度的问题。这几乎成为一个绕不过去的、循环往复、环环相扣的链。限于篇幅和作者能力，本书只能尝试在这个链中摘取几个部分进行粗浅的介绍和讨论。但是为了有效地提醒读者，在这个链中还可能存在另外的不能忽略、不可或缺的环节，或者还有更多的囿于本人视野、学识未能及达的环节和要素，所以冒着叙述篇幅不均、叙述不透的大不韪，还是将社会保障与社会公平作为本书一个主要的内容保留下来。

希望未来对于社会保障与社会公平问题，自己也有更多的学习、探索和思考，从而能够拥有更多的与读者分享的机会。也希望未来可能进行的对于社会保障与社会公平问题的进一步探索，能够为中国的公立医院的改革，提供更多的可以供政策研究制定者、学生、高等院校的教师，以及对中国公立医院改革感兴趣的人们借鉴、审视与进一步思考的实用的参考资料。

对于社会保障与社会公平的讨论严重不足，是本书的一个重大缺陷，也可能是未来再次写作的一个小小伏笔。

赵 棣
2015 年 11 月

目 录
Contents

前言 ·· i

第一章 制度的形成与进化 ·· 1

第一节 "制度"与"制度的进化" ··· 1
一、关于制度的定义 ··· 2
二、制度在进化 ··· 4

第二节 社会保障与社会公平 ··· 6

第三节 观念的转变 ··· 10
一、流行观念一：低价格药品惠民 ··· 11
二、流行观念二：骗保情有可原 ·· 18
三、流行观念三：养儿防老与高低贵贱 ··· 21

第二章 中国医改面临的挑战 ·· 33

第一节 曾经的路 ··· 33
一、短缺期 ·· 33
二、增长期 ·· 35
三、调整期 ·· 35
四、新医改期 ··· 36

第二节 现状：医疗保险与社会保障——充满争议与风险 ····························· 50
一、基本保障 ··· 50

二、双轨并行……………………………………………………………54
　　　三、大病保险……………………………………………………………56
　　第三节　困境与挑战…………………………………………………………59
　　　一、伪命题"看病难，看病贵"………………………………………60
　　　二、医疗费用上涨………………………………………………………63
　　　三、"公立优于私立"的认知…………………………………………65
　　　四、"政府介入"与"政府做主"……………………………………70
　　　五、公立医院面临九大挑战……………………………………………77

第三章　风险管理与保险项目基本概念……………………………………87
　　第一节　"风险"的基本概念………………………………………………87
　　第二节　风险管理方法………………………………………………………88
　　第三节　保险项目与风险管理………………………………………………89
　　第四节　保险项目的类型……………………………………………………92
　　第五节　体现政府作用的社会保险项目……………………………………93

第四章　非公营保险领域………………………………………………………98
　　第一节　非公营保险机构在金融业的位置…………………………………98
　　第二节　非公营保险公司的分类……………………………………………100
　　第三节　保险的代理人和经纪人……………………………………………102
　　第四节　非公营保险项目的营销系统………………………………………102
　　第五节　集团保险的市场营销………………………………………………103

第五章　政府章程条例与保险业………………………………………………106
　　第一节　政府章程条例的必要性……………………………………………106
　　第二节　政府章程条例实施的方法…………………………………………108
　　第三节　政府章程条例具体内容……………………………………………109
　　第四节　各级政府章程条例的分而治之……………………………………111

第六章　生命健康危机与保险…………………………………………………114
　　第一节　个人医疗保险覆盖…………………………………………………116
　　第二节　重大医疗保险………………………………………………………116

第三节　长期护理保险 119
第四节　残疾收入保险 121
第五节　个人医疗费用的合同条款 123
第六节　个人医疗保险的购买 125

第七章　团体人寿与医疗保险 128

第一节　团体保险的基本原理 128
　一、团体保险项目与个人保险项目的不同之处 128
　二、团队保险项目基本的承销原则 129
　三、团体保险的资格要求 131

第二节　团体人寿保险 132
　一、团体定期寿险 132
　二、团体意外死亡与重大伤害险 133
　三、团体万能寿险 133

第三节　团体医疗费用保险 133
　一、商业保险公司 134
　二、蓝十字与蓝盾计划 134
　三、管理式医疗组织 135
　四、雇主自我保险项目 135

第四节　传统的医疗赔偿保险 136
　一、基本医疗费用保险 136
　二、重大医疗保险 137

第五节　管理式医疗保险项目 137
　一、健康维护组织 138
　二、首选供应商组织 141
　三、定点服务计划 142
　四、管理式医疗保险项目的优缺点 143

第六节　消费者导向的医疗保险项目 144

第七节　团体医疗费用合同条款 145

第八节　团体齿科医疗保险 146

第九节　团体残疾-收入保险 147
　一、短期团体残疾-收入保险项目 147
　二、长期团体残疾-收入保险项目 148

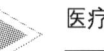

第八章 医疗责任保险项目 ·150

第一节 一般责任损失风险 ·150
- 一、场所和运营责任 ·150
- 二、产品责任 ·151
- 三、完成操作责任 ·151
- 四、合同责任 ·152
- 五、连带责任 ·152
- 六、其他暴露于危险之中的责任 ·152

第二节 医疗责任保险 ·153

第九章 再看"洋为中用" ·156

第一节 备受赞誉的芬兰健保体系 ·157
- 一、医疗费用与融资 ·159
- 二、"和谐社会"的基石 ·160
- 三、"基石"之上的布局 ·162
- 四、两级医疗网络 ·167
- 五、两级医疗网络的辅助配套 ·172

第二节 公平有效的加拿大医疗保险与社会保障 ·178
- 一、加拿大医疗卫生机构与监管 ·180
- 二、加拿大医疗卫生服务融资 ·189
- 三、加拿大医疗卫生人力资源 ·197
- 四、加拿大医疗卫生服务内容 ·201
- 五、加拿大医疗卫生服务持续改进 ·213

第三节 美国医疗保险与社会保障 ·215
- 一、老年人的医疗保险项目 ·218
- 二、低收入人群及其子女的医疗保险项目 ·222
- 三、儿童的医疗保险项目 ·225

第四节 OECD国家医疗保险与社会保障 ·226

第十章 慎于思敏于行 ·231

参考文献 ·243

后记 ·246

第一章
制度的形成与进化

第一节 "制度"与"制度的进化"

中国的医改自 20 世纪 80 年代起,摸索探求了若干年。一直在降低药品价格、维持较低的医疗服务价格以降低人民群众看病的费用负担,以及提升医务人员的服务意识和道德水准的圈子里兜兜转转。

直到 2010 年,温家宝同志在一次与网友的交流中明确指出了,医改是"世界性难题""属于医疗卫生事业发展问题""属于社会保障问题"[①]。至此,关于医疗保险项目的建立与覆盖、社会保障体系的框架与完善,种种探讨、讨论和试点,开始出现于主流大众媒体,标志着医改过程中的一种观念上的转变和进步。

社会保障体系的建立和健全,是一个制度设计暨逐步完善的过程。医疗保险项目体系是社会保障这个制度和体系中最重要的一个组成部分。我们讨论医疗保险和社会保障体系的构建与完善,需要首先认识制度的形成与进化。

制度的形成与进化,贯穿于人类历史的发展过程中。

2014 年 12 月 4 日是中华人民共和国第一个"宪法日"。新华网为此特别发布了报道与述评[②]。该报道指出:"此举意味着,中国人将以崭新而生动的形式向

---

① 人民网. 2011-02-27. 温总理 2011 年两会前夕与网友在线交流. http://politics.people.com.cn/GB/44160/51694/215053/.
② 孟娜,李志晖. 2014-11-01. 述评:中国有了国家宪法日 依宪治国迈出崭新一步. http://news.xinhuanet.com/politics/2014-11/01/c_1113074302.htm.

宪法表达敬畏，宪法在中国政治生活中的地位将进一步凸显。设立这个神圣的日子，是为了'增强全社会的宪法意识，弘扬宪法精神，加强宪法实施，全面推进依法治国'。根据决定，国家通过多种形式开展宪法宣传教育活动。"

非常令人瞩目的是，该报道所配发的述评中进一步指出："宪法的生命和权威在于实施。但不容否认的是，当今中国，宪法在实施中仍面临一些挑战。例如，保证宪法实施的监督机制和具体制度还不健全，有法不依、执法不严、违法不究现象在一些地方和部门依然存在；关系人民群众切身利益的执法司法问题还比较突出；一些公职人员滥用职权、失职渎职、执法犯法甚至徇私枉法严重损害国家法制权威；公民包括一些领导干部的宪法意识还有待进一步提高。解决以上问题，仍需长期努力。而国家宪法日的设立，正是这一努力的最新一步。这一天，将是公民的'权利宣言日'，也是官员的'权力规范日'，更是全社会共同维护宪法至上地位的'信仰日'和'行动日'。"

宪法，是制度，也是最重要的社会整体运行制度中的一个组成部分。那么，究竟什么是制度？

一、关于制度的定义

20世纪90年代至今，一直有很多学者，在研究和探讨关于人类社会活动中的"制度"问题。通常认为：制度，就是一种社会的游戏规则（Aoki, 2001）。正式的制度，包括宪法、法律、产权规则和各种合同。非正式的制度，一般指各种各样的标准、规范和习俗。最重要的一点是：在人类社会发展过程中，制度，绝对不是一成不变的。从世界各国的发展历史来看，制度确实也在不断地产生着变化。

诺斯在他的研究中曾经提出：制度，确实是一个社会的游戏规则。制度，按照它实际发挥的作用，应该被分类归于一种"正式的"游戏规则。制度，不仅仅是一个社会中的游戏规则，而且是从形式上被人为地设计出来的、用于约束人与人之间关系的一种规则（North, 1990）。

反观世界各国的制度，其形成与进化，确实是一个不断进行选择的过程。在制度的形成与进化过程中，社会各种政治、经济力量不断较量与博弈，最终达到各种利益的暂时平衡。并且，在达到一个平衡之后，很快开始下一个较量与博弈的周期，周而复始。

赫维茨在其对于制度的研究中，更进一步地指出："执行，对于制度而言，是非常重要的。或者说，制度这个规则，需要是可执行的，或者说是'可以贯彻的'。"（Hurwicz，1996）也有学者认为：制度，不是技术层面的对人与人之间关系的一种约束（Greif，1994）。制度有两个重要的组成因素：文化信仰和组织形式。但是在制度的调和与演变中，无论怎样，制度都需要保持一种平衡。

青木昌彦（Aoki，2001）在他的研究中更加深刻地指出：在制度的进化中，如果制度相对法律法规而言是微不足道的，则通过政府或立法层面很容易实现变化。在制度很稳定、很持久的情况下，纯粹法律层面的变化则显不足，除非制度和法律同时、相应地改变，让相关人员感知到：关于他们自己的战略上的相互影响方式已经形成，并且相应地促使其他关键人群发生实际上的改变。通常，制度化一旦形成并且被社会的中坚力量所接纳，边缘的、随意的观望者和其他辅助的力量就将是可以忽略不计的。制度的变化可以被形容为"从一个平衡（顺序）到另一个平衡（顺序）"。

对于中国在改革开放之后，一直到今天，我们经常在各种场合看到与提到的市场，青木昌彦在其著作中提出：市场，可以被视为一个最为显著的制度之一（Aoki，2001）。

此外，青木昌彦认为：在市场这个制度下，人类曾经生产、制作和生活了若干年。然而，直到最近几年，人们才陡然意识到：市场这个制度，它的实质，实际上对于不同的经济制度下所出现的多种多样的经济结果是至关重要的。既然正式的制度中包括了宪法等若干政治规则以及产权规则等若干经济规则，而经济规则又反过来决定着产权，那么经济规则中的正式规则，不能通过正在"玩"游戏的人，不能靠他们来创建或改变。这些游戏规则要在游戏开始之前就被决定。至于新的游戏规则，要依靠所谓"政治市场"的谈判和决定，也就是说，要依靠政治规则来制定经济规则。在这一点上，政治制度与经济制度是不能够分隔开单独进行讨论的。

既然正式的制度包括宪法等政治规则和产权规则等经济规则，保罗 R. 格雷戈里（Paul R. Gregory）、罗伯特 C. 斯图尔特（Robert C. Stuart）等（Gregory and Stuart，1992）对于经济规则以及与这些经济规则相关联的政策、环境因素，对社会的总产出、总成果，包括经济增长、社会效率、收入分配、社会的稳定性、社会的发展目标，以及国家的存在与其稳定性等之间的相互影响关系，做出了分析与阐述（图1-1）。他们认为：经济体制、政策及环境因素，能够极大地影响甚至决定社会经济的产出成果。这些产出成果包括社会经济是否可以实现增长、社会的整体运行效率高低与否、社会的总体收入分配的方式，以及与此相关联的社会的稳定性，最终还包括社会的发展目标是否可以实现以及国家的存在。

由此可见，制度是决定一个社会的存在形式、存在状态和未来发展趋势的最关键的因素。

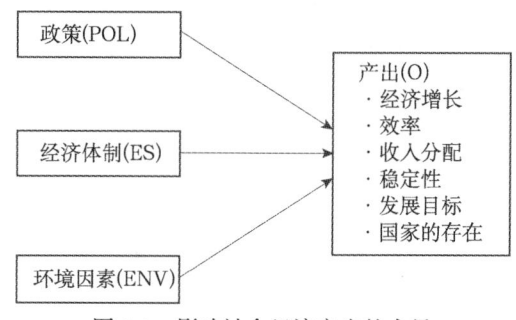

图1-1　影响社会经济产出的力量

资料来源：Gregory P R, Stuart R C. 1992. Comparative Economic Systems. 4th ed. Boston：Houghton Mifflin Company：29

二、制度在进化

在分析了制度的基本定义和特点之后，保罗 R. 格雷戈里及其合作者（Gregory and Stuart，1992）也给出了这样的结论：经济体制（制度）和经济体制的特点，也并不是一成不变的。经济体制的改革也为其他方面的改革提供了机会。经济体制的改革在资本主义和社会主义经济制度下都有发生。资本主义体制下的经济制度改革，通常在本质上是"进化"，而社会主义体制下的经济制度改革，在本质上通常是一种"革命"。

保罗 R. 格雷戈里及其合作者在阐述了前东欧社会主义国家的变革经验之后，认为：过往的社会主义经济制度下的经济体制改革，通常都是被中央政府以行政命令的方式"打包"实行的。而衡量这种经济体制改革的成果，是非常复杂困难的任务。此外，这种经济体制的改革，还可能因为各种原因而导致失败。在研究和分析这些改革失败的主要原因之后，他们提出，这些改革失败的主要原因有三点：第一，单独地进行某个系统内的变化，试图改变经济成果的产出；第二，部分失败的改革是源于错误的定位、错误的构思，或者是为了改革而改革的结果；第三，常常是因为政策的改变与某个系统内的改革互不相干，独立进行而导致的失败。

从这个层面上做出对照，反观我国的医改，在过去的若干年中，基本上也是在"单独地进行某个系统内的变化"，或者说，一直试图在医药卫生领域内部进行系统内的各种调整和变化。当然，也有相当多的在医改过程中颁布的改革决策看上去似乎也是"为了改革而改革"。至于"政策的改变与某个系统内的改革互不相干，独立进行而导致的失败"，案例更是俯拾即是。

例如，2006年年初，卫生部①要求各地医院建立"平价医院"或"平价病房"②，就是这方面的一个非常典型的例子：既是"单独地进行某个系统内的变化"，又是"为了改革而改革"。当然，还是体现了"政策的改变与某个系统内的改革互不相干，独立进行而导致的失败"的一个很好的实例。

中国的医改，在前行的途中，发生在各地甚至是"全国一盘棋的"、在行政命令下统一行动的，像"平价医院""平价病房"这样的例子和公开报道，可谓比比皆是，所以我们看到的结果是中国医改在前行中举步维艰、兜兜转转。

但是，这并不等于说，颁布这些政策的政策制定者们的主观愿望和出发点有问题、值得商榷。实际上，出现这些现象的实质问题所在，其实是观念和眼界的局限。所以才会发生试图"单独地进行某个系统内的变化"，才会"为了改革而改革"，也才会做出"政策的改变与某个系统内的改革互不相干，独立进行而导致的失败"的决策。在这些方面，制度的产生、变更与运行有其科学规律可循，也是不以人们的意志为转移的。

中国的新一届政府，已经在宏观改革、管理创新的路上迈出了实质性的、举世瞩目的一步。一个最明显的标志，就是提出并坚定地开始实行了简政放权。在2015年3月的十二届全国人大三次会议上，国务院总理李克强在政府工作报告中对简政放权的重要任务做出了诠释（朱珉迕和谈燕，2015）。

简政放权，对于制度的改进和运行而言，是一种非集权化。

---

① 2013年，国务院将卫生部的职责、人口和计划生育委员会的计划生育管理和服务职责整合，组建国家卫生和计划生育委员会。

② 朱玉. 2006-01-07. 高强：卫生部要求各地建立平价医院或平价病房. http://news.xinhuanet.com/fortune/2006-01/07/content_4022889.htm.

保罗 R. 格雷戈里及其合作者曾经提出:"非集权化,已经成为实行根本的经济体制改革的一种方法。这种方法,通常意味着主要运行体系的改变。非集权化,非常难以准确刻画。一般含义上,非集权化是一种决策权和责任的从上层到下层的转移。非集权化,经常被认为是'真正的'改革。这种真正的改革,能够从根本上改变经济制度的本质,特别是减小中央计划的角色。非集权化,还意味着关于资源分配的决定,将被转移向下,直到经济运行的具体操作层面。最重要的是,在非集权化的经济体中,决策不是由计划者做出的,而是由下层的、直接在经济运行中操作的水平层面的人来做出的。这些决策包括价格、成本、利益、回报率和其他方面。在一个经济体系中的决策非集权化,必定会在两方面发生作用,即决策权和决策责任的向下转移以及在操作层面的各种决策工具的使用。用另一种方式解释,即为:虽然计划经济的某些形式还存在,但是非集权化,使得地方的决策者(比如企业的经理人)可以减少对计划者的关注,转而更多地去关注市场的信号。"(Gregory and Stuart,1992)

更加令人感到可喜的是,我们已经看到中国新一届政府,在非集权化方面做出了巨大的努力,并且在这条路上不断前行。截止到 2014 年 11 月,已经取消和调整 600 项行政审批项目①。几乎在同期,"药品价格制定机制正在酝酿史上最大规模的一次改革。据悉,国家发展和改革委员会已向各省物价部门下发关于放开药品价格的征求意见稿,其中医保目录内药品价格放开具体工作方案已提交国务院审批,预计最快明年 1 月起实施"②。

中国医改在制度的建立与制度的进化方面,无疑已令我们已经看到了炫目的曙光。

第二节　社会保障与社会公平

1935 年,美国时任总统富兰克林·罗斯福(Franklin D. Roosevelt),在签署

---

① 潘圆.2014.解读国务院取消下放行政审批事项为何有"时间差".中国青年报.http://www.chinanews.com/gn/2014/11-26/6814674.shtml.
② 王睿.2014.药品定价酝酿放开　推高药价还是保证用药? http://finance.people.com.cn/n/2014/1125/c1004-26087572.html.

第一章
制度的形成与进化

美国的《社会保障法案》时,在签署页的上方写下了这样的一段话:"我们永远不可能保证百分之百的人口能够抵抗百分之百的危险和生命中发生的跌宕。但是,我们一直尝试以立法的形式,给普通公民和他们的家庭以一种保护,使得他们能够抵御失业、在老年遭受贫困的折磨。"

立法的形式,给予普通公民和他们的家庭以保护,保护他们能够抵御失业、在老年丧失劳动能力之后免受贫困的折磨,能够继续有尊严地活着。对于全面建设小康社会的中国来说,也是一个宏大的发展目标。

假如没有立法和制度上的保障,就没有真正的、切实可行的依据,来保护普通公民和他们的家庭,在突发的自然灾害面前、在遭受失业或者年老体弱的时候免受贫困的折磨,就没有可能让普通公民在年老或者突发的灾难面前有尊严地活着。

2015年春节前,家住南京的一位80多岁的老人,将自己的三个子女告上法庭。起因是这位老人有退休金但是重病缠身,生活不能自理。虽然有医保,但是十多次住院治疗花光了平生的积蓄,仅有的每月一千多元的退休金也难以为继,因而陷入困境。子女们开始躲避,即使在即将迎来传统中家人团聚的春节时,子女们也不见踪影。据报道,"法院最终判决子女应该对父母有赡养扶助的义务",判决三个子女共同负担老人的医疗费用、轮流照顾老人的生活起居(健砝和冒群,2015)。

在今天的中国,这样的新闻,经常都在各地发生着,也常常见诸报端。这样的故事,几千年流传。我们在讨论制度的改良与建立、讨论社会保障与医疗保险这个宏大的题目时,首先应该提出的问题是:养老,应该是子女的责任吗?没有子女的老年人应该如何安度晚年?共同负担老人的医疗费用、轮流照顾,那么,独生子女一代应该怎样面对老年人的医疗费用,应该是由子女共同负担吗?独生子女怎么分担?那些没有子女的老人或者失独的老人,应该求助于谁?这是一个摆在社会、摆在百姓、摆在人人面前的无法回避的课题。

2015年3月,两会期间,《中国青年报》以"调查显示71.8%受访者为养老发愁"为题,披露了一连串让人忧思的数字:"目前职工养老保险的抚养比是3.04∶1,也就是三个人养一个人,2020年将下降到2.94∶1,2050年将下降到1.3∶1。"(李林等,2015)

养老与医疗,在步入老龄化社会的当今中国,是一个互相缠绕的死结。老年人体弱多病、需要更多的医疗照护，而老年人失去继续工作、养活自己的能力和体力，老年人的养老与医疗，究竟应该怎样被制度解决？这样，就又引申出一个严峻的、不能无视的关于社会保障和社会公平的问题。

关于社会保障与社会公平，美国国家社会保障和医疗保险委员会主席兼执行总监芭芭拉·肯尼利（Barrara B. Kennelly）在2009年曾经这样说过："历经经济危机、自然灾害和战时的颠簸，美国的社会保险项目，在这个变化着的世界上显示和保持了令人信赖的稳固。""社会保险项目，是政府能够为它的公民所做的最好的事情，并且产生一种在公民和政府之间的长久的契约关系。"

在整个社会保障（保险）体系中，医疗保险是一个与社会每个成员的生老病死密切相关的、不可或缺的、十分重要的组成部分。医疗保险与失业保险、工伤保险和养老保险一样，是人民幸福、社会稳定的最根本保障之一。现代任何国家的医疗保险系统，都是整个社会保障体制中非常重要的一个组成部分，也是保证民众生活稳定、社会秩序良好的重要前提。所以，我们讨论医改、讨论对于医改的成败至关重要的医疗保险体系的建立和改良，讨论中国的公立医院的改革出路，就不可避免地要从社会保障这个大角度来全面地观察、全面地考量。

社会保障体系，包括医疗保险项目的整体设计和改善，要求政策制定者们，在整体制度的设计和改善中加以综合平衡和考虑，才能体现其公平性。值得注意的是，无论是在市场经济主导医疗服务供给的美国，还是在其他由政府主导医疗服务和医疗保险的国家，如加拿大、芬兰和经济合作与发展组织国家（Organisation for Economic Co-operation and Development，OECD），都面临或者曾经面临过各种挑战，需要进行或正在进行医改，以期强化社会保障功能，尽可能保证社会保障方面的公平性。

纵观各国的医改，社会保障与医疗保险制度的整体设计与改良，最为关键的因素、最牵动社会各方神经的议题，无非是"谁出钱，出多少"的问题。而"谁出钱，出多少"这个问题，其实质就是政府（政府融资的保险项目）、个人、雇主、保险公司这几个方面的支付者各自所支付的比例大小、承担的偿付比例的问题。

当今世界各国的医改，都是针对不同的现实问题而发起的。各个国家在不同的医改阶段，有不同的实际问题需要解决，比如医疗资源配置的公平性问

第一章
制度的形成与进化

题、效率问题,少数族裔在医疗救护方面的可获得性问题。但是在医改的本质上,在医改中最核心的问题主要就是"谁支付,支付多少"的问题。除此之外,世界各国的医改,一个永远不过时的主题似乎永远是在医疗资源的配置过程中,如何平衡各方资源、如何保证相对的公平性,以及如何保持相对高的效率。

为了让读者更加清晰地看到当今世界备受赞誉的几个国家的社会保障与医疗保险体系的运行状况和具体问题,以及其在提供社会保障的同时,如何基本实现了社会公平,本书选择了芬兰、加拿大的医疗保险和社会保障体系的案例加以介绍。此外,有关美国和欧洲以及其他一些国家和地区的社会保障、医疗保险系统,在其设计、改革方面对于中国的医改可能产生参照价值的信息,请参见本书的第九章。

中国政府在关注社会保障和社会公平方面也在不断前行。2010年2月,时任国务院总理温家宝在与网民沟通时表示[①],医改是世界性的难题,属于医疗卫生事业发展问题,属于社会保障问题。这标志着社会保障与医疗保险这两个宏大的题目,在中国的医改进程中被正式挂钩、相提并论;标志着一种巨大的进步和飞跃,这种进步和飞跃,不仅仅是在观念上,而且体现在医改实际问题的具体操作之中。

回顾2010年之后的医改进程,社会保障项目和医疗保险系统的建立健全,已经频频出现于各式报道和学术文章的讨论之中。与之前的若干年中,降低药品价格是中国医改的主旋律,形成了十分鲜明的对照。

当然,"在涉及改革项目时,不仅要考虑基本设计,也要充分考虑实施时的实际条件,特别是转型过程的本质。在此期间,旧的因素和新的因素共存,政策机制对旧的和新的因素都要适用,并且多种多样的、新的重要因素不断出现。首先,拟定先后顺序是非常重要的;其次,与先后顺序有关的问题,改革实施的速度,是一个充满变数的问题和方面;最后,对于实施改革的关键问题、实际上的内容和发展,是建立取代原有制度的新制度。最值得注意的是市场和与定价机制相关的因素"(Gregory and Stuart,1992)。这段来自20世纪90年代的研究论述,似乎已经针对中国医改的推进,给出了很好的解释和设定程序的参照。

---

① 常红.2010-02-27.温家宝:医改从五方面着手 让群众看得起病、看好病.http://politics.people.com.cn/GB/159296/11041136.html.

中国的社会保障与社会公平制度的建立与改善,"正在征途"。

第三节 观念的转变

观念的转变这种提法,近年来常常见诸报纸杂志及各种评论。实际上,无论是转型期的中国,还是中国的医改、中国公立医院的改革出路,制度的建立与改善、社会的保障与社会的公平性,无一不牵扯到观念的改变。

回避观念的改变、没有观念的改变,几乎不可能真正实现社会的进步、制度的进步。

2014年10月,张维迎教授出版了《理念的力量》一书。在序言部分,他这样写道:"理念是重要的,人的行为不仅受利益的支配,也受理念的支配;社会的变革和人类的进步基本上都是在新的理念推动下出现的,没有理念的变化就没有制度和政策的改变;中国过去三十多年所取得的成就是理念变化的结果,中国的未来很大程度上取决于我们能否走出一些错误的理念陷阱,而没有思想市场,就很难有新的理念的出现和传播,从而整个社会就会失去变革的源泉。"他还认为:"任何社会变革,从短期来讲,政治领导人的理念可能更重要;但长期来讲,普通人的理念也许更重要,大的社会变革一定是全民的事情,不可能只是少数精英的事情。"(张维迎,2014)

观念之上升于理念阶段,尚需一个过程、一个或长或短的时间阶段。但是,真正要分辨、要确认当今中国社会中,民众及政府的哪些观念需要转变、哪些观念可以上升到理念,以及现阶段社会需要怎样的观念转变,怎样实现真正的转变,却是颇有些难于上青天。尤其是在一些被一代又一代人认定的"好事"上,在一些被已经约定俗成地纳入中华优良传统文化的观念方面,要实现观念的转变,无异于要实现只能合格不能失败的全民再教育,就更是难上加难。比如"养儿防老",比如"孝"。

直到今天,还有许多媒体和地方政府,堂而皇之地将养老、将失能老年人的医疗照护,这个本应该归责于社会保障体系的项目和责任,推给了家庭,推给了家庭中的晚辈和子女。而社会中为数众多的为人子女、为人晚辈者,则背负着"孝"的巨大精神十字架,踟蹰前行、苦不堪言。

第一章
制度的形成与进化

社会生活中，每个观念的转变，都需要一个契机，需要教育的启迪。个人的观念转变如此，社会的群体观念转变亦然。

在我国的医改推进中，政府几十次靠行政命令强行降低药品价格、重拳打击医药领域里的违法行为、强调公立医院的公益性，凡此种种举措，不能解围所谓的"看病难、看病贵"的社会问题、不能减轻医患关系中的对立甚至是仇视。为什么？

在计划生育的国策实行了三十多年之后出现了新的家庭结构、引发了新的社会问题之时，在中国的医改艰苦跋涉二十多年仍然处于大范围的试点阶段的情况下，旧有的观念、传统的文化，以及在这些观念和传统文化引领下的改革思路与措施，能够将我们带引出医改的困境，能够为中国公立医院的发展指出一条康庄大道吗？

基于上述问题，对于一些可能影响到今天的中国社会进步，妨碍中国医改良好前行的种种"流行"观念，我们确实有必要重新讨论、重新认识、重新厘清，从而逐步实现观念的转变，继而引发改变社会的理念的力量。

一、流行观念一：低价格药品惠民

低价格药品惠民，这个认知，直到今天，还十分有市场。

2015年6月，新华网还以"药价放开后，老百姓还能不能买到低价药？"为题，发表了述评。在这篇文章中，开头就在"核心提示"中写道："国家发改委、卫计委（国家卫生和计划生育委员会）、人社部（人力资源和社会保障部）等七部门日前联合发出《关于印发推进药品价格改革意见的通知》，决定从2015年6月1日起取消绝大部分药品政府定价。那么放开药价会不会带来药价暴涨？药企可以任性涨价吗？百姓能否买到低价药？政府如何规范药品市场行为？"[①]官方如此谨慎，充分表明了"低价格药品惠民"这个观念，在当今中国"深入人心"、难以撼动。

反观过去二十多年中国的医改路程，在2010年之前的医改的主要行动绝大多数都是在如何降低药品价格上做文章。实际上，政府颁布的最深入人心的，

---

① 戴琳凌. 2015. 药价放开后，老百姓还能不能买到低价药？http://news.xinhuanet.com/politics/2015-06/08/c_127885928.htm.

或者说最惹人注目的医改大动作，几乎都是与降低药品价格相关。据不完全统计，全国性的降低药品价格的行政命令颁布了几十次。而这兜兜转转实行了几十次的全国性的、行政指令性的大范围全面降低药品价格的行动，对于解决设定的行动目标成效甚微。

有报道称：为了解决所谓"看病难，看病贵"的问题，自1998年至2013年，在政府主导下，药品价格进行了"三轮三十一次降价"[①]。而这几十次的强行轮番降低药品价格，非但没有实现政策颁布者们预期的目的，没有解决最初拟定的消除"看病难，看病贵"的社会问题，相反，医疗卫生领域中的医患关系继续恶化[②]，贪腐案件频频被报道、许多医院院长落入犯罪的泥沼受到法律的惩处[③]。

药品价格是否越低越好？这是第一个需要反思的社会观念。

药品，在某种意义上说，就是商品。药品只不过是与治病救人的目标相连的特殊商品而已。是商品，在市场上就有其价格属性。政府需要做的是，监管药品质量、防止假药和伪劣药品在市场上出现，而一般性的同类药物的价格高低，则由市场竞争自行平衡与解决。

比如，20世纪90年代的数据就已经表明了，开发一种新药，前期总投入的费用约为11亿美元，这些费用包括了从筛选化学单体到确认化学成分、动物实验、新药报批、临床试验、新药上市、营销活动等一系列的"砸钱"的过程。开发一种新药，是无数科研人员团体合作的结果，也是实验室数不清的失败的实验做"垫底"的一个艰辛的劳动过程。这个过程中，肯定有义务劳动、有奉献，但是市场不可能要求全部的科技人员靠奉献、靠义务劳动来推出新药。人工成本、实验室建设费用、实验室维护费用、行政费用、临床试验费用、市场营销费用，这些费用都是新药开发过程中的前期投入，而前期投入之后，并不一定得到的都是收益与回报。新药开发，没有到完成一定的销售额阶段，就可能是赔钱。

---

① 夏清逸，王治尹．2013-09-03．药品定价模式不变　31次降价难撼高药价．第一财经日报 http://www.yicai.com/news/2983293.html．
② 许晓青，仇逸，王圣志，等．2014-03-07．卫计委主任谴责"暴力伤医"，代表委员问诊医患关系．http://news.xinhuanet.com/politics/2014-03/06/c-119647106.htm．
③ 王婷婷，张莹．2014-08-29．24名医院院长，涉贪落马．法制晚报．http://news.sohu.com/20140829/n403891424.shtml．

有前期投入、有资本投入的风险,新药上市后就一定要有相应的收益和回报。这样,才能够保证在资本市场上找到足够的前期投入,保证新药的开发,保证新药开发是一个"后继有人"的事业。即使是由政府投入,政府的财政收入也是主要来自税收、来自大众。

在中国医改过程中,除了低药品价格惠民,出现的同样或类似的问题还有:医务人员的劳动价值(薪酬)是否越低越有利于民众?人人享有医疗救助的权利,是否可以靠降低药品价格和医疗服务的价格来实现?降低药品价格,究竟是否可以让百姓能够看得起病,是否可以解决普通民众所谓"看病难,看病贵"的社会顽疾?这些方面的问题,业已形成了足以影响社会现状的集体思维,形成了相当深入人心的社会观念,以至于很大程度上影响了医改的方向和进程。

2015 年春节来临之前的最后一天,《中国青年报》以"压缩制度成本才能降低药价"为题,发布了一篇报道。报道指出:"国内药价虚高的问题,并非仅由物价部门监管不力所致,其与卫生、食品药监、人社部门等有很大的关系,还有更大的商业贿赂等因素,这就是庄一强所说的'制度成本'——因为药品的价格之中,有太多的灰色和黑色空间,并最终造就了一个行业的价格泡沫。"同时,该报道还做出结语:"药品价格的虚高不下,其实是对公共治理能力和水平的有效检验。能否把药价中虚高的'制度成本'减下来,既取决于公共治理的责任,也决定于其内部的效率与效用。"①

2015 年 3 月的两会期间,人民网也以"采购新规力降药价虚火(政策解读)"为标题,对药品采购平台和药品分类采购等,做出了政策方面的解读②。

挤出药品价格虚高中的水分,对于打击腐败、净化社会环境、改善民生,是大好事。问题的关键是:目前在市场中流通的药品,价格高的就一定是价格虚高吗?还是仅仅有部分药品产品质量低劣、价格高企?我们需要认真研究并思考:降低药品价格是否是医改取得成功的关键一步?在行政性指令下强行降低药品的后果,究竟是惠民还是害民?

直到 2016 年的新春,《新京报》以"全国政协副主席:药价虚高到了让人咋舌的地步"为题的报道中写道:"全国政协副主席韩启德在第二届全国社会保

---

① 唐伟. 2015-02-17. 压缩制度成本才能降低药价. 中国青年报, http://zqb.cyol.com/html/2015-02/17/nw.Dll0000 zgqnb_20150217_2-02.html.
② 李红梅. 2015-03-02. 采购新规力降药价虚火(政策解读). 人民网－人民日报, http://paper.people.com.cn/rmrb/html/2015-03-02/nw.D110000renmrb_20150302_2-02.htm.

障学术大会上致词时表示，社会保障在快速发展的同时也存在着权益不公、效率偏低的问题，药价虚高的问题到了让人咋舌的地步。"①将权益不公将和效率偏低，与"药价虚高"并列为社会保障系统在快速发展中的重大问题，显然不够严谨、不够客观，也缺乏科学分析和科学依据。

中国有句老话，叫做"贱钱没好货"。还有一句似乎人人皆知的话，叫做"没有免费的午餐"。

在一个新药的问世，前期平均投入高达 11 亿美元之巨的高科技领域，药品企业的研发投入、临床费用、营销成本，以及后期的正规市场行为，如果得不到正常的回报，就会抑制新药的研发问世、阻滞正常的药品生产和销售，继而影响到治病救人的整个医疗卫生行业。

药品生产销售厂家也是企业。在一个正常的市场机制中，企业要通过生产和销售产品，获得企业存在的成本回收和用于企业继续发展的基本利润。如果市场上的限价，使得企业不能完成从事生产和销售所消耗的成本回收，企业的唯一出路就是退出市场。当然，也有一些企业，会选择降低成本，减少产品的投料、以次充好或者以假充真。

实际上，在过去二十多年间，几十次的强行降低药品价格的恶果已经凸显，一些"救命药"已经在医药市场上销声匿迹、难以买到②。

一些以次充好、以假充真被揭露的报道也经常见诸报端③。参加到制假售假"大军"中的，不乏"全国卫生系统'明明白白看病'活动中评选出的'百姓放心医院'"④。中央电视台也曾经在《焦点访谈》节目中制作并播出了一期以"网

---

① 吴为.2016.全国政协副主席：药价虚高到了让人咋舌的地步.http://finance.sina.com.cn/china/2016-02-20/doc-ifxprupc9540628.shtml.

② 耿健，杨静.2011-11-01.药价低致药企医院无积极性 基本药物供应链扭曲.第一财经日报；张祺.2013-10-21.市场鲜有低价药 谁让买廉价药成奢侈.北京商报；王杰.2013-12-24.低价"救命药"医药药房难寻 没利润没人生产.河南商报；段伟朵，胡公岗.2014-09-10.手割伤跑8家医院才买到药 "救命药"缘何难寻.大河报；谷武民，李萌萌.2014-09-25.廉价救命药难觅 业内人士：药厂无利可图不生产.大河网－大河报；武叶，李扬.2015-01-04.免皮试破伤风针武汉告急 价格倒挂致救命药难寻.武汉晚报.

③ 魏铭言.2013-07-18.食药总局严打中药药材掺假 专项行动为期半年.新京报；熊林.2013-07-23.黑龙江严厉打击制售假劣中药材行为.新华网；马晓慧.2015-02-10.以次充好染色增多 国家食药监总局要求加强中药监管.人民网－健康卫生频道；曹学平.2015-01-10.亳州中药饮片产业乱象调查：以次充好掺假售假.中国经营报；厂佳，智毅.2015-02-10.染色、掺假、以次充好 中药市场乱象频出谁之过.广州日报；肖玮.2015-02-12.食药监总局点名五大中药材市场制售假售.中国新闻网.

④ 孙波，武勇，余福卿.2015-03-17."放心医院"竟然制售假药.新华网宁夏频道.

第一章
制度的形成与进化

售假药,为降成本药品中掺面粉"为题的专题节目①。

截止到 2015 年,"越来越多的患者通过'海淘'等方式购买海外高品质药品"②。新华社的这篇专题报道,披露了"国内制药企业低水平重复现象严重,在药品质量、技术水平、管理能力等方面明显落后于发达国家,巨大市场被跨国企业抢占乃至垄断",仅仅在"上海浦东近两年审结 32 起'代购洋药'案,有患者家属因通过互联网销售印度仿制药而被指控'销售假药罪'"。

2015 年国庆长假期间,一篇报道被广泛转载。报道描述:出境游的人潮中,抢购的购物清单中出现了可以作为家庭普通用药储备的感冒药③。

2016 年春节期间,包括新华社记者在内的多篇报道中,中国游客海外抢购物品中主要包括感冒药等家庭常备药物的报道还是有些冲击视觉④。

违背市场规律、罔顾价格规律的以行政指令强性降低药品价格,不仅没有达到预期的目的,几十次的强行降低药品价格还给药品生产、销售领域带来了不可估量的负面影响。所幸的是,本届中国政府也已经在这个问题上有所作为。

2015 年 2 月,国务院办公厅颁发了《关于完善公立医院药品集中采购工作的指导意见》,明确提出"价格低、质量差的药品"将被摒弃在集中采购目录之外,一改以往各地的以低价格为唯一评测标准的做法⑤。

2015 年 3 月底,中国经济网发布了《每日经济新闻》的记者报道。与以往同仇敌忾的强烈呼吁或者坚决赞同降低药品价格的新闻报道的基调有所不同,这篇报道指出:"在我国药品市场上,由于没有公开的确凿数据,哪怕一些行业内的专家也难厘清药价究竟有多少水分,这更成为百姓、行业外人士不甚了了的灰色地带。"之后,又披露了被访问的企业家的看法:"如果公布所谓的药品'底价'是唯低价是取,那么这种做法只考虑到药品的原材料

---

① 劳春燕.2014.网售假药为降成本在药品中掺面粉.http://news.cntv.cn/2014/01/07/VIDE1389096126953757.shtml.
② 仇逸,何欣荣.2015-03-12.政协委员:应发展高品质仿制药满足患者客观需求.新华社.
③ 廖雅莉.2015-10-05.中国游客"爆买"日本:马桶盖降温感冒药成新宠.成都商报.
④ 李华.2016.国人海外抢购似春运 质优价廉日用消费品成"尖货".http://cul.china.com.cn/cswh/2016-02/17/content_8576121.htm;杨毅沉,王琳琳.2016.买马桶盖已经 OUT 了,感冒药牙刷统统带回家——中国游客海外"爆买清单"里的供给侧.http://news.xinhuanet.com/finance/2016-02/16/c_1118061514.htm;廖保平.2016.国人海外抢购感冒药安全套是啥耻辱?http://finance.sina.com.cn/china/gncj/2016-02-18/doc-ifxprupc9412859.shtml.
⑤ 人民网.2015-02-28.国务院医改办负责人就完善公立医院药品集中采购工作答记者问.http://society.people.com.cn/n/2015/0228/c1008-26612404.html.

成本，置研发及创新成本于不顾，这种做法无益于药品价格的改革，还有可能引发经典配药的短缺。纯粹追求低价，就连药企的合理利润也被挤压在外，导致药企被迫停产一些常用药，这也正是国家出台相应低价药品保护政策的原因。"⑥

媒体上开始出现对于关键问题的不同意见之间的讨论。这可能是一个良好的开端。

尽管几十次强行降低药品价格的负面影响已经浮出水面，但是在相当多的政府官员、社会精英阶层，在讨论医改、讨论民生等重大问题方面，思维和视野仍然拘泥于继续降低药品价格这个已经挥舞了若干年的"乱棍"。

2015年3月的两会期间，新华网发表了新华社记者以"药品公司董事长：90%药品有50%降价空间"为题的专题新闻报道⑦。与以往相似的是，这篇报道的出发点还是关注民生、关注百姓福祉，并且借由"在广西代表团的小组讨论会上，全国人大代表、广西花红药业董事长韦飞燕一语惊人"，再次传递出"90%以上的药品都有降价空间，价格砍掉50%，一点问题都没有"的信息。这种信息和数据，明显带有感情色彩，也从另外一个侧面反映出了"医改=降低药品价格=关注民生"的观念和思维方式是多么广泛而"深入人心"、有着多么深厚而坚实的社会基础。

该篇报道的最后，记者写道："政府工作报告提出'取消绝大部分药品政府定价'。那么，药品价格由谁来定价？'药品价格应该由市场来决定。'朱文臣说，降价必须是建立在企业自愿的基础上才能实现，政府用行政手段强行降价走不通。"

如果确实能够尊重市场规律，将绝大多数药品的定价权还给市场，则不仅仅是一种观念的转变，还可能是让中国的医改走出困境的另外一个强大的助力器。

在低药品价格惠民这个观念上的博弈确实仍在进行中，从一些公开报道中可以看到。

2015年3月20日，《第一财经日报》发表了"中国药价改革进程时间表"。回顾了自1996年以来，中国药品价格改革的重大时刻、重大决策。其中，近两

---

⑥ 尚希，董同舰.2015-03-27.70多万种药品底价曝光：售价普遍超出厂价5到6倍.中国经济网.
⑦ 赵文君，卢羡婷，李鹏.2015-03-08.药品公司董事长：90%药品有50%降价空间.新华网.

年的改革方向，从此前的政府强制性降价、管制药品价格，转而改变为最具市场化和国际化管理思路的松绑做法。

报道指出："2014年5月9日，国家发改委公布《关于改进低价药品价格管理有关问题的通知》，首次取消了政府制定的低价药最高零售价，改由在日均费用标准内的企业自主定价模式，这份清单也直接成为发改委药价管控引入市场化'解绑'思维的最新信号。"

2014年11月25日，国家发展和改革委员会下发《推进药品价格改革方案（征求意见稿）》，明确提出"从2015年1月1日起，取消原政府指定的最高零售限价或出厂价格"，这一改革也被认为是中国药品定价历史上最大规模的改革。

2015年3月5日，国务院总理李克强在两会政府工作报告中提出，在2015年继续深入推进医药卫生改革发展，取消绝大部分药品的政府定价。

2015年3月17日，由国家卫生和计划生育委员会负责起草的《建立药品价格谈判机制试点工作方案》正式结束了在国家相关部门间的意见征集，将成立国家药品价格谈判指导委员会，药价改革中最具市场化和国际化管理思路的药价谈判机制已正式进入立法程序。

中国新闻网更是以"李克强：取消绝大部分药品政府定价"为题目[①]，报道了"十二届全国人大三次会议5日上午在京开幕，李克强在政府工作报告中指出，要不失时机加快价格改革。改革方向是发挥市场在资源配置中的决定性作用，大幅缩减政府定价种类和项目，具备竞争条件的商品和服务价格原则上都要放开"。

2015年5月5日，国家发展和改革委员会宣布："经国务院同意，国家发展改革委会同国卫计委、人社部等部门联合发布《关于印发推进药品价格改革意见的通知》，决定从2015年6月1日起取消绝大部分药品政府定价，完善药品采购机制，发挥医保控费作用，药品实际交易价格主要由市场竞争形成。""除麻醉药品和一类精神药品仍实行最高出厂价格和最高零售价格管理外，其他药品政府定价均予以取消，药价放开政策预期落地。"[②]

---

① 中国新闻网. 2015-03-05. 李克强：取消绝大部分药品政府定价. http://www.chinanews.com/gn/2015/03-05/7102248.shtml.
② 戴小河. 2015-05-06. 药品价格放开政策落地 血制品企业受益. 中国证券报－中证网.

药品价格改革的进程，也反映出了政府工作观念改变的一个渐进过程。

二、流行观念二：骗保情有可原

当前，讨论社会保障与医疗保险，讨论观念的转变，非常重要的一个具有普遍社会基础的观念是骗保情有可原。

2012年7月，一个"刻章救妻"的男人以及对他的司法审判，引起了社会的关注和沸沸扬扬的讨论[①]。

报道披露，一个名叫廖丹的生活在北京的男人，妻子失业并且在北京没有医保。廖丹为了救治患尿毒症的妻子，"他豁出去刻了假章，用假收费单让医院为她透析4年，骗取医疗费17万……后来他被抓受审，他说做这一切只为不让她先死"。

廖丹在与《南方日报》的记者的对话中说："我对救助体制也不懂，就希望政府救助体制完善一些，能让我们这些没多少文化的人也能知道该向哪些机构求助，别让更多人像我一样，走了弯路，走了绝路。"

这是一篇期待引起、唤醒社会更加关注重大民生问题的严肃报道，记者的报道题目中加入了"拷问医保之痛"这样的字眼。但是，随后出现的转载报道和海量的评论，却主要是在讴歌"最凄美的爱情故事"。除了网友的评论，还包括主流媒体的记者。

央视网评特约评论员邓海建，以"'刻章救妻'案中情与法的谦抑"为题，发表了充满感情色彩的评论。邓海建在文中写道："'刻章救妻'事件让我们对康德的那句老话有了更深沉的思考——'有两样东西，人们越是经常持久地对之凝神思索，它们就越是使内心充满常新而日增的惊奇和敬畏：我头上的星空和我心中的道德律'。如果说，相濡以沫的爱情故事让人对浮世喧嚣有了平和的感动，那么，悖逆法度的违法行为也让关怀并悲悯当事人的民众更为纠结。这是现实版的'海因困境'：情感上，我们同情廖丹的作为；规则上，无法原谅其逾越底线的情节。"[②]

代表官方媒体最高级的评论员文章，以动人的笔触讨论情与法，却没有对

---

① 刘晓静. 2012-07-17. 北京"刻章救妻男"拷问医保之痛. 南方日报.
② 邓海建. 2012-12-10. "刻章救妻"案中情与法的谦抑. http://opinion.cntv.cn/sikegongzhang.

第一章
制度的形成与进化

现行的社会保障体系的不完备,以及今天的中国是否已经有能力、有机会、是时机建设一个更加完善的社会保障、医疗保险体系,从而对国民提供更加坚实可靠的保障,加以任何述评。

此外,这个案例的实质是骗保。对于骗保,在任何法治国家,都是一种"挖倒众人长城"的重罪。可惜,在这篇评论员文章中,也没有对骗保轻判所可能引发的社会结果加以任何讨论。不能不说,这是这篇影响范围极大的国家级媒体就一个影响力巨大的特殊案例所发布的评论员文章的一个极大缺憾。

民众的认知、意识和行动,在极大程度上影响着一个国家的制度整体氛围和制度运行结果。在很多方面,民众的认知和观念,需要被影响、被引导、被强大有力的制度所约束。但是,在骗保这个重大的案例中,中国的主流媒体没有发出应该发出的声音。骗保,即使情有可原,但最终是谁在吃亏?人们对"刻章救妻"的弱势人群的巨大同情,应该得到怎样的宣泄,同时又能够真正保证制度形成方面的铁板一块?

在中国的社会保障和医疗保险体系还不是很完善、还在雏形中的时候,骗保情有可原这样的社会观念,将给社会保障与医疗保险制度的建立和运行带来何种破坏?

骗保情有可原,目前还几乎是社会的一种群体观念。而这种群体观念,能够极大地影响可见的未来中国的社会保障和医疗保险体系建立、运行与发展的速度和质量。除了"刻章救妻",公开报道中也可以看到骗保情有可原在中国的"流行"程度。骗保的行为层出不穷,甚至药房卖日用品都可以用医保卡支付费用[①]。一方面是政府的严厉查处,另一方面是大批骗保行为不断出现[②]。

作为医疗卫生领域的中坚力量的医院,为了解决费用不足而采用种种方法进行骗保的报道,也开始频频见诸报端,在这些案例中,被查办、追回的医保

---

① 陈彦娇.2013-08-20.医保卡竟变身购物卡 定点药店可买日用品.人民日报;刘桥斌.2008-04-23.北京百姓阳光大药房 买日用品竟开医保发票.人民网-健康时报;王研,张钦,罗博.2010-11-02.滥用医保卡骗保现象日益严重 监管环节存在漏洞;何丽娜,林云龙.2013-12-25.医保卡成购物卡能买洗发水?骗保串购将被严罚!浙江在线-今日早报;刘爽.2013-06-04.十堰城区4药店存串换日用品行为 医保定点资格被取消.十堰晚报;陈龙,董楠.2013.洛阳部分药店刷医保卡可买日用品 回应:将进行处罚.http://news.dahe.cn/2013/08-07/102341932.html.

② 李斌,赖星,姜潇.2014-04-25."骗保"入刑 遏止医保"失血".http://news.xinhuanet.com/legal/2014-04-25/c_1110407215.htm;叶文耀.2014-03-28.酱米油盐什么都卖 两违规药店被取消医保定点资格.温州网-温州晚报.

基金数额巨大①。而且，公开的报道所披露的，也许仅仅是冰山一角。

2014年11月27日的《广州日报》，以"医院集体骗保该追谁的刑责"为题，披露了"2009年至2012年年底，海南省安宁医院从院长到护士集体参与套取医保2414万元。此外，收受'红包''回扣'之风愈演愈烈，商业回扣成医疗腐败'重灾区'。海南医疗卫生系统43名干部先后因贪腐被查处"②。新华社记者也报道了此案例的详情③。

值得深思的是，无论是药房卖日用品的骗保行为，还是医院集体骗保的行为，在政府层面和法律角度的处理结果，一般都还是被"高高举起，轻轻放下"。人们的心里，以各自的理由"理解"着在药房以医保卡购买日用品这种"赚小钱"的行为，同时，也为医院"不得已"进行集体骗保的做法，找出种种解释和堂而皇之的理由。

2015年8月，《人民日报》以"新农合资金这样遭蚕食（民生调查）"为题，披露出贵州省"从县级医院到乡镇卫生院、村卫生室及私立医院等不同类型医疗机构，均不同程度存在套取、骗取新农合资金行为，塌方式集体沦陷的现象突出"。记者写道："新农合资金是农民看病的'保命钱'。然而，在贵州部分地区，从县医院到乡镇卫生院、村卫生室再到私立医院均查出存在套骗新农合资金的行为，甚至医患合谋骗保。""经调查，监管缺位是导致新农合资金频遭蚕食的重要原因。对此，纪检部门相关负责人建议，应该强化常态监督，尽快制定新农合资金监管、巡查、抽查等制度，每年提出联合监督检查的方案，堵住资金流失的漏洞。"④

人民网记者赵敬菡，就此梳理了公开报道中，近期在安徽、四川、广西、重庆、云南、山东、湖北等地发生的医疗机构以多种手法进行医保诈骗的案例⑤。

中国还有句话，叫做"法不责众"。

---

① 纪许光.2008-01-10.医生揭医院联手骗保内幕　病人被多次入院转院.金羊网－新快报；郑山海.2012-02-13.医院骗保漏洞在哪里？新京报；狄慧.2014-07-10.天津揭医院骗保招数　追回被骗医保基金2000万.渤海早报.
② 敬一山.2014-11-27.医院集体骗保该追谁的刑责.广州日报.
③ 傅勇涛.2014.医院集体骗保2414万　虚列住院近3000人次.http://news.xinhuanet.com/finance/2014-11/27/c-127255013.htm.
④ 郝迎灿.2015-08-17.新农合资金这样遭蚕食（民生调查）.人民日报.
⑤ 赵敬菡.2015-08-17.人民日报曝贵州部分医院骗保　盘点伸向新农合的"黑手".人民网.

医院集体骗保，如果再冠以"为了单位和职工的利益、为了医院的发展"这样冠冕堂皇的理由，对于医院骗保的处罚结果就一定是"高高举起，轻轻放下"，流于形式而无实质内容。而这种无关痛痒的处罚，无疑也是导致医院集体骗保屡禁不止的主要原因之一。

无论是药房卖日用品骗保，还是医院骗取医保基金，骗保行为都在侵蚀着中国刚刚建立的社会保障和医疗保险体系。数不清的中国人，一边期待着中国可以有为大众提供良好庇护的社会保障与医疗保险的网络，一边以各种理由参与着骗保活动并为自己解脱。

骗保情有可原的观念，以及普遍出现的骗保行为，这些都表明，中国的社会保障和医疗保险体制的建立和健全，已经不再仅仅是政府的责任，而是整个国家、现代社会中，人人面临的一个需要重新认知的观念。

遏制骗保，需要全社会观念的转变，需要法治和行动。

由此，更加可以推断：只有使全社会的观念改变、行动改变、制度改变，才能建立健全或者拯救中国并不坚固的社会保障和医疗保险系统。

假如说，医疗保险和社会保障系统的建立与健全，是中国医改走出困境的首要条件和基础，骗保是重罪，是应该入刑的侵蚀全社会公民基本保障系统的犯罪，那么真正实现这个观念的改变，到全社会绝大多数的民众能够严格遵纪守法、自觉维护共同的医疗保险和社会保障体系，也仅仅是万里长征迈出了第一步。

三、流行观念三：养儿防老与高低贵贱

在讨论中国公立医院的改革之路、讨论社会保障与医疗保险体系的构建和维护、讨论观念的改变时，另外一个与这些问题息息相关的、非常普遍的社会观念，是养儿防老以及社会工作中的高低贵贱。

人们认为养儿防老，认为可以由子女或由亲属的下一代，为自己老年时期的就医提供费用方面的救助和体能方面的帮助，就有可能会漠视社会保障体系和医疗保险体系在这方面的作用，因而也就有可能不会太关心这个体系的存在与发展，甚至就有可能对于各种骗保漠不关心抑或是参与其中从而获得某些短期利益。人们坚信养儿防老，就会漠视儿女的兴趣与特长，将挣钱作为界定社

会工作高低贵贱的唯一标准。

2011年有过一个"十大孝子"的评比。其中一个3岁的女孩董心怡，在其父亲不幸工伤高位截瘫、母亲离家出走之后，担负起照顾父亲日常生活的重担，被广泛报道并被媒体称为"坚强妞"[①]。

一个3岁的孩子，能有什么判断能力？或者说，能够自己做出什么样的决定？3岁，还是应该被父母抱在怀中百般宠爱的年龄，却已经在成人的世界中、在成人的"游戏"中，变成了大众的楷模，被推上孝子的祭坛。

当然，这个令很多人潸然泪下的故事，也有个千篇一律的、令人松一口气的结尾：好心人和当地政府得知后，给予了捐赠和帮助，并安排小女孩进了幼儿园。

像"坚强妞"这样的故事，被媒体报道并被奉为道德楷模的报道[②]并不罕见，各地的公开报道中比比皆是[③]。

2015年10月，"3岁女童外公外婆车祸双亡 在医院照顾母亲"的报道[④]，再一次刺激了人们的神经和双眼。"一起车祸，夺去了三岁的小女孩丫丫（化名）外公、外婆的生命，离异的母亲和小姨在车祸中受伤双双住院。丫丫全天守候在病房里，为母亲端水递药，细心照料。"记者千篇一律地在报道的最后，发出向社会募捐的呼吁。

这种动情的呼吁，几乎每天都在发生。假如有社会保障和医疗保险的坚实网络的庇护，假如有运行良好的制度化的救助机制，还需要这种动情的呼吁、还需要这种让懵懂的3岁的孩子担负不应该担负的重任还要对其冠以孝的名目吗？

2015年，中国网转发了光明网的一组照片[⑤]。照片报道了一个44岁的男

---

① 山东卫视. 2011-01-05. 中国十大孝子推选活动候选人介绍：董心怡. http：//www.iqilu.com/html/zt/other/xiaozi/tuixuan/2011/0105/391198.shtml.

② 齐鲁网. 2014-06-13. 聊城13岁残疾女孩照顾瘫痪母亲愿望考大学挣钱. http：//sd.sina.com.cn/news/s/2014-06-13/090865694.html.

③ 孟凡萧，刘云菲. 2014-09-13. 女孩8岁开始照顾瘫痪母亲和失明弟弟 加油站住7年. 齐鲁晚报；聂辉. 2015-03-19. 丈夫患病后妻子离家出走 女儿弃学照顾父亲. 京华时报；韩俊杰. 2015-03-21. 女大学生带植物人妈妈求学 19岁几乎头发全白. 中国青年报.

④ 李春，杨增强，韩恒超. 2015-10-14.3 岁女童外公外婆车祸双亡 在医院照顾母亲. 大河报.

⑤ 中国网. 2015-04-03. 广西孝子背瘫痪母亲打工 称亲情无价. http：//news.china.com.cn/2015-04/03/content_35231834_2.htm.

第一章
制度的形成与进化

人,一个将瘫痪的母亲肩背怀抱、悉心照料的引发众多网友泪崩的现代孝子故事。报道同时披露了这位男士的妻子已经离他而去,放弃与这个家、与这个男人相守。

网上留言"一边倒"地骂他出走的妻子。与其他惊天动地的孝子故事一样,网友留言中,可以看到很多诸如"你的孩子会学你""你将来会得到回报,你的孩子会对你也这样"这样的说法。这些留言和说法,充分表明了在很多人的心中,做孝子,实际上也是做给自己的下一代看的,本质是希望由此自己也老有所养。

编辑写出了这个人到中年的男人的心声:"有妈在,就有家在""希望天下的儿女都要好好珍惜自己的父母,因为亲情无价"。可是,这个报道中,没有讨论"妻子出走了,家,是否还在"或者"夫妻,是否也是一种亲情"这样的同样应该具有严肃社会性的话题。

也有报道披露,"孝子"在多年的付出之后,精神崩溃,向被照顾多时的亲人挥起了屠刀[①]。甚至是受过良好教育、从事医务工作多年的公认的"孝子",也做出了报道中的"在照顾母亲数十年后,湖南永州医生申安华在医院里动手结束了母亲的生命"这样的骇世之举[②]。

中国的传统文化提倡孝,认为养儿防老。演变到今天,孝和养儿防老已经从道德层面成了被官方认定的义务。在中国的社会保障和医疗保险体系尚处于雏形的时候,很多家庭纠纷和家庭生活问题,被以孝作为衡量。

人民网曾经发布了一则"河北魏县德孝治县引发争议 干部升迁须父母证明"的报道。文章描述:"据魏县县委组织部的郑国红介绍,在组织考察环节中,将认真调查了解考察对象在孝敬双亲、夫妻关系、教育子女等方面情况,并由其父母、岳父母(公婆)、配偶等写出德孝方面证明材料,凡是德孝方面有问题的干部实行'一票否决'。拟提拔干部公示期间凡收到群众关于德孝方面的举报,经查实后不予提交常委会研究。""魏县东代固乡党委书记刘忠良称,他知道有两三个干部由于没有得到德孝证明而未被提拔的事。其中,有一个女干部和妯娌、婆婆之间关系处理得不好没有得到德孝证明;还有一个是因为不孝顺公婆。当时,大家知道这些事后都互发短信,没有德孝证明就得不到提拔的

---

① 郑澍. 2014-04-04.东莞"孝子杀母"未被起诉 检方鼓励其坚强生活.中国广播网.
② 宋凯欣. 2015-08-20.医生被称孝子伺候病母十多年后掐死母亲.南方都市报.

事例对干部的触动很大。据统计，目前魏县已有3名科级干部、8名股级干部由于德孝行为有瑕疵未被重用。"①

政府的声音、舆论的导向，对于百姓家庭生活、家庭观念的影响不容小觑。

在独生子女政策施行了三十多年之后，很多老年人面临无法依靠养儿防老的窘境。养儿防老的观念改变，出现一个契机。

2014年开始出现"子女尽孝，政府买单"的做法和争议声。"南京有120多万老人，98%是居家养老，约需居家养老护理员4.3万人，而目前全市持证上岗的专（兼）职养老护理员只有3000人，养老护理员缺口达4万人！针对这一现状，南京将创新居家养老服务方式。其中，'家属照料型'模式让人感觉很新鲜，子女、儿媳在家照顾卧床不起的父母公婆，政府每月可以给其发工资。"②这是地方政府在老龄化社会到来之际，针对当地具体情况出台的一个缓解养老护理人员缺乏的措施。

无独有偶，2015年4月，中国新闻网发布了一条以"比利时鼓励居民辞职照顾家中老人　提供2年津贴"为标题的报道。报道指出："为鼓励居民辞去工作返家照护生病或年长的家人，比利时政府决定给予这些离职者最长48个月、每个月266欧元的照护津贴。"具体做法包括："只要出示生病或年长者的病历诊断书，就能向政府机构申请最长48个月、每个月266欧元的照护津贴。之前这项规定最长期限为36个月。"而且，政府"承诺会检讨这些照护者的其他福利，包括保险、退休金等，以确保他们的权利"③。

我们在这里又一次看到了各国政府在社会生活、社会观念改变过程中，以政策和法规去引导国民的作用。

工伤、丧失劳动和自理能力，在现代社会中，应该由社会保障系统来救助，应该由工伤保险项目来保证伤者的医疗救护费用和日常基本生活的维持。

但在"坚强妞"的动人故事中，重笔强调和放大的却是作为子女的责任——尽管小女孩只有弱弱的3岁！这是一种古老的、延续至今的社会观念的放大；是一种认为子女应该在父母丧失自食其力的能力时给予反哺的养儿防老的自利观念

---

① 杨艳.2011-01-19.河北魏县德孝治县引发争议　干部升迁须父母证明.http://society.people.com.cn/GB/13761585.html.
② 天歌.2014-10-22."子女尽孝，政府买单"意义远大于争议.中国妇女报.
③ 孔庆玲.2015-04-16.比利时鼓励居民辞职照顾家中老人　提供2年津贴.http://www.chinanews.com/gi/2015-04-16/7211424.shtml.

的反映,也是传统的农耕社会时期遗留下来的养儿防老观念的极端反映。

值得深思的是,对于董心怡这个养儿防老极端事例的报道,很多人报以嘉许和赞扬。在多次小范围的测试中,即使是受到过很好的专业教育的医疗卫生领域中的高级管理人员们,看到这个视频报道之后,绝大多数人的第一反应是:"这个小女孩真棒!""了不起!""我要回家让我的女儿(儿子)看看这个视频。"

这些嘉许和赞扬,更加说明了养儿防老的观念在当今的中国还是何等"深入人心",强大的道德力量的渗透是怎样地"无孔不入"。也显示出了"养老社会化""工伤残疾管理社会化"这些严肃的社会学课题,即使是在面临"独生子女挑大梁时代"到来之际,在中国还是何等稚嫩与肤浅。

2009年,上海海事大学女研究生杨元元自杀[①]。轰然而上的媒体以"自杀女研究生杨元元:她的路为何越走越窄"为题,披露了一个令人扼腕的年轻生命的轨迹:6岁丧父的杨元元,作为家中的长女,在考入武汉的一所大学之后,就一直带着母亲一起生活,挤住在学生宿舍里。工作之后,杨元元又遵从母亲想移居去上海生活的愿望,考入上海海事大学读研。在上海海事大学,与校方纠结、交涉的仍然是:是否可以带着母亲一起入住海事大学管理严格的学生宿舍。"她30岁了还没有一次完整的恋爱,至死与母亲一起生活,且因此愧不如人。"杨元元的母亲,以自身经历,诠释了一个现代的养儿防老的极端版本。

反哺也好,养儿防老也罢,是几千年农耕社会缺少社会保障或者社会保障不完善的情形下所形成的社会传统。一直到今天,这种"传统",还在中国上演着形形色色的版本,并且不时地被民众、被主流媒体赞誉为"中华民族的优良传统"。于是,有了反哺和养儿防老的需求,就有了粗暴干涉儿女学习成长、婚姻自由、择业自主的社会基础。由于养儿防老的目的性明确,也就有了粗暴干涉子女就业发展甚至人生规划与婚姻的种种做法,因为"你的未来,就是我的保障"。

子女在其成长过程中所做的任何重大选择和决定,都将直接影响到父母、影响到上一代的未来甚至是晚年的生活保障、医疗保障、养老送终的保障。父母于是常常在保护子女的温情和理由之下,带着对自己未来生活的憧憬或担忧,严格地要求子女按照自己设想的"良好的""有出息的"生活轨迹成长,不得越

---

① 叶伟民,赵一海,2009-12-17.自杀女研究生杨元元:她的路为何越走越窄.南方周末.

雷池一步。这是涉及家庭生活和养老计划的旧的社会观念的传承和体现，是一种在没有完整的医疗保险和社会保障体系下的社会运行规则。

在社会保障和保险项目体系不够完善的社会，由子女和下一代来承付上一代工伤、养老的责任和代价，是一代一代传承的习惯，也是一种无奈的未雨绸缪。

2015年，新浪网转载《第一财经日报》的文章，题目是"透视1.5亿独生子女家庭：赡养很累，被赡养也很难"。文章写道："目前，中国大约有1.5亿个独生子女家庭。只有一个孩子，使得这些家庭与多子女家庭相比更加脆弱，风险度更高。"①

尤其值得关注的是养老风险。独生子女家庭的养老风险不光包括独生子女父母的养老，也包括独生子女本身的养老问题。就独生子女的父母来说，只有一个孩子，意味着更有可能更早"空巢"，老来孤独居住。一旦出现伤病，一个孩子所能提供的资金和照料都相对有限。"421"的家庭结构将使年少时饱尝宠爱的独生子女们在中年之后背负巨大的养老压力。独生子女本人也存在一定的养老风险。一旦父母终老，自己再婚姻不幸，又没有兄弟姐妹可以相扶持，就成了真正的"孤家寡人"。

独生子女政策实施三十多年之后，对于中国的社会保障和医疗保险体系的构建与维护，带来了更加独特与尖锐的社会问题，不能视而不见。对于养儿防老的社会观念，是否还可以继续沿用，也是生活在这个社会中的人们，不得不正视、不得不认真思考的问题。

2016年春节期间，《新京报》以"春节逼婚是在推销一种人生保险"为题，讨论了多年以来被婚龄年轻人所厌恶的回家过春节被家长逼婚的社会现象。文章指出："为什么逼婚话题会在春节爆发？因为很多父母仍将子女婚姻视为资本的优化重组，子女的婚姻是子女未来的人生保障，是他们晚年生活的保障。"②

社会在进步，中国在进步。一些盘踞民间经年的观念和做法，已如星星之火悄然出现点点滴滴转变的迹象。

2014年年底，《中国青年报》以"北大学生退学读技校：专业没兴趣痛不欲

---

① 第一财经日报.2015-10-26.透视1.5亿独生子女家庭：赡养很累，被赡养也很难.http://news.sina.com.cn/c/nd/2015-10-26/doc-ifxizwsf8849460.shtml.
② 胡涵.2016-02-15.春节逼婚是在推销一种人生保险.新京报.

生"为题,披露了一个名叫周浩的男孩,在全国数控技能大赛的决赛现场"被追星"的故事①。

周浩,三年之前从人人向往的北京大学退学。退学的理由是"遵父命上北大,没兴趣痛不欲生"。更加吸引眼球的是,从北京大学退学之后,周浩做出了一个更加令人大跌眼镜的决定:转而入读了技校!更加具有故事情节的是:"从众人艳羡的高材生到普通的技校学生,从北京大学生命科学研究院人才储备军到如今还未就业的技术工人。这样的身份转变,就足以让人不敢相信。周浩这样做了,并且谈起当年的决定,'毫不后悔,很庆幸'。"

周浩是幸运的,因为他经过抗争,最终获得了父母的认可与接纳,也因为"周浩从小和母亲关系很好,几乎无话不谈。于是,周浩决定先说通母亲支持自己。在知道周浩在北大的经历以后,母亲震惊了,她没想到儿子在人人向往的北大竟然过得这么痛苦和压抑。她决定帮助儿子摆脱烦恼。终于,在母亲的劝说下,父亲同意了周浩的决定"。

与周浩同样痛苦和压抑的年轻学生有多少?他们的痛苦和压抑是否被父母、被社会所关注?他们是否都有机会说服父母和长辈,按照兴趣自己尝试找到自己的职业发展方向?现实显然不是那么乐观。否则,周浩的经历就不会被《中国青年报》来长篇累牍地报道。

按照中国的通行做法,民间常常关注主流媒体的报道,常常认为主流媒体的论调可能是风向标。由此,我们似乎也可以从《中国青年报》的报道中看到一种在子女挑选专业、职业发展方面的主流媒体的倡导,预示着一种可能发生的观念的转变。而这种观念的转变,需要媒体的继续推动和引导,也需要全社会的努力,尤其需要在构建和完善社会保障体系方面的全社会的付出与努力,才能共建幸福家园。

几年前,在美国的一个宾馆里吃早饭。负责在柜台前面做煎鸡蛋的,是一个健康年轻的黑人小伙子。让我感到不一样的是,这个小伙子会笑盈盈地主动问客人:"单面煎还是双面煎?"当得到回答之后,他立即麻利地开始工作,铲子在手中飞舞着,不时地颠一下锅,边做边哼唱着听上去很欢快节奏感很强的曲子,偶尔地还抽空用手拍打一下工作台面作为伴奏,脸上始终带着灿烂的笑容。

---

① 彭燕,吴雪阳. 2014-11-17. 北大学生退学读技校:专业没兴趣痛不欲生. 中国青年报.

一个负责做早餐煎鸡蛋的年轻人，无论是勤工俭学的大学生还是宾馆餐厅的厨师，从事着这样"没有技术含量"的工作，依然能够在工作时表露出轻松愉快和对客人的友好，不能不让我们感到，他是没有很大的后顾之忧的。最起码，他从事的这份工作，没有让他有很大的不安全感，或者让周围的人认为他是伺候人的、低人三分。他的表现让人感觉得到他是由衷地喜欢这份工作。

想象一下：如果前去吃饭的客人，对这个煎鸡蛋的黑人男孩，表现出来的都是瞧不起、让他感到卑微低下的，或者他的父母每天在他耳边念叨的都是要有出息、要光宗耀祖之类的滥调，他还高兴得起来吗，还能够对着客人展现出真诚感人的笑容吗？

黑人男孩的笑容，不仅仅让人有一种没有很大后顾之忧的联想，也许，还从一个角度折射出他所跻身的这个社会，公众对于从事服务行业没有高低贵贱的一种态度。公众的态度，某种程度上，可以影响很多人的决策和选择。

还有一次在法国，同样遇到一个年轻的正在开出租车的黑人。这位黑人小伙子面对乘客没有一丝笑容，眉头紧缩，看上去凶巴巴的。一句英文不会说，似乎也听不懂别人连说带比划的表达，但是他在提供服务的整个过程中却一直表现得处处像是乘客的错误。最终，随便在一个火车站旁边，打开车门几乎是吼叫着将乘客们赶下了出租车。

在与一位社会学教授聊天时，说起这两位黑人青年的不同，这位教授立即回答："美国的那位，可能是本土出生的有着良好社会保障的；而法国有很多从非洲来的新移民，你遇到的可能是一个刚刚移民到法国的不适应、很孤独、没有安全感的新移民。"

因而，有没有保障、有没有安全感，以及周围人的看法和态度，是可以直接影响一个人的工作状态的，甚至是影响从业人员对于自己的手头工作所直接表现出来的喜恶。

2014年，财经专栏作家吴晓波，在女儿18岁时，充满感情地写下了这样一篇与传统中国理念截然不同的给女儿的寄语，题目是"把生命浪费在美好的事物上"。"今日中国的90后，是这个国家近百年来，第一批和平年代的中产阶级家庭子弟，他们第一次有权利、也有能力选择自己喜欢的生活方式和工作，甚至可以只与兴趣和美好有关，而无关乎物质与报酬。它们还与前途、成就、名

第一章
制度的形成与进化

利没有太大的关系，只要你喜欢。"① 这是一种可喜的社会观念的转变。

观念的转变，除了能够影响制度的形成和变化，也能够直接影响到各种制度下人们的日常决策和社会的日常运行。

2015年春，新华社湖北分社报道："'以房养老'产品是一种非参与型的产品，投保后老年人即可终身领取养老金，不受房价下跌的影响。如果将来房价上涨，增值部分归属于投保人，房价下跌以及投保人长寿带来的给付风险由保险公司承担。"② 这也是一种中国社会的进步，是一种社会观念的进步。这种观念的转变，是一个过程。这个过程，是基于当今社会的政治、经济宏观局势的发展与进步。

我们今天的社会观念，对于各个职业之间的高低贵贱区分得很明显，家长们常常出于各种原因望子成龙、望女成凤，但是，在一些应该用薪酬高低显示出与众不同的职业上，社会舆论又常常是表现出对于一视同仁的所谓"公平性"的需求。比如，对于护卫大众健康的医务人员的薪酬问题。无论是政府官员还是普通民众，在对待中国的医护人员薪酬过低这个问题上表现出惊人的一致性的沉默，以至于医生行业内部要为自己发出微弱的呼声。

有研究表明，医生的行为是复杂的，实际上很难监控，常常也是难于理解的（Robinson，2001）。不要指望可以用简单的方法来设计激励机制和薪酬体系。医生激励措施中薪酬水平很重要。薪酬水平一定要等于或者高于其他行业，这样才能吸引更多有才干的人加入到这个职业的行列。因此，对于具有高度个人色彩的医生这个行业来说，工资和报酬机制设计的"一刀切"显然有些不合时宜。有研究显示，对于激发医疗服务高质量的薪酬设计，采用混合方法的计算，应该比较可取（Lake et al.，2000）。

但是我们在过去几十年的医改中，无论从公开的媒体报道还是各种报道中透露出来的信息，绝大多数是在讴歌医护人员的无私奉献。决然不提作为社会中的一员，医护人员也有其个人的以薪酬收入界定自己的投入和付出，以及界定社会贡献的追求。医护人员也有需要赡养的老人和孩子，有需要用工资、用钱改善并提高生活质量和方式的个人需求。

---

① 吴晓波. 2014-12-14. 把生命浪费在美好的事物上. 新浪网财经专栏 http://finance.sina.com.cn/zl/lifestyle/20141214/110921071764.shtml.
② 沈翀. 2015-04-10. 湖北："以房养老"保险试点迎首个投保客户. http://news.xinhuanet.com/fortune/2015-04-10/c_1114933190.htm.

无论是养儿防老、医生应该无私奉献也好，还是骗保情有可原，甚至是将三百六十行分出高低贵贱抑或是要求医护人员与社会各行各业的薪酬实现平均主义，当今社会中、家庭中的许许多多观念，以及与家庭和生活观念紧密相连的、与公民社会紧密相连的观念的转变，可以直接影响亿万民众的生活方式和日常决策，也一定会影响政府的决策导向。

进一步看，这些观念不仅仅影响着每一个家庭的存在方式及幸福与否，也从宏观上构筑起了整体的社会观念。而这些社会观念，曾经也已经，在深刻地影响着人们今日生活着的整个中国。

限于篇幅，除了上述讨论的几个观念，还有一些在当今时代、在转型期的中国、在医改需要获得突破性进展的时刻，亟须政府和社会大众重新思考、重新定位、需要改变的观念。比如，"维持医护人员的劳动价格在低端位，是否可以惠民""医疗服务应该是由政府做主提供，还是由政府介入购买""看病难、看病贵是否真的是医院的责任"，以及"公立医院是否一定优于私营医疗机构"，等等。这些观念是否能够转变，将直接影响未来医改的走向和成败。

讨论观念的改变，尤其是具体讨论到某种特定的社会观念，并且这种社会观念长期以来已经被绝大多数的人们用来表明自己拥有道德上的居高临下（政治上的居高临下就更加可畏），那么这种讨论本身就有可能是引来骂声一片的危险事，不容易心平气和、客观地进行。

但是，假如不讨论观念的改变，怎么讨论与之相关的社会保障与医疗保险体系的构建与维护？没有一个运行良好的社会保障与医疗保险体系作为制度保障，3岁孝女、"刻章救妻"这样的社会悲剧，又怎能得到遏制和预防？假如我们对这些千百年来已经纳入美好传统文化的观念的转变视而不见、充耳不闻，结果，最终坑害的、最终承担后果的，又可能是谁？

所以，我们在讨论医疗保险与社会保障、在讨论制度的形成与进化这些宏大的话题之前或者同时，有极大的必要先认真地思考并讨论关于观念的转变，以期引起更多的、更认真的思考，引发更加准确的看问题的角度和视野。

2015年5月5日，四川省开始试点居民住房地震险①。与之前几十年间，每次地震灾害发生只能依靠全国人民献爱心和国家财政拨款赈灾的做法相比，这

---

① 张想玲. 2015-05-05. 四川试点居民住房地震险 每户最高可补偿15万. 四川在线-华西都市报.

第一章
制度的形成与进化

个地震险的推出与试点，无疑更加理性、更加科学、更加具有前瞻性，也更加能够体现出人民当家做主。

"要创造人类的幸福，全靠我们自己。"这应该也是现代中国、当今社会的一种观念。

在完成观念的改变这一章节的写作之际，看到了一则很多媒体同时转载的报道，题目是"9岁女孩冲入火海救姥姥　全身25%重度烧伤"①。再看看网上的一些评论和留言，心情不禁变得更加沉重起来。

媒体这样连篇累牍地报道和转载这个9岁女孩的"义举"和"英雄行为"，配发女孩烧伤之前大量的笑容甜美、表情可爱的漂亮照片，大众评论和留言为这个被火灾严重烧伤的女孩发出的都是赞扬和夸奖！竟然没有看到一个媒体或者一篇报道，指出这件事情在现代社会，根本是不应该发生、不应该被这样报道和表扬的。这个孩子被严重烧伤，是成年人的严重失职，也是教育和法规的严重败笔。因为救人的（虽然救的是自己的姥姥）是一个只有9岁的孩子，是应该被保护的儿童。类似的因为救火、救人、救公共财物导致的儿童伤害事故这样本来不该发生的悲剧，在我们国家，在过去的几十年中，已经发生了太多太多。

假如说，在我的孩童时代，在"文化大革命"时期，我们被许多诸如为保护集体的羊群冻掉腿脚、为保护生产队的庄稼被坏人报复性地杀害、为保护国家的木头不被泛滥的河水冲走而献出了自己年轻的生命……这样一个又一个的小英雄的壮举所感动、所激励，有学习和模仿的冲动的话，时至今日，媒体和社会大众更加接受的，应该是对儿童的保护、是按照《未成年人保护法》来行事。更加应该的是，全部适龄儿童的常识教育已经被安排提前完成。告诉儿童并让儿童们懂得：不应该在救火时、在遇到坏人坏事时，亲身参与救灾或搏斗，而应该选择报警。火灾应该由成年人、由专业人员去处理。

9岁女孩救姥姥被严重烧伤，这件事情的大量报道，所反映出的依然是一种根深蒂固的社会观念，一种愚昧的"英雄主义"情结。包括参与报道和转载的这些媒体的报道出发点和基调，都不能不说是一个很大的遗憾、一个很大的不足，因为同样没有反映出媒体应该具备的常识以及媒体应该从报道中透露给大

---

① 李雪杰.2015-06-15.9岁女孩冲入火海救姥姥　全身25%重度烧伤.燕赵都市报.

众的真正的正能量。同时，更加反映出中国社会和大众的观念的改变，是一个如何任重而道远的、漫长而艰难的过程。

2015年10月，《中国青年报》发表了一篇为农村家庭出身的大学毕业生呼吁社会机会均等的义章。报道提出："中国青少年发展基金会委托有关单位开展的一项针对1200名接受过资助的贫困学子的调查显示，受资助学生的家庭经济情况困难，呈现'常态化贫困趋势'""阻止贫困的代际传递"。很可惜，在这篇本应该是正能量的文章中，作者写道："事实上，在道真县，很多靠读书走出大山的年轻人又回来了。他们大多不会回到贫困的农村，更多的是在县城找一份体面的工作，但内心充满感恩。这种回馈的心态在接受过资助的孩子身上表现尤为突出。"①

什么是体面的工作？什么又是不体面的工作？

《中国青年报》的记者在公开的报道中尚且如此真情流露，说明我们身处的这个社会，群体观念的改变，"雄关漫道真如铁"。

---

① 崔玉娟. 2015-10-18. 调查称农村家庭毕业生就业困难 失业率达30.5%. 中国青年报.

第二章

中国医改面临的挑战

讨论中国的医改以及中国公立医院的改革的出路，讨论建立健全医疗保险与社会保障系统，同样不能脱离历史发展的大背景，不能忽视由于历史发展的特定路径所造成的特定现状中的困境与挑战。很多问题的出现与存在，有其历史原因，是一种长期的积累和沉淀的结果。

第一节 曾 经 的 路

从1949年10月中华人民共和国成立，到六十多年后的今天，中国的医疗卫生供给以及医疗卫生系统的发展，一般认为经过了四个主要的发展阶段。这四个阶段分别是短缺期（1949～1978年）、增长期（1978～1989年）、调整期（1990～2009年）和新医改期（2009年至今）。

简要回顾这四个主要发展阶段中国医疗卫生领域的基本特点和主要问题，有利于我们更好地认识今天的中国医改所面临的困境与挑战。

一、短缺期

自1952年开始，我国政府在部分城市人口中实行公费医疗。

公费医疗这个曾经在中国城市中实行了几十年的制度化的运行规则，在计划经济条件下，它与劳保医疗制度并列，成为一部分城市人口的医疗保障制度。

由于其保障全面、报销比例高或者提供免费医疗，的确为特定群体提供了很好的健康保障。但是它的核心在于公费医疗项目是由政府的财政支付全盘买单，所使用的每一分钱都需要公共财政来支付。享有公费医疗项目覆盖的人群中也常常出现小病大治、大病过度治，一人有公费医疗资格，全家跟进享有的现象，因而不可避免地产生着浪费和过度诊疗等弊端，甚至使得公费医疗制度成为政府负责运行的医疗保障制度中最为沉重的一个负担，至20世纪80年代公费医疗项目的运行已经难以为继，也因而导致了对于公费医疗制度合理性的质疑以及之后发起的对于公费医疗制度的改革。

公费医疗制度最基本的特点是：第一，公费医疗项目所覆盖的那一部分人群，在就医时，基本不需支付任何医疗费用；第二，该项目所覆盖的只是城市人口中的一小部分，主要包括政府官员、政府工作人员，以及部分国有企业的工作人员；第三，公费医疗报销所产生的费用由政府财政收入全额支付。

城市人口中，除了公费医疗项目，自1952年开始，根据政务院[①]有关规定，还实行了劳保（或部分劳保）医疗制度。劳保项目覆盖人群为厂矿、企业单位的工作人员。相应的厂矿、企业单位一般都建立了自己的医院或者医务室。本单位职工看病在本单位的医疗所或特约的医院诊治，所产生的费用由劳保全部（或部分）支付。职工所供养的直系亲属的医疗费用减免一半（或部分减免）。劳保所产生的医药费均由劳动保险金支付。劳动保险金由厂矿、企业单位自筹为主。

相同时期，农村居民的医疗出现了"合作医疗"。农村合作医疗与2003年之后各地试点出现的"新型农村合作医疗"（简称"新农合"）有很大的相似之处，基本是一种互助合作的形式，由个人每年交一点（有的地方每年交一元钱）、生产队公益金补一点，卫生所的医务人员一般是领取固定的工分（工分是可以折合成现金发放的），极个别的农村卫生所的医务人员可以有固定工资[②]。

合作医疗为农村居民提供了以中草药和针灸等为主的治疗方式，特别是20世纪60年代中期以后，农村大量出现了"赤脚医生"[③]，针灸、中草药得到更加广泛的

---

① 政务院是国务院的前身，是1949年10月21日至1954年9月27日期间中华人民共和国"国家政务的最高执行机关"，是中央人民政府的一个机构。
② 农村合作医疗项目与"新农合"的主要区别在于"新农合"有了政府的财政投入。比如，国家卫生和计划生育委员会印发的《关于做好2015年新型农村合作医疗工作的通知》就明确提出，各级财政对新农合的人均补助标准在2014年的基础上提高60元，要达到380元。
③ "赤脚医生"一般指没有接受过正规医学院教育、自学成才的农村医生。

使用。至1978年，全国各地农村都有"赤脚医生"在为农村居民提供医疗服务。

以上所讨论的，是短缺期的医疗保障的主要形式和基本情况。

在医疗卫生资源的短缺期，医疗机构通过提供医疗服务所得到的财务收入全部上交政府财政。医院的运行费用则由政府拨款解决。一般认为，在短缺期时代，医疗资源的供给是匮乏的（因而称作短缺期）。至1978年，中国绝大多数的医院在低效运行之下，背负赤字、濒临破产。即使是城市人口，也面临医疗卫生资源的极度短缺。三个孕妇挤坐在一张医院病床上待产的现象在全国各地都不是新闻。

二、增长期

1978年的中国共产党第十一届三中全会提出"对内改革，对外开放"之后，为了提高医疗卫生服务的供给和质量、发展医疗卫生事业，政策方面，医院被准许保留部分赢利，用于医院自身的继续发展。

自此，部分医院开始想方设法增加医疗服务的供给、摆脱赤字。从全国范围内看，允许医院保留部分赢利用于自身发展的政策，刺激了总体医疗卫生资源的供给，确实实现了增长。与此同时，医院被准许保留部分赢利的负面效果也开始出现。具体表现为医疗卫生资源的浪费、过度医疗等属于被金钱和需求所驱动的现象。

由于政府的政策中规定医院可以保留15%的药品差价，医院为了实现创收，各地纷纷出现过度处方（俗称大处方）现象。部分医生热衷于开大处方，被舆论诟病为医生卖药。由此，也引发了整体医疗费用明显上涨的现象。

在整体医疗卫生费用明显上涨的大潮中，加上各种其他因素，至20世纪80年代早期，城市地区的公费医疗和劳保，已经出现了钱袋空空难以为继的势头，而农村的合作医疗也在这个时期多种原因的推动下濒临灭亡。

为了解决医疗卫生系统出现的包括大处方在内的种种问题、满足人民日益增长的对于医疗卫生服务的巨大需求，中国的医改开始启动。

三、调整期

在中国医改开始后，调整期内，中央政府主导并决定：在2000年达到"人人享有卫生保健权利"。明确提出:"医疗卫生是社会福利"。但是对于这个"福利"应该怎样实现、怎样到达民众的手中让人民拥有,时至今日,还一直在"摸着石头过河"。

调整期内,1994年起我国实行新的税收政策,政府对医院的投入和补贴减少。从此以后,医院被推放到自行赚钱以保证自身生存和发展的位置。

调整期内,过度处方、过度医疗的现象越来越明显,越来越引起社会的关注。同期,药品销售中的商业贿赂、回扣等问题逐渐显现,有愈演愈烈之势。社会上逐渐出现"看病难,看病贵"的抱怨声。

为了解决社会矛盾,为了解决"看病难,看病贵",政府发出多达17次的以行政指令降低药价的号令。卫生部和各地政府不断要求、号召"加强医德医风"。同时,开始专项打击商业贿赂、查收红包与回扣的大小"战役"。很多地区、很多医院的医务人员和管理人员,因为商业贿赂而被惩处或判罪。

调整期内的很多政策和做法,一直延续至今,没有截然的界限。比如,直到2015年,国家卫生和计划生育委员会提出的"医疗行业反腐升级",还在同样强调:"2015年到2017年的反腐相比前几年将更加严格。在2015年之前医疗行业的反腐主要集中在购销环节,随着医改对医疗机构的深度推动,医疗机构的内部管理和运行环节将得以被重视,因此2015年开始反腐领域将更加细致和严格。"着重提出:"卫生计生委要求医疗机构自行规范的环节,事实上也是未来反腐将重点核查的领域。而针对利用执业便利谋取不正当利益及接受回扣等行为,卫生计生委也要求医疗机构制定明确的惩治制度,并严格执行。"[①]

四、新医改期

新医改期,一般认为是从2009年开始至今。

在过去的几年中,新医改期政府颁布并实施了"基本药物制度",进行了首期16个城市的试点以及后续的一系列正在进行的试点。新医改期还在城市地区建立了新的医疗保险项目系统,在农村地区建立推广新型农村合作医疗。一

---

① 温钐.2015-02-06.医疗行业反腐升级:从购销转向管理运营环节.经济观察网.

系列针对医疗卫生领域的改革与试点,被大张旗鼓地推出。同时,在建立与健全新的社会保障机制的过程中,一些"历史性的"举措被推出并逐步实施,比如"取消公费医疗制度",再比如事业单位的体制改革与福利待遇的调整。这些具有历史标志性的举措,并不是"顺风顺水",是在巨大的争议声中,向前慢慢推进。

新医改期开始推进的几项"历史性的"举措,主要包括:基本药物制度、医改的试点任务、建立新的医疗保险体系。

(一)基本药物制度

2009年8月18日,国务院深化医药卫生体制改革领导小组办公室召开会议①,正式启动国家基本药物制度实施工作,发布《关于建立国家基本药物制度的实施意见》《国家基本药物目录管理办法(暂行)》和《国家基本药物目录(基层部分)》。

自此,国家基本药物制度实施的时间表已经确认:"2011年初步建立国家基本药物制度。"同时提出比较详细的规划:"2009年,每个省(区、市)在30%的政府办城市社区卫生服务机构和30%的县(基层医疗卫生机构)实施基本药物制度;到2011年,初步建立国家基本药物制度;到2020年,全面实施规范的、覆盖城乡的国家基本药物制度。""根据国家物价主管部门初步测算,基本药物价格平均降幅约在10%左右。同时,基本药物在基层实行零差率销售,取消15%药品加成。两者相加,群众在基层医疗卫生机构购买基本药物,价格上至少便宜25%。"同时指出:"根据规定,政府举办的医疗卫生机构使用的基本药物,由省级人民政府指定以政府为主导的药品集中采购相关机构按《招标投标法》和《政府采购法》的有关规定,实行省级集中网上公开招标采购。由招标选择的药品生产企业、具有现代物流能力的药品经营企业或具备条件的其他企业统一配送。"值得注意的是,文件还提出了:"各国公共医疗保障体系都不可能为民众的所有药物开支付账,因此对所有上市的药品进行适当的遴选,编制出基本药物目录。目前,全世界约有160个国家和地区拥有正式的基本药物目录。"

---

① 白剑峰.2009-08-19.解读基本药物制度:包括307个品种 每3年调整一次.人民日报.

至此,"基本药物目录"与"公共医疗保障体系"两个概念同时出现。"取消药品 15% 的加成"也已经开始列入时间表。

"药品招标"是伴随基本药物目录出现的另一个热点名词。2010 年 12 月,"我国出台 15 项措施建立和规范基本药物采购机制"[1]。

在新华网发布消息的这个"指导意见"规定:"明确基本药物采购的相关责任主体。省级卫生行政部门是本省(区、市)基本药物集中采购的主管部门,负责搭建省级集中采购平台,确定具备独立法人及采购资格的采购机构开展基本药物采购工作。市(地)及以下不设采购平台,不指定采购机构"。

"指导意见"中不仅仅是规定了省级卫生行政部门是本省(自治区、直辖市)基本药物集中采购的主管部门,还在"合理编制基本药物采购计划。采购机构定期汇总基层医疗卫生机构基本药物需求,编制基本药物集中采购计划""加强基本药物市场价格调查""明确基本药物供货主体""区别情况分类采购""坚持质量优先、价格合理""充分听取基层医疗卫生机构意见""签订基本药物购销合同""严格基本药物采购付款制度""建立严格的诚信记录和市场清退制度""完善基本药物电子监管和供应的信息系统""规范基本药物质量标准和包装规格""建立基本药物采购信息公开制度""建立基本药物指导价格动态调整机制"和"促进基层医务人员合理用药",共 14 个方面进行了细致的规定和策划。

药品招标制度从一出台,就伴随着巨大的争议声,特别是对其规则和操作方法。

在药品招标制度运行了不到五年之际,2014 年 5 月,财新网以"基本药物当取消集中招标采购"为题,披露了广东省基本药物增补腐败案[2]。

财新网的这篇报道,火力十足地对准了基本药物招标采购制度,指出:"基本药物集中采购制度运行四年来,不仅未能达到预期效果,反而导致价格虚高和虚低并存,药物滥用极其严重,成为各省主管部门权利寻租的工具,广东基药腐败案只是冰山一角。""基层医疗机构才是基本药物真正采购、使用和付款者,省级集中采购机构既不采购、也不使用、更不付款,却不管全省各地基层医疗机构采购规模大小、距离远近、配送频次多少和回款时间长短,一个品规

---

[1] 新华网. 2010-12-09. 我国出台 15 项措施建立和规范基本药物采购机制. http://news.xinhuanet.com/2010-12/09/c_13642338.htm.
[2] 刘汉卿. 2014-05-16. 基本药物当取消集中招标采购. 财新网.

全省一个价，违背客观规律，更违背了（党的十八届）三中全会关于'让市场在资源配置中起决定性作用'的精神。"

除了基本药物招标中出现的腐败，对于一些药品企业来说，集中招标也是一个难过的坎儿。

2015年3月，《瞭望》杂志披露了"湖南为药品采购砍价遭药企集体报复性弃标"[①]。报道指出："药品价格虚高的问题一直为民众所诟病。疗效好的廉价药在大医院难觅踪迹，而高价药却称霸市场。近日湖南省在政府主导的药品招标采购中，专家大幅'砍价'，本意是挤掉药价虚高的水分，却引发了药企'上访'、围堵专家、集体'报复弃标'等一连串风波。""湖南药品招标'砍价风波'显示，围绕国家药品集中采购，政府、企业之间的博弈还在继续。有药企抱怨，'砍价'存在'唯低价中标'的思维；而政府则相信，'砍价'能够挤掉药品价格虚高的'水分'，减轻民众用药负担。""来自全国3000多家企业的2万多个药品展开'PK'，湖南省卫生部门请了60名专家对药品'砍价'。""经过专家'砍价'，部分药品价格比企业报价降低了20%至30%，有的产品降幅达50%以上。一些药企纷纷组团上访表达'抗议'，还有药企围堵专家，集体'报复性'弃标。"

同样是在2015年3月，还传出了浙江省基本药物招标中，外资药企大规模弃标，弃标率达60.5%的消息[②]。

至此，万众瞩目，有着强烈的计划经济色彩的，由政府强力主导并负责实施的基本药物招标制度，将何去何从？

（二）医改试点任务

新医改期初始，卫生部于2000年1月提出，在全国范围内的16个城市实施试点[③]。关于新医改的具体试点行动，该报道中写道："3项任务9项工作，这是从试点情况来讲的，从全行业面上来讲也要动起来，不能光等试点，尤其看得准的工作一定要做，（其中）一个是三级甲等医院对2000所县级医院的对口

---

① 帅才. 2015-03-29. 湖南为药品采购砍价遭药企集体报复性弃标. 瞭望.
② 江丽. 2015. 浙江招标外资药企大规模弃标　弃标率达60.5%. http://www.yiyaojie.com/zb/zbzc/20150318/75572.html.
③ 刘天思，杨守华. 2010. 卫生部：今年将在16城市试点公立医院改革. http://politics.people.com.cn/GB/1027/10872393.html.

支援，要在不到三年时间把县医院建成二甲医院。"关于试点的主要目的，报道这样描述："马晓伟说，县医院是公立医院的重要组成部分，加大对县医院发展的支持力度，可以让百姓不出县就能看好病。县医院能成为农民群众能看常见病多发病，生产生活重大疾病一个主要的地方，这样使农民的病能在基层得到解决，推广适宜技术、适宜价格，农民看病难、看病贵问题有相当程度的解决，我们国家看病难、看病贵的问题就解决了个大头。关键是让病人放在下面，不要上来，我们要下去，病人就不上来。这是很重要的。下一步要在县医院推广临床路径和单病种管理，科学施治，我认为这是解决以药养医最主要的方法。"

但是，作为国家卫生和计划生育委员会副主任的马晓伟，对于这个典型的"单独系统内的改革"，究竟应该怎样实现"可以让百姓不出县就能看好病"，让现有的"县医院能成为农民群众能看常见病多发病，生产生活重大疾病一个主要的地方，这样使农民的病能在基层得到解决，推广适宜技术、适宜价格，农民看病难、看病贵问题有相当程度的解决，我们国家看病难、看病贵的问题就解决了个大头"这样宏伟的再造工程，却并没有给出相应的解释或者指导意见。

在医疗资源日趋集中化、城市大型公立医院不断扩张、出现医疗集团甚至是医疗"航空母舰"的现状中，在患者不相信基层医疗机构的医疗水平从而出现"全国人民上协和"、大型三甲医院"一号难求"的局面中，怎样做到马晓伟说的"关键是让病人放在下面，不要上来，我们要下去，病人就不上来"，同样没有蓝图，没有可见性目标。

各类医改试点中，除了针对县级医院改革而采取的试点行动，各地对于长期以来备受诟病的"以药养医"，也开始了各种试点，试图阻断或者消除"以药养医"。

北京市在2014年推出了全面推行医药分开的试点。报道指出："作为北京公立医院改革中最受关注的部分，'医药分开'相继在友谊医院、朝阳医院、同仁医院、天坛医院、积水潭医院共五家医院开始试点。总体的思路就是去掉原先的诊疗费、挂号费；医院全部药品实现进价销售，减掉15%的加成费；与此同时按照医师职级，设置不同档次的医事服务费，最低42元、最高100元，医保患者定额可报销40元。"[①] 关于减掉15%的药品加成费用、设立医事服务费，

[①] 王晓慧.2014-09-20.北京医院试点见成效 新医改全面推行"医药分开".华夏时报.

该报道进一步指出:"而这不光意味着医院和药品之间的关系切断了,同样也体现了医生的劳动价值,并且有利于合理有效利用资源,避免'三级医院人满为患,社区医院门可罗雀'的现象。"

各地的医改试点工作,侧重点和内容各有各的针对性。

浙江省于2014年在八个县区启动了分级诊疗试点,提出"小病在社区,大病进医院"①。

走到"新医改期"的第六个年头,"城市公立医院综合改革试点将进一步扩大",皖苏闽青四省将启动省级医改综合试点②。本次试点内容也是各有侧重:"'试点方案已提交国务院医改办,还没有得到批复。'1月15日,安徽省卫计委一位官员向记者透露。"③

新医改期试点中,最惹人关注的是,再次提出并强调了多元化办医③。

所谓多元化办医,具体指的是医院的所有权问题。多元化办医的实质内容就是医院不只有公立的一种,也允许私立的医院在医疗市场上存在。同时,私营资本可以进入公立医院的产权构成之中。2004年,曾经出现过公立医院的产权多元化的风潮,但是很快,在2004年年底,公立医院的产权多元化的进程被政府制止,因为出现了"公有资产流失"的质问。

产权多元化办医的倡导,对于打破公立医院"一统天下"、鼓励医疗卫生领域的竞争,从而倒逼医疗机构改进工作方法、提供医疗服务质量,无疑是一个"可喜的进步与举措"。

在再次提倡多元化办医的鼓励下,毗邻港澳的广东省实行了港澳台地区的医生在广东多点行医的开放政策④。2015年3月,更加"激进"的改革措施出台:广东省允许医生多点执业,且不需要得到本单位的批准⑤。

对于改革进程中出现的医生多点执业,钟南山院士表示:"多点执业的医生,并非完全自由人,他在原单位有工作安排,要是利用工作时间来执业,怎

---

① 张苗.2014-08-27.浙江省分级诊疗医改试点将在8县区启动 小病在社区大病进医院.浙江在线-钱江晚报.
② 孟庆伟.2015-01-19.皖苏闽青四省将启动省级医改综合试点.中国经营报.
③ 仝综莉.2013-05-24.发改委:完善社会办医政策 逐步形成多元化办医格局.人民网.
④ 肖思思.2015-03-12.港澳台医师可在广东多点执业.新华网.
⑤ 李公明.2015.当以医生多点执业倒逼医疗体制改革.http://news.xkb.com.cn/pinglun/2015/0319/376901.html.

么可能那么自由？如果要多点执业，除非完全用休息时间来执业。那医生健康如何保障？"钟院士还认为："医生多点执业是有'做好本职工作'这一前提的。如果这样，那就不能到处执业，特别是大医院的医生。原单位的工作都不堪重负，哪有精力、时间多点执业？"①

同样是对于医生多点执业之举，大名鼎鼎的"博客厅长"廖新波则认为："医师多点执业尽管推动起来遇到多方阻力，但它是一剂良药，意义在于撬动各方的改革。"①

也有一些声音直指医生多点执业操作过程中难以逾越的障碍："目前体制下，医生还留恋医院的事业编制。尽管养老、医疗这些都慢慢社会化，但是职称没解决，职称又和很多东西挂钩。一旦离开公立医院的体制，职称就没有人再管。如果没有职称，意味着医生自由执业、到民营医院去执业，都会形成限制。这是体制形成的问题。不把这条链条都打破，让医生脱离体制还是非常难的。"②

2014年岁末，《南方周末》发表了编者按文章，对于2009年开始的新医改，进行了这样的描述："2009年开始的新医改，也是继1998年之后的第二轮医改，以回归医疗机构公益性为目标，弱化市场路线，铺开了一条靠财政投入拉动的医改之路。仅前三年，参与部门20个，出台文件60余个，三年新增投入12409亿。""但结果并不令人乐观，供需矛盾依然尖锐，医患矛盾有增无减。中国社会科学院公共政策研究中心主任朱恒鹏如此评价：'靠财政投入能干的事情已经干完了，新的机制却未能建立。'随后，新医改一度陷入停滞。"③

在《南方周末》的这篇文章中，记者写道："回望2009年公布的新医改方案，公益性和政府投入才是更被强调的主题。"

"这是一份在市场和政府两种取向中相互妥协、各个部委利益协调的折中方案。最初三年的具体实施方案，则更偏向了政府一边，在强调医疗机构公益性和政府责任的指导下，一个由财政全面投入、弱化市场路线的医改渐次铺开。

"决策者耗费大量财力，试图提升基本医保的覆盖面，切断公立医院以药养医的旧体制，基层医疗机构重新走向了公立主导，并且恢复了传统的收支两条

---

① 黎楚君，黎秋玲.2015-03-18.钟南山：政策治标不治本　廖新波：将撬动多方改革.新快报.
② 董萍.2015-01-20.粤卫计委巡视员：公立医院院长制约医生多点执业.时代周报.
③ 刘薇.2014-10-09.新医改转向：开市场.南方周末.

第二章
中国医改面临的挑战

线体制。然而,巨额的财政投入,并未换来期待中的景象——三甲医院患者得到分流,公立医院不再卖药为生,患者负担降低,医患矛盾减轻。

"财政包揽基层医疗、收支两条线的实际效果是,虽然改善了基层医疗机构的硬件,但医务人员以岗定编、固定薪酬的考核方式,使其服务积极性和能力不升反降。结果,"财政真掏钱,下面假干活",大量患者被从基层赶到县级医院,县级和三甲医院患者暴增。三甲医院趁势扩张,虹吸了基层医院和二级医院为数不多的优秀医生,带走了大量的患者和医疗费用。

"推行三年后,以财政投入高速增长为支撑的医改已经难以为继。经济下行背景下的财政压力增加,更让政府单兵推进的医改模式无以为继。2012年开始,中央财政收入从连年20%以上的高增速掉到了10%以上。"

对于曾经出现过的两派争论,报道写道:"在过去两轮医改方案制定中,都曾引发过'市场派'和'政府派'的激烈争论。这一次,宏观背景的变化、新技术新资本的倒逼之下,能否带来一场不同的医改?用增量倒逼存量,曾经是中国改革的一个'法宝',在事关亿万民众福祉却又异常错综复杂的医药领域是否也能再次奏效?"

《南方周末》的这篇文章,比较全面地回顾并评论了新医改期出现的问题。但是,问题的关键是,无论是改革中的"市场派"还是"政府派",无论是提倡用多点执业来"解放医生""开启双轨制",还是主张"增量倒逼存量",改革的焦点、改革的目光之所在,依然是紧紧盯住医院这一块领域。而盯住医院这一块的改革,曾经像拉锯战,已经来来回回地进行了三十多年。

过去三十多年的中国医改所走过的路程,已经足以使得我们有足够的案例和数据来研究、来思索、来做出这样的结论:仅仅是盯住中国公立医院这一块的医改,无论是再怎样"折腾"、无论采用怎样的新规新则新战役,都不可能真正解决中国医改所面临的种种困境与挑战,不可能真正解决中国的公立医院所面临的困境与挑战,也不可能真正解决"看病难,看病贵"问题。

只有真正转移视野所及,转移目标所在,将资源和目标定位在建立和健全一个可行的、有序的、有法律保障的运行良好的医疗保险和社会保障网络,才是中国医改的真正出路,才是中国公立医院摆脱困境、应对挑战的真正出路。

《南方周末》的文章最后提出:"'依靠加大财政投入能够完成的医改任务已经基本完成,但在体制机制改革方面,进展非常缓慢。'中国社科院经济所公共政策研究中心主任朱恒鹏对南方周末记者称，'体制机制不向市场转，医改走不下去'。"

至此，医改中关于体制机制的改革，关于整体制度的问题，再次被明确提出。而这个体制机制，应该是一个制度化的、有法律保障的、运行良好的全新的医疗保险与社会保障的网络。

2015年1月，国家卫生和计划生育委员会宣传司司长、新闻发言人毛群安，在通报2015年重点工作时指出："2015年将全力推进公立医院改革，进一步扩大试点城市。"①

毛群安在这个发言中提出："今年将全面推进深化医药卫生体制改革向纵深发展。一是全力推进公立医院改革。制订和落实《关于全面推开县级公立医院综合改革的实施意见》，改革范围扩大到全国所有的县（市）。落实《关于城市公立医院综合改革试点的指导意见》，进一步扩大试点城市。启动四省深化医改综合试点工作，跟踪指导试点进程，发挥示范带动作用。

"二是健全完善全民医保体系。继续提高城镇居民医保和新农合政府补助标准。全面实施城乡居民大病保险，完善疾病应急救助制度，切实发挥托底救急作用。

"三是巩固完善基本药物制度和基层运行新机制。有序推进非政府办基层医疗卫生机构和村卫生室实施基本药物制度，完善基层用药管理。启动实施社区卫生服务提升工程，扩大全科医生执业方式和服务模式改革试点。深入推进乡镇卫生院综合改革。

"四是健全完善药品供应保障体系。建立国家药物政策协调机制，完善国家药物政策体系。落实完善公立医院药品集中采购工作的指导意见。建立部分药品价格谈判机制。推进基本药物与非基本药物采购机制衔接。全面启动药品集中采购平台规范化建设。加强药品供应保障信息系统建设。

"五是促进基本公共卫生服务均等化。继续提高基本公共卫生服务经费财政补助标准，实施好国家重大公共卫生服务项目。健全基层医疗卫生机构与专业公共卫生机构分工协作机制。

"六是大力推进分级诊疗工作。制订分级诊疗的指导意见，在城市公立医

---

① 中国新闻网．2015-01-12．卫计委：今年全力推进公立医院改革扩大试点城市．http：//www.chinanews.com/gn/2015/01-12/6958729.shtml．

院改革试点地区开展分级诊疗试点。推动各级医疗机构落实功能定位，优化医疗资源布局。推动建立基层首诊、双向转诊、急慢分治、上下联动的分级诊疗模式。

"七是建立适应行业特点的人才培养制度和人事薪酬制度。推进医教协同，全面实施住院医师规范化培训，落实新增5万名住院医师培训任务，研究建立专科医师规范化培训制度。制定符合行业特点的薪酬制度改革方案，完善绩效工资制度。

"同时，今年卫计委将扎实推进计划生育服务管理改革。实施好单独两孩政策，做好人口动态监测。建立完善出生人口监测和预警机制，研究制订相关配套政策。深入推进诚信计生活动和基层群众自治，开展全国计划生育优质服务先进单位（示范）创建活动。推进计划生育服务管理改革。深化生育服务证制度改革。继续加强流动人口计划生育全国'一盘棋'机制建设，规范社会抚养费征收管理。加大出生人口性别比综合治理力度，推进计划生育家庭民生建设。

"在进一步加强公共卫生工作方面，卫计委今年将加强卫生应急工作，推进委应急指挥中心与各地互联互通。加强爱国卫生工作和重大疾病防控。建立国家卫生城镇动态管理和退出机制，出台健康城市指标和评价体系。加强妇幼健康服务工作和加强食品安全标准建设和风险监测。

"就进一步提升医疗质量和服务水平，毛群安称，今年继续实施城乡医院对口支援。重点推进500家县医院综合能力全面提升工作。实施改善医疗服务行动计划，加强中医药综合改革试验区建设，推进公立中医医院改革，完善医疗服务质量管理与控制指标体系。全面建设'三调解一保险'长效机制，继续深化'平安医院'创建活动，加强医德医风建设，努力构建和谐医患关系。

"毛群安最后强调，卫计委今年将积极扶持中医药事业发展。完善中医药事业发展政策机制和规划体系。深化中医药科技体制改革。积极实施中医药海外发展战略。"

在毛群安的上述发言中，我们不难发现，"健全完善全民医保体系。继续提高城镇居民医保和新农合政府补助标准。全面实施城乡居民大病保险，完善疾病应急救助制度，切实发挥托底救急作用"，这一条最应该政府下大力气、全力以赴、只争朝夕地去做的，只在洋洋洒洒的一大篇工作目标中，占了寥寥几十个字。

2015年5月，国务院办公厅公开发布了2015年第38号文件《关于城市公立医院综合改革试点的指导意见》①。

对于这个综合改革试点的指导意见，"国务院医改办负责人介绍，此次改革的重点任务首先是破除公立医院'以药补医'机制，建立公立医院运行新机制。试点城市所有公立医院推进医药分开，取消药品加成（中药饮片除外），建立科学补偿机制"②。《新京报》的这篇报道还指出："目前，全国各地分布着约6800家城市公立医院。2010年，我国在17城市启动了公立医院改革试点，今年改革试点城市将增加到100个。目前，北京市已在友谊医院、朝阳医院、同仁医院、天坛医院和积水潭五家医院试点医药分开。北京正在酝酿着将'医药分开'推广至全市。"

对于这个综合改革试点指导意见的要点，《新京报》归纳为：①按病种、按服务单元定价，按病种付费的病种不少于100个；②控制公立医院特需服务规模，提供特需服务的比例不超过全部医疗服务的10%；③强化医保支付和监控作用，支付方式改革要覆盖区域内所有公立医院并逐步覆盖所有医疗服务；④建立以公益性为导向的考核评价机制；⑤卫生计生行政部门负责人不得兼任公立医院领导；⑥严禁给医务人员设定创收指标；⑦推动建立基层首诊、双向转诊、急慢分治、上下联动的分级诊疗模式。

引人注意的是，无论是归纳出的上述指导意见的要点，还是其后的专家评论意见，与此前几十年反反复复进行的各种医改试点的举措和内容相比较，并没有出现太多新意。焦点仍然对准公立医院。而最关键、最急迫的"医疗保险和社会保障网络的建立健全"，仍然是焦点任务的"配料"之一。不能不认为这是一种决策层的官员们的"惯性思维"或者是"视野局限"所导致的。

2015年6月中旬，国家发展和改革委员会网站发布消息"鼓励和引导社会力量举办发展医疗机构，对公立医院改革形成倒逼效应，激发医改活力，促进

---

① 中国新闻网. 2015-05-17. 国务院发布城市公立医院综合改革试点指导意见. http：//www.gov.cn/zhengce/content/2015-05/17/content_9776.htm.；国务院办公厅. 2015. 国务院办公厅关于城市公立医院综合改革试点的指导意见（国办发〔2015〕38号）. http：//www.gov.cn/zhengce/content/2015-05/17/content_9776.htm.

② 李丹丹. 2015-05-18. 公立医院改革试点医药分开 个人支出将不超30%. 新京报.

医疗服务行业整体服务水平和效率的提高"①。

中国新医改，试点仍在进行中。

（三）新的医疗保险体系

关于建立新的医疗保险体系，曾经有过很多相关的基础性工作和文件。"1998年12月，国务院发布了《关于建立城镇职工基本医疗保险制度的决定》（国发〔1998〕44号），要求在全国范围内建立以城镇职工基本医疗保险制度为核心的多层次的医疗保障体系。该决定指出，医疗保险制度改革的主要任务是建立城镇职工基本医疗保险制度，即适应社会主义市场经济体制，根据财政、企业和个人承受能力，建立保障职工基本医疗需求的社会医疗保险制度。建立城镇职工基本医疗保险制度的原则是：基本医疗保险的水平要与社会主义初级阶段生产力发展水平相适应；城镇所有用人单位及其职工都要参加基本医疗保险，实行属地管理；基本医疗保险费用由用人单位和职工双方共同负担；基本医疗保险基金实行社会统筹和个人账户相结合。"②

此后，"1998年起在全国范围建立城镇职工基本医疗保险制度，2003年启动新型农村合作医疗制度试点，着手建立农村医疗救助制度，2005年开始城市医疗救助制度试点"③。

据中国网报道，2007年8月，国务院新闻办公室举行新闻发布会，由劳动和社会保障部副部长胡晓义介绍中国城镇居民基本医疗保险有关情况并答记者问，宣布在79个城市启动医保试点。该报道指出："这次试点的任务是探索和完善城镇居民基本医疗保险政策体系，形成合理的筹资机制、健全的管理机制和规范的运行机制，逐步建立以大病统筹为主的城镇居民基本医疗保险制度。"④

2009年，人力资源社会保障部要求各地周密谋划推进基本医疗保障制度建设的各项任务，着重做好五项工作："扩大基本医疗保险覆盖面、提高基本医疗保险保障水平、规范基本医疗保险基金管理、完善基本医疗保险制度

---

① 中国新闻网.2015-06-15.发改委：鼓励引导社会力量办医倒逼公立医院改革.http://www.chinanews.com/gn/2015/06-15/7345575.shtml.
② 参见http://baike.baidu.com/view/949880.htm.
③④ 王婷.2007-08-15.城镇居民基本医保试点07年启动 选择79个城市.中国网.

体系、提高基本医疗保险经办服务能力和水平。""通知还要求，地方各级人力资源社会保障部门要进一步夯实基础数据，抓紧收集整理扩面参保、待遇水平、基金管理、经办能力建设等方面的数据资料，摸清底数、搞好测算，为制定本地区的改革实施方案提供数据支撑，为全面推进各项重点工作打好基础。"①

与此同时，卫生部农卫司副司长聂春雷表示："农民的新农合制度从2003年开始搞试点，到2008年年底已经有2729个县市区开展了这项工作，所有有农业人口的县市区都搞了，按县市区已经全覆盖了，按人口来说已经是8.15亿的农民参加了新农合，这8.15亿农民要按各省上报的农民数是8.91亿农民，实际上已经达到了91.5%，就是说农民参加新农合的这个目标已经是实现了。"②

城镇居民和城镇职工的保障体系，也在同时提出规划并开始实施。人力资源和社会保障部医疗保险司副司长李忠曾经表示："这几项保障制度都是分别推进的，最早起步的是城镇职工医疗保险，从1998年就开始启动了，启动之后大家对保险的认识也在不断加深，一开始的扩面进程每年经过各地、各级政府、各级经办机构的努力，每年都以一两千万人的速度在增加，很不容易，特别是在近期加快医改的过程中也在逐步加快，特别是近几年对困难企业和退休困难职工他们进入医保政策比较困难，这次医改方案酝酿中对这部分人参保通过加大政府投入的方式有了更有力的措施。居民医保从2007年启动试点，原来国务院考虑在2010年全面推开，2007年试点后效果很好，群众非常欢迎，扩面速度很快，这次随着新医改方案出台准备出台相关的政策，准备到今年就全面推开，我们想职工医保通过刚才的措施达到90%以上没有问题，居民医保我们现在提的目标是原来已经开展试点的城市能够在今年达到覆盖率在80%以上，而今年新启动的城市覆盖率能在50%以上，2011年达到90%以上的目标我们想是没有问题的。"

2010年年底，新华网以极其鼓舞人心的语调发布了题为"2011：中国新医

---

① 杜宇.2009-04-08.人保部要求各地扩大基本医保覆盖面推进医改.新华网.
②③ 新华网.2009-04-08.卫生部农卫司：农民参加新农合已经达到91.5%. http://news.sina.com.cn/c/2009-04-08/150017569581.shtml.

改冲刺近三年任务目标"①的文章。文章充满热情和信心地写道:"2009年4月发布的医改实施方案中提出,三年内,城镇职工医保、城镇居民医保和新型农村合作医疗要覆盖全民,参保率提高到90%以上。2010年,各级财政对城镇居民医保和新农合的补助标准提高到每人每年120元,最高支付限额分别提高到当地职工或农民年人均收入的6倍。

"相关统计显示,我国基本医疗保障制度已覆盖全民,城乡参保(合)人数超过12.5亿,覆盖率超过90%,这意味着提前完成原定于2011年的目标。

"2009年各级财政对城镇居民医保补助标准已提高到120元。另据卫生部规划财务司司长李斌介绍,2010年新农合人均筹资水平已提高到150元左右,统筹基金最高支付限额提高到当地农民人均纯收入的6倍左右。

"基本医疗保障制度建设的成绩毋庸置疑,但当前我国医疗保障水平还比较低,下一步的任务是提高筹资标准和报销比例,提高保障能力。"①

2013年《中共中央关于全面深化改革若干重大问题的决定》明确提出"整合城乡居民基本养老保险制度、基本医疗保险制度"②。自此,新医改的标志之一,就是新的社会保障与医疗保险体系的构建和完善。

相比此前二十多年的调整期所走过的医改之路,一个十分了不起的重大变化就是:官方提到中国医改的工作重点,不再仅仅盯着医疗卫生体系内的医德医风的改变、不再只是一味地重复着从降低药品价格入手,也不再孤拳出击医疗卫生领域的商业贿赂,而是转换思路,从构建医疗保险和社会保障的大视野、大目标着手。

中国新闻网2015年4月3日发布消息称:"国务院新闻办公室今日举行国务院政策例行吹风会,财政部副部长王保安表示,中国会有一个应对老龄化、保障社会养老保险安全运行的总体安排,会有一系列的制度安排和政策设计,来确保能够做到老有所养。"

这是中国医改进程中的一个了不起的变化与进步。任重道远。

---

① 周婷玉. 2010-12-16. 2011:中国新医改冲刺近三年任务目标. http://news.xinhuanet.com/2010/12/16/c_13651993.htm.
② 新华社. 2013. 习近平:关于《中共中央关于全面深化改革若干重大问题的决定》的说明. http://news.xinhuanet.com/politics/2013-11/15/c_118164294.htm.

第二节　现状：医疗保险与社会保障
——充满争议与风险

一、基本保障

中国政府终于在2009年，开始从构建医疗保险与社会保障的巨大网络重新调整前行的方向和步伐，迈进了新医改期。这是一个了不起的进步与变化。

但是，面对此前半个多世纪的历史发展，面对历史进程中所遗留下来的这方面的"基础设施"，特别是现有的国民中，有享受公费医疗的同时可以领取退休金的，有可以领取退休金没有公费医疗资格的，有没有公费医疗也没有退休金的……任何一个政府、任何一个杰出的政治家面对这么复杂的局面，都要视其为一个充满风险的巨大的挑战。

新医改期伊始，医疗保险与社会保障体系几乎同时开始"试水"。医改与保障民生两个词汇，开始同时出现在官方报道中的国务院医改办官员的访谈中（夏波光和郭健，2012）。

新医改期的一个最了不起的变化和举措，是将医改与社会保障体系的构建紧密结合在一起、同步推进。

可以想象，作为社会保障这个巨大的框架中的一个至关重要的组成部分，医疗保险项目的网络，需要与社会保障这个"基体"紧密融合相互支撑着。如果没有相对强大的社会保障体系的支撑，医改也好，医疗保险体系的构建也好，都还只能是在过去几十年的基础上继续兜兜转转，"皮之不存，毛将焉附"。

我国对于社会保障的定义通常是：国家通过立法，积极动员社会各方面资源，保证无收入、低收入以及遭受各种意外灾害的公民能够维持生存，保障劳动者在年老、失业、患病、工伤、生育时的基本生活不受影响，同时根据经济和社会发展状况，逐步增进公共福利水平，提高国民生活质量。一般来说，社会保障由社会保险、社会救济、社会福利、优抚安置等组成。其中，社会保险是社会保障的核心内容。

限于篇幅和集中探索关键问题的需要，我们在本书中所讨论的社会保障与医疗保险中的社会保障，仅仅限于由政府运行的与公立医院改革高度相关的社会保险项目，不包括更加广泛的但是与公立医院改革同样有一定联系的社会救济、社会福利、优抚安置等。

2009年新医改方案出台后，在一片叫好声中，也有冷静的发问："首先是新的医改方案目标很大，很全面，但是缺乏一个完整的社会保障力的可持续的支撑。新医改方案提出了公共医疗的方向，并且提出争取到2011年，建立全面覆盖城乡居民的基本医疗保障制度等，这是好想法，但是财政支持的力度不够。""中国是13亿人口的发展中大国，社会保障刚刚开始，钱是不够用的。并且还要考虑到积累。"①

腾复指出："没有保障的社会是脆弱的社会和不稳定的社会。过去我们一些社会经济发展的所谓主流学者或指导者，不同意建设保障社会或福利社会，这说得严厉点儿是对于百姓民生的漠视，也不懂得社会保障对于社会可持续发展的至关重要性。"①

作为中国公立医院的改革，其中面临的一个很大的挑战，就是目前中国的社会保障体系过于脆弱和不完善。所谓的脆弱和不完善，体现在很多原本应该由社会保障和医疗保险体系承担的责任，现在还是压在医院这个"行政主体"的肩上。比如说，绝大多数的中国公立医院的离退休人员的退休工资和原定的等级待遇，特别是"有编制"的那部分人员②，还在离退休之前的医院中得到支付。医院的收入与收入的再分配中需要列入这部分支付。

此外，同样是作为具有中国特色的"事业单位"，医院的改革和定位，包括事业单位的人事制度和待遇的调整，也还在探索前行中。

仅仅是社会保险制度中的养老保险这一部分的构建过程中，就已经凸显出国家财政负担的"不堪"。同时，中国的社会保险缴费率是否高居"世界第一"，也引发了广泛的讨论和关注。"财政部楼继伟部长指出：'降低社保缴费率前提

---

① 腾复.2009-04-17.为新医改方案提意见：目标太大社会保障欠缺.观察与思考.
② 新的合同制的医护工作人员，绝大多数还没有接近退休年龄。

是划拨国资补充社保基金。'①"

2015年，开始出现"养老保险不足，需要国有资产补充"的报道和讨论。有声音指出："现在用国有资产来弥补现行养老保险不足，应该是进一步深化养老保险制度改革的题中应有之义。"对此，财政部部长楼继伟分析："我们的社会养老保险制度建立得比较晚，是1997年开始逐步建立起来的，在此之前企业和职工并没有养老保险交费，这些职工进入新的养老保险体系，是作为视同他交过费来对待的。这个'视同缴费'，就造成了养老保险基金的'窟窿'。要扭转当前被动局面，就需要有养老保险之外的公共资金的投入，弥补'视同缴费'造成的亏空。这样做，不但可以减轻国家财政的负担，还可以降低个人和企业的缴费率。"①

《新京报》的报道还指出："养老保险制度改革以前，退休人员的养老金是由本企业支付的，虽然个人没有缴费，但都算到了企业成本之内，所以说企业成本不真实是有点出入的。当时的问题是企业之间养老金负担苦乐不均，新企业没有负担和老企业不堪负担形成强烈的对比。同时，经济体制改革的目标是与市场接轨，而很多国有企业跟不上形势的变化，结果大批国企经营不善倒闭，直接影响到退休人员的养老金没了着落。1992年开始酝酿的养老保险制度改革就是在这样的背景下开始的。""1997年以前企业员工和退休人员没有缴费，并不是他们的责任，也不是企业的责任，而是当时的制度安排及其所持的理论依据所致。但毫无疑问，'获利'的是国家，现在一方面有'巨量的国有资产'，一方面又有社会保险制度改革后的'窟窿'。所以，'划拨国资补充社保基金'是个平衡养老保险基金收支并使其走向可持续的招数。民众也期待无论是中央还是地方，都能够抓住新一轮国企改革的机会，把'划拨国资补充社保'当做一条基本原则。"②

几乎同期，另外一篇报道中，财政部部长楼继伟发出"不能把社保缺口完全留给公共财政"的呼吁③。"不能把缺口完全留给公共财政，实际上是留给其他纳税人。否则不仅不公平，也带来公共财政不可持续和国家治理的危机。""现在大家往往认为社会保险是公共财政属性，楼继伟强调道：'首先有一点，社会

---

① 新京报.2015-03-23.弥补养老保险不足需国有资产补充.http://epaper.bjnews.com.cn/html/2015-03/23/content_567787.htm?div=-1.
② 新京报社论.2015-03-23.弥补养老保险不足需国有资产补充.新京报,（第A02版）.
③ 赵婧.2015-03-23.楼继伟：不能把社保缺口完全留给公共财政.经济参考报.

保险是保险的属性,这点是要强调的,必须坚持精算平衡。'""要坚持社会保险的保险属性,没有保险属性就没有精算原则。所谓精算必须要参考社会平均工资的增长水平、投资收益率、期望寿命、人口增长率、老龄化的速度,定期调整缴费率、给付率、最低的缴费年限和退休年龄,并健全多缴多得的激励机制,实现在全国统一基础上可持续的代际平衡。"①

社会保障项目中的养老金缺口问题,开始逐渐浮现。有报道指出:在很多省份都出现了养老保险的收支不平衡,对此,人社部官方的答复是据掌握的情况"只有三个省出现了当期的收支不平衡"②。在 2015 年 3 月的两会期间,也有声音提出:"人口老龄化正倒逼中国养老保险制度做出 16 年以来的最大变革,延迟退休方案时间表的敲定正是其中之一。""延迟退休的主要目的是缓解养老金缺口,但这个缺口究竟有多大,官方和学者各执一词,但达成的共识是:目前的制度造成了未来的缺口。"③

2014 年 6 月,国务院办公厅印发了《深化医药卫生体制改革 2014 年重点工作任务》,提出:"医改的重点任务首先是要推进城乡居民基本医保制度整合和完善筹资机制。此外,要改革医保支付制度,建立健全医保对医疗服务的激励约束机制;健全重特大疾病保障制度。在全国推行城乡居民大病保险,加强城乡医疗救助、疾病应急救助;推进异地就医结算管理和服务。以异地安置退休人员为重点,积极推进跨省异地就医即时结算服务;发展商业健康保险。研究制定鼓励健康保险发展的指导性文件,积极开发儿童保险、长期护理保险以及与健康管理、养老服务相关的商业健康保险产品。"④对于现行的职工基本医疗保险、城镇居民基本医疗保险和新型农村合作医疗三项基本的医疗保险项目的运行提出了具体的目标:"职工基本医疗保险、城镇居民基本医疗保险和新型农村合作医疗三项基本医保参保(合)率稳定在 95% 以上,城镇居民医保和新农合人均政府补助标准提高 40 元,达到 320 元;个人缴费同步新增 20 元。城镇居民医保和新农合政策范围内住院费用支付比例分别达到 70% 以上和 75% 左右,进一步缩小与实际住院费用支付比例

---

① 赵婧.2015-03-23.楼继伟:不能把社保缺口完全留给公共财政.经济参考报.
② 赵嘉妮.2015-03-12.去年 3 省份养老保险收支不平衡动用历史结余.新京报.
③ 王晓慧.2015-03-18.延迟退休能缓解多少养老金缺口:延迟 1 年减缓 200 亿.华夏时报.
④ 白剑峰.2014.今年医改重点任务提出全国推行大病保险.http://finance.people.com.cn/n/2014/0529/c1004-25078060.html.

之间的差距。"①

二、双轨并行

与充满困难与风险的社会保障养老保险的推进同时艰难前行的,还有各地取消公费医疗、建立(纳入)医疗保险体系的工作。

2010年,有报道称,北京区县45万公费医疗人员将全部纳入医疗保险体系②。未查见其他省份和地区的公费医疗人员纳入医疗保险系统的公开报道。

2011年,中国医疗保险杂志社主办的"中国医疗保险"网站,开始介绍"高校医保政策解读"。规定"每个学生每年缴纳基本医疗保险费20元,大额补充医疗保险、意外伤害保险不需另外缴费。大学生参保后,基本医疗保险一年最高可为其支付医疗费3.5万元;大额补充医疗保险一年最高可为其支付医疗费8.5万元,合计12万元。意外伤害保险的最高支付限额也是12万元"。②

高校大学生的医保,还规定与未来就业后的医保连续计算,"大学生在校期间与就业后的参保年限可连续计算。在校大学生参加居民医保,毕业后在本省范围内就业的,在校期间参加居民医保的年限可按每两年折算一年,与其毕业后参加城镇职工基本医疗保险的年限连续计算。到省外就业的,按当地医保的有关政策执行。例如,一名本科生从入学起就参加居民医保,等他毕业工作并参加职工医保的时候,就相当于已有了2年的缴费年限"③。

高校大学生的医保推广同样面临挑战。一位资深的从事学生管理工作多年的教育官员表示,全国每所高校都面临有同样的问题,这位官员对作者直言:有大约20%的在校大学生,因为各种原因,不按照规定缴纳保费。这些大学生在校期间,一旦生病或者发生意外需要医疗救护时,常常只能借助于呼吁与捐助。并且,按照中国现行规定,不缴纳保费的学生,不可以影响其在被录取高校的注册④。

2012年年底,中国宣布,有80%的省份取消公费医疗,提出了"医保平权"

---

① 白剑峰. 2014. 今年医改重点任务提出全国推行大病保险. http://finance.people.com.cn/n/2014/0529/c1004-25078060.html.
② 李亚红,周琳. 2010-06-14. 北京区县45万公费医疗人员将纳入医疗保险体系. 新华网.
③ 中国医疗保险. 2011. 大学生医保如何报销?报多少?——高校医保报销政策解读. http://www.zgylbx.com/ygvpybyqnew30428_1/.
④ 欧美大学的学生,医疗保险是强制性的,如果不缴纳保费,视为手续不完备,无法完成在校注册。

的概念,指出:"公费医疗改革指向的是福利公平。就医疗福利的质量来说,取消公费医疗并不是一味地拉低公职人员的医疗待遇,而是将其恢复到适当的位置。从这个意义上,促进医疗福利公平的另一个层面,是如何普遍提高国民的医疗待遇。""未全部参加医疗保险的7个省份目前正在加快推进取消公费医疗。此外,北京市人社局透露的消息显示,33万中央单位公务员有望于2013年纳入城镇职工医保。"①

2012年年底,有公开报道同时披露了天津、北京、重庆、南京等地,推出了补充医疗保险进行二次报销。根据报道,补充医疗保险的基本内容就是:"一是由财政出资设立公务员医疗补助基金,二是由本级医保中心开设公务员医疗补助支出户,三是对于基本医疗保险最高支付限额以上部分,以及全年自付超过一定数额部分,进行'二次报销'。""中国社会保障研究中心主任褚福灵认为,取消公费医疗,本来可以消除不同身份人员在制度上的不公平。而'补充医疗保险'的出现,导致'一波未平,一波又起',是公费医疗特权的借尸还魂。"②

公费医疗的取消,在各地都不会一帆风顺。没有取消的公费医疗,还在挤占着绝大部分的医疗卫生资源,延续着多年形成的不公平。据《新快报》报道,广州市人社局2013年决算账本显示:"公费医疗开支16.63亿元,较2012年公费医疗支出数14.35亿元增长了约2.3亿元。账本显示,同期新农合支出0.75亿元,城镇居民医保支出为5.51亿元。"③

对于"具有中国特色的"全国3亿多的事业编制人员,从公费医疗转到医疗保险项目,人力资源和社会保障部副部长胡晓义表示:"企业、事业单位推进速度比较快,机关推进速度慢一些。但是,大部分或者绝大部分地方已经都实现了把原来的公费医疗改革成为职工医疗保险制度。"④

实际上,取消公费医疗,直到2015年还没有完全达到。

据报道,2015年3月10日,十二届全国人大三次会议新闻中心在梅地亚中心多功能厅举行记者会,邀请人力资源和社会保障部部长尹蔚民、副部长胡晓

---

① 叶超,潘晔,张淼淼.2012-12-14.中国八成省份取消公费医疗医保有望平权.新华网.
② 陈晓静.2012.多地推"补充医保"进行"二次报销".http://www.dfdaily.com/html/33/2012/12/21/915311_s.shtml.
③ 斯烁.2014-10-23.取消公费医疗,没理由再拖延了.新快报.
④ 姚媛,唐述权.2015.胡晓义:我国已有3亿多机关事业单位工作人员参加医保.http://lianghui.people.com.cn/2015npc/n/2015/0310/c394467-26668722.html

义对就业和社会保障的相关问题回答中外记者提问。

胡晓义在回答记者关于机关事业单位养老保险制度改革的提问时表示,"现在只有三个省的省直机关和中央国家机关,中央在京的国家机关和事业单位没有参加职工医疗保险"。同时,他表示,这次国务院做出机关事业单位养老保险制度改革的决定,确实是一个新的推动力,养老保险资金这么庞大,涉及这么复杂的制度,都能够得以推进,可以相信,这几个省以及中央在京机关的这些单位参加职工医疗保险进程必然会加快①。

对于尚存的高级干部、离休干部的公费医疗管理体系,公开报道和研究结果中尚未查到。北京大学李玲教授曾经抨击过中国的副厅级以上的高级干部享有的公费医疗:"他们享受的是免费医疗,他们公费医疗体系,到司局级以上基本上是全免费的。恰恰是他们中的一些人不愿意给老百姓免费医疗。"②

三、大病保险

基本医疗保险作为"保基本"而被发展起来。但是对于某些大病、重病患者而言,基本医疗保险就有些"捉襟见肘"。

重庆市在2015年3月颁布了《重庆市人民政府关于进一步健全临时救助制度的通知》。宣布:"因病致困可申请政府临时救助。"规定了:"因火灾、交通事故等意外事件,家庭成员突发重大疾病等原因,导致基本生活暂时出现严重困难的家庭;因家庭成员身患疾病维护基本治疗、接受非义务教育等生活必需支出突然增加超出家庭承受能力,导致基本生活暂时出现严重困难、难以维持的最低生活保障家庭。个人对象包括:因遭遇火灾、交通事故、突发重大疾病或其他特殊困难,暂时无法得到家庭支持,导致基本生活陷入困境的个人。"③

同时,在救助标准方面规定:"临时救助着眼于救助对象基本生活困难、摆脱临时困境,给予应急性、过渡性救助。各区县(自治县)人民政府要结合当地经济社会最低生活保障标准等其他社会救助制度保障水平,根据救助对象实

---

① 央视新闻.2015-03-10.(V观两会)公费医疗改革:职工医疗保险全员参保三省及中央在京机关尚未参保.http:∥m.news.cntv.cn/2015/03/10/ARTI1425959729974876.shtml.
② 人民网强国论坛.2013-10-18.北大教授李玲:一部分高级干部不愿意给老百姓免费医疗.http:∥www.21ccom.net/articles/zgyj/ggzhc/article_2013101893826.html.
③ 商宇.2015-03-28.重庆:因病致困可申请政府临时救助.重庆日报.

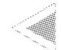

际困难类型、困难程度和自救能力,合理确定临时救助标准,并适时调整。"③

虽然还需要假以时日将"临时救助"变成规则化、量化、可操作性更强的制度,但这体现了政府在社会保障和社会救助方面所做出的努力。

在大病保险方面,2015年3月,人力资源和社会保障部提出了"年内实现大病医保全覆盖"的庞大目标。文章同时指出:"今年全面推行大病医保制度。专家认为,在城乡居民医保基金'满负荷'运行且统筹层次较低的背景下,大病医保各地筹资能力差别较大、压力不容小觑,同时,医疗费用快速增长给大病医保基金可持续性带来挑战,如何控制费用增长值得关注。"①

"城乡居民大病保险(即大病医保)是在基本医疗保障的基础上,对大病患者发生的高额医疗费用给予进一步保障的一项制度性安排。从全国看,目前已经有一半地区可以实现参保人员待遇支付。根据保监会披露的数据,截至2014年年底,大病医保已在27个省开展了392个统筹项目,覆盖人口7亿人。""不过,在推进的进程中,资金筹措压力和医疗费用增长控制问题仍是重要障碍。"①

对于大病医保有可能引发的过度医疗消费,该报道也指出:"目前大家对如何改革医院和药品定价讨论比较多,都认为患者是医疗体系中的弱势群体,因此都不愿去强调如何约束患者行为。但实际上,这是不可回避的问题。在医保报销比例比较高的情况下,病人对医疗费用变得不敏感,无论是否需要,对昂贵的药品和治疗方案的需求都大幅增加,要分清楚合理和不合理的治疗不但非常困难。而且,很多情况下,医疗费用越高,报销比例也越高,这种安排进一步助长了人们选择高费用的治疗方案,是医保支出大幅上涨的主要原因之一。""一方面希望减轻医疗负担,另一方面又会鼓励过度消费,这是大病医保面临的困境,还有待通过设计更为精细化的保险报销规则缓解这一矛盾。"①

2015年7月,国务院常务会议确定,全面实施城乡居民大病保险,更好守护困难群众生命健康。新华社记者仇逸等在报道中描述:"实施大病保险又不增加患者负担,就面临着一个'钱从哪里来'的问题。事实上,随着就医需求进一步释放和医疗费用上涨,多地基本医保和新农合基金超负荷高位运行。在中部某省,全省各统筹区域新农合基金当年使用率多在93%左右。上海市卫生发展研究中心主任胡善联指出,从城镇居民基本医保和新农合基金中划出一定比例或额度

---

① 李唐宁.2015-03-18.人社部:年内实现大病医保全覆盖.经济参考报.

作为大病保险资金,这一筹资方式或将加剧筹资困难区域医保基金支出压力。"①

对于有提出使用商业保险减轻大病保险项目的资金压力,该报道提出:"大病保险统筹层次低也给保险公司带来较大压力。承办大病保险的相关商业保险公司反映,当前全国各地多为市级统筹,有的地市甚至仅为县级统筹,统筹层次过低,不利于大病保险资金的调节和风险均摊。"因此,还是一个"谁出钱,出多少"的关键问题。

可贵的是,这篇探讨大病保险的报道,还进一步讨论了社会慈善事业的相关问题,披露了江西省的做法:"2013年,在基本医保和大病保险的基础上,当地通过财政拨款、大病保险让利、社会捐助、大病关爱资金利息收入等多个渠道募集'大病关爱'资金。对大病致贫的职工和居民给予二次保障,按患者自付费用减去家庭收入余额的50%至60%比例发放救助金,救助金额最高7万元。"①

关于社会慈善事业的发展,报道中描述:"民间慈善力量日益壮大。中国红十字基金会发布的《中国儿童大病救助与慈善组织参与现状报告》显示,2012年全国70多家慈善组织,开展了130多个儿童大病救助项目,覆盖了先天性心脏病、白血病等10多种儿童重大疾病。"①

"中国红十字基金会项目管理部部长朱爱晶认为,与来自政府力量的救治并行不悖,在大病保障方面,社会慈善是一种更为灵活、更具人道主义的救助力量,但应该做好基本医疗保险和医疗救助、慈善组织之间的衔接,逐步形成'医疗救治→基本医疗保险报销→国家医疗救助→慈善组织救助'的报销和救助流程。"①

该报道在最后发出呼吁:"建立一个全方位、立体多层次的大病保障体系,发挥托底保障功能,这是困难群体抵御大病最期盼的呼唤。"①

医改中的每一步都牵动着社会各方的神经,与世界各国医改走过的路程极其相似,尤其是涉及"谁出钱,出多少"的敏感问题的时候。

2015年,重庆市宣告,实施了仅7天的医疗价格调整结束,各项医疗服务恢复医改前价格。因为"这次医改大幅增加了部分患者经济负担,引起部分市民上街抵制""国家卫计委新闻发言人宋树立在例行发布会上对此作出回应,表示重庆调整医疗服务价格的方向是正确的,同时需要把各项医疗工作统筹考虑,让医改真正惠及群众"。

---

①② 仇逸,高皓亮,刘翔霄,等.2015-07-25.大病保险如何破"难".中国政府网.

第二章 中国医改面临的挑战

"宋树立同时强调,要把医疗服务价格和药品价格、医保支付、大病保险、医疗救助这些工作统筹考虑,特别是要充分考虑特殊困难患者的健康权益,积极推进三医联动,加强医改政策的整体性、协调性和系统性。"

但是,在这篇报道中所披露出来的信息中,并没有显示出开放社会资本力量、开放非公营保险领域业务以弥补公营保险领域的不足的任何痕迹和打算。

由此可见,我国正在实行的社会保障和医疗保险方面的主要措施和做法,特别是大病保险项目,面临几个巨大的争议和风险:第一,财政资金是否可以承担、是否可以保证长期运行的压力和挑战;第二,在涉及医疗保险为民众减轻医疗费用负担的同时,如何规避医疗保险偿付中的过度"消费"现象,以及如何运用和健全法律手段,最大限度地杜绝骗保;第三,社会"转型期",如何尽快消除医疗保健领域中存在的巨大的资源配置不公平现象;第四,在健全法律法规的基础上,是否能够更加全面地开放保险领域、开放非公营保险领域,增加对于"公营"部分的有效补充;第五,是否可以全面开放社会慈善事业,允许非政府组织、社会各阶层以更加灵活、更加有效的方式参与大病医疗慈善救助。

第三节 困境与挑战

中国的医改,有相当长的时间,主要目标就是为了解决"看病难,看病贵"的问题。政府、媒体和大众,似乎也都深信"看病难,看病贵"是医疗卫生领域的顽疾,靠整顿医务人员工作作风、降低药品价格、切断"以药养医"的链条、打击商业贿赂就可以治愈。如前所述,直到2015年3月的两会期间,还有官方声音在讨论如何降低药品价格、如何通过降低药品价格来实现医改大目标,解决"看病难,看病贵"的社会问题。这几乎成为一种根深蒂固的社会观念。

除了"看病难,看病贵",还有另外几个长期形成的近乎顽固的社会观念。这些社会观念的存在之顽固、影响之深入,反映在政府决策和民间的声音中,给中国的医改走出困境、中国的公立医院走出困境所带来的巨大挑战,有待整个社会的每个成员共同面对与重新审视、共同攀越改变观念,才有可能帮助医改走出困境、帮助中国的公立医院走出困境。

我们有必要挑出几个"近乎顽固的社会观念",以及与其相关的中国公立医院和中国医改面临的挑战与困境,在此进行讨论。

一、伪命题"看病难,看病贵"

"看病难",是中国医改进程中,媒体和公众讨论中出现频率最高的词汇之一。

"看病难",指的是一般老百姓在需要看医生、需要诊疗时,在公认的具备优质医疗资源的大型公立医院里的"挂号难、住院难"[1]。也有报道指出:"看病难"意味着,"集中体现在著名的'三长一短',即挂号、候诊、缴费'漫漫无期',医生看病'闪进闪退'"[2]。

对于"看病难"与否,也曾有不同的声音。

2008年,时任广州市卫生局副局长的曾其毅曾经在政协会议中发言,提出修一辆车换一个零件都要花几千元。因为是对生命不够尊重,才会觉得看病贵:"老百姓老要自己掏钱看病,所以觉得贵,但出不起不等于贵。国外是互助共济,通过保险来完善医疗保障,而中国没有这个制度。其实,请一个国家一级专家看病挂号才7元钱,这些钱要支付挂号处、收费处、专家、各种设施等各个方面的费用,根本不贵。"[3]

《人民日报》记者白剑峰,于2014年以"人民日报不吐不快:看病乱与看病难"为题,提出医疗资源的配置问题:"我国用最优质、最稀缺的医疗资源,来对付大量的常见病和多发病,高级专家干了社区医生的活,医疗资源配置极不合理。而全国三级医院人满为患的现象,容易给人造成一种错觉:只有扩张三级医院规模,才能解决看病难问题。事实上,此举犹如抱薪救火,事与愿违。因为三级医院的盲目扩张,势必产生'虹吸现象',不仅'吸走'了基层的骨干人才,而且'吸走'了基层的患者,造成了医疗资源的更大浪费。结果,三级医院越做越强大,基层医疗机构越来越萎缩,甚至因长期没有病人,导致医生

---

[1] 李柯勇,许祖华,周婷玉. 2013. 陈竺:缓解"看病难"需终结管理割裂状态. http://www.npc.gov.cn/npc/sjb/2013-03/05/content_1765133.htm.
[2] 骆骁骅. 2013. 卫生厅官员扮成患者体验看病难:耗时80分钟医生只看3分钟. http://politics.people.com.cn/n/2013/0814/c70731-22556293.html?prolongation=1.
[3] 鲁钦山,尹安学,江彬. 2008-02-19. 广州卫生局副局长说中国看病最不贵遭绝大多数人质疑. 羊城晚报.

业务撂荒。"[1]

实际上,长期以来被媒体、百姓甚至被部分政府官员认定的由医院或由医务人员主要造成的"看病难",确实是一个医疗资源的配置问题。医疗资源的配置是否合理,以及怎样调整使得医疗资源的配置更加趋于合理,是应该由政府主导、政策引导而逐步实现的。

医疗资源的配置基本问题一般包括:①医疗机构的地区性分布(包括城乡分布);②在"老少边穷"地区的居民的看病,是否与在发达地区居民寻医的方便程度基本相似;③医疗资源的可获得性方面是否具备基本的公平性;④这些可获得的医疗资源是否具备标准同一性的高效率、高质量。尤其是被大众认为"高质量"的医疗资源的配置,即分布在各个主要地区的医疗机构的技术水平,是否能够基本保持在一个相似的水准,这些都属于医疗资源的配置问题。

在医疗资源配置问题方面,遍布各地的各个医疗机构的医务人员的医疗技术,是否基本在一个水准、是否使用的同一类衡量标准,这方面的问题,又涉及国家医学教育体系和标准、医学再教育,以及由政府制定的医生的执业资格考核认定等多方面的政策和标准。

所以在讨论医改时,尤其是讨论公立医院的改革时,将"看病难"作为公立医院改革的出发点之一,将"看病难"作为公立医院改革的主要目标试图去除,本身就是一个伪命题。因为公立医院自身,根本无法决定、无法影响医疗资源的基本配置问题。

"看病贵",则是"谁掏钱,掏多少"的问题。

2011年《南方人物周刊》以"香港人怎么看病?"为题,介绍了"内地人看病绝对要贵过香港"。文章指出:"在生活成本远高于内地的香港,看病反倒比内地便宜得多。根据规定,香港市民在公立医院就诊,CT免费;感冒之类的小病,政府负责63%;需要看专科门诊的病,政府负责95%,而最高规格的手术如肝移植,都是政府全包。""在香港,只要拥有香港身份证,就可以享受免费的公立医疗。在公立医院,患者住院一天的费用是100港元,包吃住,也包药品,而根据估算,公立医院普通病房的成本每天约3100港元,成本远大于收益。这些超出病人支付部分的花销也会在账单上显示,它们是账单中政府支付

---

[1] 白剑峰. 2014-02-07. 人民日报不吐不快: 看病乱与看病难. http: //opinion.people.com.cn/n/2014/0207/c1003-24287062.html.

的部分。"①

关于香港的公立医院为市民提供医疗服务的经费来源,文章介绍:"香港公立医院的经费主要源于特区政府的税收,由政府通过一年一度的财政预算提供。2008年,香港政府在医疗上的投入占到了GDP的2.6%,而即使在2010年,大陆医疗投入也只占到了财政支出的5.29%,占GDP的1.19%。""有政府买单,香港的公立医院就不用像大陆一样,需要病人先缴费才收治。"①

从一个角度,这篇文章诠释了为什么"内地人看病绝对要贵过香港",同时,也表明了"看病贵"与否,关键在于是谁付费。如果是政府买单,如果是保险公司付费,个人在看病时所负担的只是收费中的一小部分,无论在哪里,都不会被抱怨"看病贵"。

所以,中国的公立医院、中国的医改,在"看病难,看病贵"的争议声中前行若干年,实际上,是中国的公立医院本身,为这个不完善的医疗保险与社会保障系统背了"黑锅"。

因此,无论是媒体还是政府官员抑或是普通中国百姓,各方都应该更加清醒地看待"看病难,看病贵"这个曾经被讨论、被作为诸多的改革措施"出发点"的伪命题。无论当初这个伪命题出现时的背景如何,假如它继续被作为中国医改的出发点和首要解决的问题而继续被讨论、被关注,那么,为此付出巨大"机会成本"的,仍将是生活在这个社会中的每个成员。

只有当政府、媒体、百姓,全部的医改关注点集中到如何建立健全一个更加有效、覆盖广泛的医疗保险和社会保障网络上的时候,中国的医改,中国的公立医院,才有可能走出困境、走向更加晴朗美好的未来。

至于备受社会各界关注的,医院"过度医疗"所导致的"看病贵"的问题,则属于另外一个范畴应该讨论的问题。"过度医疗"的控制和解决,恰恰也是医疗保险项目网络健全时,可以被监控、被改正,甚至是被比较好地预防的。在监督医疗费用合理性方面,保险公司所起到的巨大的几乎是无孔不入、细致入微的作用,是政府的监控所远远难以企及的。

世界各国的医疗保险项目运行的实践经验都已经证明了:保险公司,尤其是私营保险公司为了维护自身的运行和发展,在各项医疗费用的正常使用、保

---

① 李珊珊. 2011-03-14. 香港人怎么看病? 南方人物周刊.

险偿付的标准、医疗资源是否被过度使用、是否存在骗保行为,这些"微观"的运行细节上,发挥了政府所不能发挥的监控作用。保险公司使用的监控方式方法,更加专业化也更加有效。

二、医疗费用上涨

除了"看病难,看病贵",中国医改面临的困境与挑战中,还有一个不争的事实,就是日益增长的医疗卫生费用。

医疗卫生费用,特别是医疗费用的明显增长,客观上,加重了此前民众对于"看病贵"的抱怨和不满。

然而,在全面审视我国医改未来发展趋势时,在"声讨"日益增长的医疗费用之前,有必要回顾一下全世界范围内的"医疗卫生费用上涨"趋势。中国出现的医疗费用上涨问题,是否是中国独特的社会现象?此外,有极大的必要分析并认清导致医疗费用上涨的主要原因到底是哪些。

十多年前,麦基与他的同事们,在一个大范围样本的研究中,回顾了医疗卫生领域中费用上涨的事实,得出过令人信服的结论:"全世界的医院,都面临着快速增长的变化所带来的压力。这些压力可以来自人口的改变、疾病形式的改变、新技术和新知识带来的医学介入的机会,以及公众和政治家们的期望。""医疗费用不断上涨。没有任何迹象能够阻止这种上涨的趋势。"(McKee and Healy,2002)

在这个样本巨大的研究中,关于导致"日益增长的"医疗卫生费用持续不断上涨的原因,研究者通过详尽的分析,得出的结论是:有众多的原因,导致过去出现的医疗卫生费用的不断上涨。这些因素包括以下几方面。

第一,防御性医疗措施(defensive medicine):医生为了防止在未来的医疗纠纷或者医疗官司中,为自己的行医决策保留足够多的证据,以此证明自己的行医行为的"正确",有时会在医疗检查或处方中,增加一些看上去不是必要的内容。

第二,医疗纠纷诉讼(malpractice litigation):无论在什么医疗机构、为了什么原因,医疗纠纷的诉讼和赔偿费用,都产生了巨大的成本。而这些因为医疗纠纷诉讼所产生的费用和成本,无可避免地导致并体现在了医疗费用的总体上涨方面。

第三，不合理的定价（stupid price）：由于医疗服务的特殊性，没有人能够真正将全部医疗服务的定价机制全部搞清楚，制定出没有偏颇的、客观的定价标准。实际操作中，常常是将医疗服务的定价定的畸高，或者是畸低①。

第四，昂贵的新医疗技术（new expensive technologies）：随着科学技术的不断发展，新设备、新医疗技术不断出现并被应用到临床医疗实践。这些新的医疗设备和技术的出现与发展，很大程度上改进与提高了人类对疾病的认识和治疗水平，对于提高人类的生命质量和延长人类寿命做出了很大的贡献。但是从另一个方面，新医疗设备和医疗技术的出现与使用，也直接推高了整体医疗费用的水平。

第五，新疾病谱（new disease pattern）：现代人追求健康生活。随着经济和生活水平的提高，也出现了很多以前没有发现或没有出现的新的健康问题，如体重超重、高血脂、糖尿病、高血压等。新的疾病谱也推高了整体医疗费用，用于治疗这些疾病或者由这些疾病衍生出来的其他疾病的医疗费用也在不断上涨。

第六，浪费和低效（waste and inefficiency）：过度医疗本身，也是对于医疗资源的一种浪费。此外，医疗机构本身的管理缺陷问题，也带来医疗资源的浪费或运行效率的低下问题。浪费和效率低下，同样是推高整体医疗费用的"黑手"。

第七，供方的不检点（profligate providers）：一般指的是为了增加医疗机构对供方所供应的医疗器材、辅料和药品等项的采购，而进行的一些"公关"活动甚至是商业贿赂。这些供方所采用的"不检点"的促销措施所产生的额外费用，被计入供方的成本、计入所销售产品的供应价格，从而间接地推高了医疗费用的整体上涨速度和上涨水平。

第八，老龄化问题（aging population）：老龄化社会的到来，必然伴随着整体医疗费用的上涨问题。老龄化所带来的各种老年疾病以及慢性疾病的大面积增加（老年人常常也是慢性病的患者），使得医疗费用的整体上涨成为挡不住的趋势。

---

① 这一点可以参照中国的现状。中国的医疗服务的价格，出于各种原因，一直被人为地压到畸低。

有学者指出:"医疗卫生费用的周期性上涨,已经成为这个领域的特征。"(Anderson et al.,2005)研究结果强调了导致医疗卫生费用日益增长的主要原因有防御性医疗措施、医疗纠纷诉讼、愚蠢的定价、昂贵的新医疗技术、新疾病谱、浪费和低效、医疗服务供给方的不检点及老龄化等,指出:"没有什么迹象显示可以放慢这种趋势。"

还有另外的研究结论显示:"在大多数国家,医疗卫生费用上涨的速度,快于 GDP 增长的速度。"(Blumenthal,2001)

美国医院协会(American Hospital Association)在 2005 年颁布了一个报告,对 1998～2003 年的医疗费用上涨做出分析,报告指出:第一,物价上涨因素导致的医用原材料价格的上涨了高达 52%;第二,员工工资和劳动报酬标准的提高,使得人力资源成本支出上涨了 3/4;第三,对医疗服务的需求增加,也驱动了医疗费用上涨,由此带来的上涨占总上涨量的 43%;第四,人口的增加,特别是老龄人口的增加,以及慢性病或诸如肥胖等由于生活方式改变而导致的患病人数的增加,都加重了医疗费用上涨的速度。

上述研究可以明确地表明:医药卫生费用的上涨趋势,是全球范围内各个国家共同面对的普遍性问题。

如果全世界范围内的、绝大多数国家的整体医疗费用呈现上涨趋势,那么,在改革开放之后,中国在出现经济发展的飞跃期、人民生活水平普遍提高、社会生活习惯变化基本要素同其他国家高度相似的宏观环境下,也必然面临着由"防御性医疗措施、医疗纠纷诉讼、愚蠢的定价、昂贵的新医疗技术、新疾病谱、浪费和低效、医疗服务供给方的不检点及老龄化"所带来的整体医疗卫生费用的不断上涨趋势,并且这种医疗费用的上涨趋势,将以符合绝大多数国家发展规律的模式继续发展,"不以人民的意志而转移"。正确认识这点,有利于更加客观地分析、看待社会保障与医疗保险网络的构建与维护,并且更好地应对中国医改中出现的问题。

三、"公立优于私立"的认知

近代中国大陆历史发展的过程,曾经在一个特定的历史阶段中消灭了几乎全部的私有经济体,其中包括私营的诊所和医院。仅剩公有制机构(包括医疗机构）遍布全国每一个角落。

曾经，人们视"私有"一词以及由此衍生出来的很多概念为"洪水猛兽"般的可怕。加上特定时期内，国民教育中对"资本家""地主"，以及一切私有经济体的丑化和不够客观的描述，使得今天的相当多的国民在内心深处仍然认为、相信私有经济体（包括私立的医院），都应该是"唯利是图"的，是可能"草菅人命"的。

关于公立医疗机构的运行和效率是否优于私立医疗机构，国外有学者曾经做过专门的研究，使用1996～1997年台湾医院的数据，做了多因素对比的详细的分析研究（Chang et al.，2004），结果显示，通常公立医院比私营医院的运行效率要低。

对于公立医院和非营利的私营医院的表现差异，也有人做过研究（Barbetta et al.，2004）。他们的研究结果显示：公立医院的服务效率方面需要改进和提高，在医疗服务的成本控制方面也有不足。所以，在过去的几十年中，曾经以公立医院为主，为国民提供医疗服务的许多欧洲国家，对医疗服务领域进行了各种形式的改革，做过各种各样的尝试和努力，意欲提高医疗服务的整体效率，降低提供医疗服务供应的成本。

还有研究结果显示：过多地依赖公立医院资源，来满足医疗服务供给，也会产生效率低下的弊病（Hurst and Siciliani，2003）。澳大利亚、加拿大和英国，都曾经投入了相当可观的公共资源，用于减少患者看病的等待时间。这些国家为提高医疗服务的效率而采取的政策，还包括建立医疗服务的额外基金、增加外科手术的实施点、改进患者等待名录的管理机制，以及将医疗服务转嫁给私营医疗机构。

梯若尔认为：至少有四个原因，可以导致公立医院的激励机制低下。第一，工作目标的多样性和难以衡量性；第二，相互间工作结果的比较，难以真正实现；第三，医院所有者的不同导致的侧重点不同；第四，所有权的离散（Tirole，1994）。

对比我国的公立医疗机构，同样存在上述研究中所指出的问题。

首先，公立医院确实存在"工作目标的多样性和难以衡量性"。特别是在"医德医风"，或者很多类似"又红又专"的考核标准和评定方法上，难以真正实现制定出客观的衡量标准。其次，"相互间工作结果的比较难以真正实现"。

我国在医疗机构的管理方面,常见的激励方法,不仅仅有科室之间的"评先进"活动,甚至在医院与医院之间,也会有许多由政府或被视为"二政府"的各种社会团体组织出面组织的相互比较和评比。这些公开的比较和评比活动,实际上又可以成为民间就医导向的一个"风向标",可以为奖牌名录中的医疗机构带来更多的就医患者。也因为如此,甚至一度出现医疗机构花钱买奖牌的乱象①。

20世纪90年代前后,对于国外公立医院的低效率,研究者曾经进行过很多研究(Wilson,1989;Kikeri et al.,1992;Schleifer,1998)。这些研究结果都显示出,由于激励机制和运作模式,公立医院有着"与生俱来"的低效率。这些研究者也建议,降低公立医院提供医疗服务的比例,而将更多的提供医疗服务的责任转嫁给私营医疗部分。

由于公立医院的低效率和运行成本较高的问题,过去的若干年中,以公立医院为主要提供医药服务的欧洲国家、澳大利亚和加拿大,都采用了各种各样的措施,鼓励将更多的提供医疗服务的具体项目转嫁给私营医疗部分。

即使是在近年内备受推崇的以政府主导为主,提供医疗服务的"香港模式",据称也面临极大的挑战。有报道称:"过去数十年间,香港的医疗保障制度一直行之有效,并以低成本、高效益闻名世界。但随着人口老龄化和医疗成本的不断攀升,政府已经开始感到吃力,也在准备进行'医改',寻求其他方式帮助政府负担医疗费用。最近呼声较高的一个方法是引导众多有支付能力的中产阶层购买商业保险,在私营医院就医,从而减轻公立医院负担,缓解财政压力,将公立医院的服务转向低收入阶层和弱势群体以及重急症服务等。"②

在私营医疗领域比较活跃、能够"抗衡"公立医疗部分的美国,在20世纪90年代早期,也曾经有过公立医院私营化的"浪潮"。

一项关于美国的公立医院私营化的研究③表明,公立医院(不是指联邦政府运行的医院),曾经几乎占了美国社区医院的1/4。但是这个数字在20世纪80年代末期到20世纪90年代末期的十多年中,因为"关停并转"而正在减少。所谓的"关停并转",也就是通过租赁、出售、管理合同签让、兼并、合并,以

---

① 白剑峰.2014."中华医院管理学会"乱评比 国家卫生计生委将严查.http://mjj.mca.gov.cn/article/shgz/201402/20140200590545.shtml.
② 李珊珊.2011-03-14.香港人怎么看病?南方人物周刊.
③ Summary of Findings:Privatization of Public Hospitals. Prepared for The Henry J. Kaiser Family Foundation;Prepared by Economic and Social Research Institute. January 1999.

及建立独立的医院授权等形式的转型,将公立医院改变为私营。

这项关于美国公立医院私营化的研究结果还表明,对于公立医院转型为私营医院的激励动因是:绝大多数的转型公立医院,是因为医院财务的运行出现了困难与障碍,导致医院的生存能力出现问题。而导致公立医院财务运行出现障碍的最主要的原因之一,是公立医院常常被扔在"慈善医疗"的重负之下[①]。

此外,私营医院常常对于以前在公立医院看病的具有联邦医疗援助Medicaid的患者有极大的吸引力。这几个方面的因素,就夺走了公立医院的收入的主要来源,反而是完全没有支付来源的、需要接受"慈善医疗"的患者,越来越多地被留在公立医院。

这项关于美国公立医院私营化的研究结果还表明:在 1985~1995 年的十年间,公立医院的总数下降了 40%。共有 293 所公立医院转型为私营产权或私营管理,有 165 所公立医院关门。其余的以前的公立医院在转型为非营利模式之后也关门了。但是也有少数的公立医院,在转型为非公立产权后,几年后又转回公立产权状态。

也有很多研究结果显示出,私营医院的董事会制度在监督和改进医院的医疗服务质量方面扮演了极为关键的角色,特别是在保证安全、以患者为中心、及时地、有效地保证赢利和公平地提供医疗服务方面(National Quality Forum, 2004)。董事会对于医疗服务质量的重视,源自公众报告中有关医疗质量的数据和公众对医疗机构行医活动的关注。

公立医院与私营医院,在产权不同的前提下,是否有由于产权差异所带来的不同?

有研究指出:公共产权,意味着在管理方面的限制的多样性(Eid, 2001)。管理公共产权的职员,常常是"公仆"的角色,并且这些"公仆"们所使用的程序,受制于整个系统的刚性规则。因而,公共产权机构的一个不可避免的特点,就是在遇到具体情况时的机动性和弹性太低,并且激励作用很小。

所以,也有学者通过研究提出了:产权在实际操作中有助于产生一种极端的、高度有影响力的激励,激励在系列表现中做得更好。在医院产权的拥有方面,拥有产权的医生,会更加关注医院的财务表现,他们会为收益大于成本而

[①] 公立医院的"慈善医疗"主要是指患者在接受医疗救护之后,没有医疗保险、也没有财务能力支付相关费用,而将账务丢给提供救护的公立医院。

高兴，为成本太大造成的损失而难过。总之，医生们会更加关注医院的整体运行状况（Hart and Moore，1990）。

罗伯特·蒙克斯（Robert A.G.Monks）和他的合作研究伙伴们指出：最少有四个方面的理由，给予雇员以产权。第一，产权拥有者只有部分影响企业的权利，而这个权利使得拥有者能够在宏观和微观两个层面监视企业运作。第二，产权是一种权利，同时也是一种责任。由于自己的利益最终也与企业相关，拥有产权者不仅能够，也应该对企业对社会的影响负有责任。第三，产权需要一定的警惕性来保护，对于有价证券的持有者来说，"产权"有更加直接的作用。为了使得产权功能被分流到企业的每个角落，产权拥有者们必须是：理性地知情和介入；在法律和法规的框架内保持行使产权的自由。第四，脱离"病态"地追求利润所导致的冒险，要所拥有产权的组织机构能够具备"可持续发展"的声誉和能力（Monks and Minow，2001）。

中国的医改过程中，绝大多数的民众和政府官员，对于公立与私营、营利性与非营利性医院的关注和思考，还掺杂着一种焦虑。即担心私营的或营利性的医院，会在仅仅关注利润的道路上，发生更多的不可控、更多的过度医疗现象。实际上，只要是在法律法规健全（并且能够很好地得到实施）、运行规则良好的市场上，通过市场竞争本身所具备的"抑制"作用，无论是公立还是私营，不管是营利性还是非营利性的组织机构，都只能是在"既定的框架"内运行发展，不会出现大范围的"失控"。

关于非营利性组织和非营利性组织在市场上的竞争与相互抑制的状况，有研究结果已经充分表明：非营利性组织和营利性组织极少是在市场上没有竞争（Grabowski and Hirth，2002）。事实上，他们经常要在同一个领域的市场上，共同面对其他竞争对手的竞争。研究者认为：这种竞争，必然能够从非营利性组织之间"溢出"，从而影响到营利性组织。营利性组织面对这些竞争，也需要通过进一步提高医疗服务质量、提高运行效率来生存。

除了非营利性组织对于营利性组织的良性促进，对于营利性组织是否可以促进非营利性组织的运营状况也有研究（Tuchman and Chang，1988）。这些研究结果显示：营利性组织之间的竞争"溢出"，也会影响非营利性组织的行为，帮助改善非营利性组织的管理和运行，来提高运行效率。因为非营利性的医疗机构，在面对更注重降低成本的营利性医院的竞争时，他们不得不认真面对如何降低医疗成本的问题。这实际上是一个营利性医院与非营利性医院之间的相互促进。

全球范围内有众多的先例，能够表明国有的公立医院过多，是导致医疗服务供给增加相对缓慢的主要原因之一。要保障医疗服务的供给、保障人民福利和享受高效高质的医疗服务，并不意味着政府必须提供具体的医疗服务、必须由政府负责运行公立医院。在这一点上加拿大的经验（参见第九章第二节）确实值得借鉴。政府的责任，确实可以通过提供设计良好的社会保障项目、运行有序的医疗保险网络来充分体现，而不必要是通过提供医疗服务、管理公立医院运行本身来体现。

然而，任何问题的提出和讨论，都不能脱离特定的历史发展轨迹，不能脱离开现实中的普遍现象和社会观念。

我们之所以说，在我国现阶段中，"公立优于私立"的认知和观念有其存在的强大的社会基础，确实是因为：第一，中国的绝大多数医疗条件好、医疗质量相对有保障以及社会声誉好的医院，还都是"公立"属性。第二，目前在市场中提供医疗服务的私营医院，绝大多数还是小诊所、小医院。而且，这些"雨后春笋"般冒出来的私营小医院和小型诊所，在社会声誉的建立和维护方面，还有很大的空间可以改进与提高。

破除与改变中国社会和民众中的"公立医院优于私立医院"的观念，任重而道远。

四、"政府介入"与"政府做主"

首先，"政府介入"与"政府做主"就是两个完全不同内涵的概念。

21世纪初，普林斯顿大学的著名华人经济学家邹至庄教授曾经指出："在中国，不论是政府官员还是普通民众，仍然相信医疗卫生是社会福利的一部分，所以，医疗服务的提供，应该是政府的独家责任。"（Chow，2002）

2012年5月9日，时任广东省委书记汪洋在向广东省第十一次党代会作报告，谈到建设"幸福广东"时表示："人民群众是创造历史的主体，也是建设和享有幸福广东的主体。追求幸福，是人民的权利；造福人民，是党和政府的责任。我们必须破除人民幸福是党和政府恩赐的错误认识。"①

对于"破除人民幸福是党和政府恩赐的错误认识",需要走在改革开放前列多年的广东省的"一把手"在党代会上郑重地提出,这种现象和事实的本身,就揭示了"政府做主"的意识与观念,在社会中、民众中和政府官员中是如何根深蒂固。而且,非常值得注意的是:这种根深蒂固,不仅仅是在民众之中,也广泛存在于政府官员的观念之中。

此后,《中国青年报》跟进报道并强调指出:"'人民幸福是党和政府恩赐'是一种错误认识,这种说法听起来极不寻常,但也只是对常识的回归。"②

正是由于根深蒂固存在的、由政府"为民做主"的观念和意识的存在,中国医改中的很多重要方面,仍然是保留了由中央政府"一刀切"的处理方法,也因而就有了地方政府和民间的很多的观望和消极等待。

由于广泛存在的"政府做主"的观念和由此导致的现实环境,中国的公立医院的改革更加举步维艰。不仅仅是民众宁愿相信和依赖政府负责运营的公立医院,连身在公立医院的绝大多数的年富力强的医务人员,也不愿失去"公立"的身份、惧怕走向市场成为独立于"体制"之外的个体行医者。在私营医院中行医的多数是已经退休的、重新找到工作的医护人员。

实际上,并不仅仅是在中国,民众存有对于公立与私营服务质量和管理水平方面的担心。欧美国家对于诸如公共教育或者福利服务这样的领域,舆论上常常也是认为应该由公营部分掌控的领域(公众往往担心私营后质量会降低)。但是近年来,欧美很多国家也都已经出现了很多认为应该由私营部分作为替代公立部分的考虑和打算,一些国家已经付诸行动,将原本由公立医院完成的工作任务,转移到向私立医院购买服务。对公共预算成本控制的关心,已经使得决策者们去寻找潜在的、更好的降低预算的方式。在这种过程中,决策者们的眼光,更多地投向了运行效率高、更注重成本控制的私营部分。

于是,在很多国家出现过的、饱受争议的国有化,已经被"私营化"的浪潮冲击或替代。社会服务的供给(社会服务领域的供给,长期地、传统性地被政府所介入)也有被私营部分所替代的趋势。

以美国为例,1999 年的数据显示,在医疗服务领域实际上只有 17% 的医院

---

① 刘正旭,陈杨,岳宗. 2012-05-10. 汪洋:须破除人民幸福是党和政府恩赐错误认识. 新快报.
② 杨于泽. 2012-05-10. "人民幸福是党和政府恩赐"错了. 中国青年报.

病床是在公营的医院。儿童医院在这方面的改变更加明显，只有7%的儿童医院是公营的。特别引人注意的是：即使是公营的医院数量和比例不占多数，政府仍然能够有效地介入这个领域，并没有因为公营的成分少而有所影响。政府对于医疗服务的强力保障和实质介入，是通过融资和医疗保险项目实现的，并不是通过对于医院的产权来体现的。

现实中，政府有很多种方式介入社会服务的供应。至少有以下四种可替代方案：第一，私营产权在政府的政策法规的约束下运行；第二，私营产权与政府的法规约束，加之政府的融资对于低收入人群的补贴；第三，政府的产权以合同外包形式与私营部分合作，私营部分负责管理和运行服务的实体提供；第四，政府的产权由政府管理运行。

美国有关研究表明：目前尚无足够的证据，表明政府能够做得比私营部分更好。事实上，更糟的案例可能也出现过，即：当公营部分提供的服务，成本更高，质量却与私营的一样低甚至更低。

在英国，则是采用医疗机构作为供方，要以法定责任的形式，加入一个保证医疗服务质量的监控工作网络（Rayner，2004），即国家医疗服务系统（National Health Service，NHS）。凡是有收入的公民，必须强制性参加社会保险。

英国的国家医疗服务系统，自2000年之后，每年发布年度报告披露临床医疗治理状况，许多医疗机构被要求按照既定的日程表改进医疗服务质量。英国还实行了一个名为"医疗服务鉴定项目"（Healthcare Accreditation Program，HAP）的制度，建立了一种有效实用的监督机制，有利于医疗服务机构融合所有的临床医疗治理的因素和资源，来保证和提高医疗服务的质量。

中国新一届政府的放权，除了在审批项目方面，也体现在医疗卫生领域的具体管理方面，特别是提出了医疗保险、医药领域和医疗机构联合行动。

2015年5月29日，深化医药卫生体制改革工作电视电话会议在京召开。报道指出："中共中央政治局常委、国务院总理李克强作出重要批示，批示指出：'……2015年，面对艰巨繁重的改革任务，要牢牢把握保基本、强基层、建机制的基本原则，以公平可及、群众受益为出发点和立足点，坚持医保、医药、医疗'三医联动'。"①

对于中国的医改进程来说，这是又一个了不起的进步，因为将医保、医药、医疗作为一个整体来提出改革前行的方向。

但是，假如仅仅靠政府的财政税收的二次分配，我们需要思考的是：医保，又能"保"到什么程度？在可见的未来，中国是否有足够的财政投入，用于建立和维护政府提供的医疗保险体系的运行？如果"牢牢把握保基本、强基层、建机制的基本原则"，是否能够满足当今社会的、日益增长变化的各种需求？

政府是否应该在强化法律规范、强化监管的基础上，全面放开保险业的准入？准许在法定条件和前提满足下的社会各方的资本进入保险业和医疗保险领域，并以此实现对于医疗保障方面的各种需求的更好的满足，借助民间和整个社会的力量，实现"人人为我，我为人人"式的社会保障与医疗保险网络的良好构建？

中国政府是否能够在有法律规范、强化监管的基础上，全面放开保险业和医疗保险领域的进入？在中国现有国民素质与认知水平，在骗保情有可原的观念普遍被同情、被接受的现实下，是否有私营资本敢于进入保险领域并开展运行私营医疗保险项目？这是涉及中国医改是否能够成功、中国公立医院是否可以走出困境克服挑战的另外一个需要认真调研并深入探讨的课题。

"政府介入"与"政府做主"，是两个完全不同的概念。

"政府介入"，应该是指政府的监管到位、相关法律法规在政府的监管下，得到比较完善的贯彻执行。在"政府介入"的层面，政府的角色更多的像是"裁判员"：可以判断参与者是否犯规、是否应该被黄牌警告、是否应该被罚下场。

"政府做主"，则是社会生活中的大事与运行规则完全由政府做决定，因为政府是"人民的大救星"，人民的幸福与安康，全部需要政府的安排和操劳。

2015年5月16日，中国新闻网发布了一则报道，报道指出："国务院对完善机关事业单位工资和养老保险制度出台了政策，今年6月底前，各地工资调整一定要落实到位。国务院总理李克强日前对机关事业单位人员工资调整确定落实时间表。这意味着，在今年6月底前，近4000万机关事业单位工作人员的

---

① 新华网．2015-04-29．李克强：进一步减轻民众看病用药负担．http://news.sina.com.cn/c/2015-04-29/195331777341.shtml．

工资将得到调整。根据人社部此前透露,按全国平均水平计算,月人均实际增资为300元左右。"官方明确,在完善工资制度的同时,冻结规范津贴补贴工资增长,各地各部门不得自行提高津贴补贴水平和调整津贴补贴标准。今后要通过建立基本工资标准的正常调整机制等措施,逐步实现基本工资在工资中占主体。"①

对于这个细致到"全国机关事业单位的人均增长工资300元左右"的政策,有很多相关报道,专注于本次工资调整的增幅是否合理、是否可以覆盖对于个人所缴纳养老保险的增幅部分,却几乎看不到对于"政府介入",还是"政府主导"的讨论。

在幅员辽阔的中国,各地的经济发展水平不一、改革调整的进度不一,涉及机关事业单位的工作人员的工资增长与调整问题,是否应该由中央政府出台统一的政策"一刀切"?政府做出的如此细致入微的决策,是否可以满足各地参差不齐的需求?还是应该由中央政府给出改革的原则,由各地政府根据当地的实际经济运行状况和水平、围绕中央给出原则的基本水准,分别颁布各地机关事业单位工作人员的工资调整幅度?

这是一个关于中央政府和地方政府"分权"的问题,即哪些层面的问题和政策由中央政府决定,哪些层面的问题和政策由地方政府决定。以加拿大为例:对于军队服役人员、监狱服刑人员、少数族裔、低收入人群、失能(残疾)人群的医疗保障和提供,由加拿大联邦政府负责。而对于各地的医疗保险运行和医疗机构的管理,省政府和自治区政府负责(参见本书第九章第二节)。

在医疗保险项目、医疗机构管理和医疗保障方面的分权,有利于中央政府、地方政府各自更加有效地完成各自责任内的工作目标,有利于更加有效地实现管理和贯彻。

有一个颇似玩笑的说法:中国的新一代独生子女,在成长的过程中,既要求享有西方家长式的对于孩子的宽松和自由,又希望享受中国传统中那种对于孩子的溺爱和无微不至的关照。在吃喝玩乐方面,希望有宽松和自由,但是在履行责任或应该显示独立自主的时候,又希望被宠、被溺爱、被包办。

在这些类似全国机关事业单位涨工资的具体数字的问题和措施的决策出台

---

① 李金磊.2015-05-16.机关事业单位工资6月底前调整到位月均涨300元.中国新闻网.

方面,到底应该是"政府介入"更加实际有效,还是"政府做主"更加简单直接?这是一个中国媒体和大众在欢呼"政府的英明决定"的同时,或者在表达对于具体数字不满时,应该有所思考的一个问题,也是中国政府执政过程中的一个某些执政理念是否合时宜的问题。

"政府做主",直接插手,有些时候并不见得会做得比"政府介入"更加有效、更加到位。2015年初夏,治疗心脏病的药品地高辛涨价十倍,有媒体直指这是由于政府的招标一味压低招标药品的价格所导致①。报道分析:"招标导致一些物美价廉的低价药产品几近消失。所以,地高辛这类用量不大但医疗机构急救常备的药物由于畸形的招标政策导致了严重价格畸形,价格畸形就是成本倒挂,而随着原材料成本、人工成本和企业运营成本等大幅上涨,最高零售价格却没有跟进调整,成本的压力全部压在了生产企业身上,于是绝大部分企业放弃了生产。"

2015年6月,中国政府网发布了题为"李克强部署促进社会办医:'松绑'要到位"的消息。消息指出:"国务院常务会议再次要求要结合医疗体制改革,并提出五大举措来进一步推进社会办医,说明当下社会办医仍面临着不小的阻力需要破解。此前就有媒体报道称,社会资本举办发展医疗机构普遍面临准入门槛高、经营压力大、发展空间小、技术人才缺乏、监管机制不健全、社会氛围不佳等困难和问题。纵观这次常务会议提出的几大举措,都可谓对此的对症下药。""这次的措施,总结起来就是降低社会办医的准入门槛,加大对社会办医的扶持力度,完善监管机制。对应的都是目前社会办医所面临的'燃眉之急'。值得一提的是,会议要求简化医疗机构设立审批,取消床位规模等前置条件。这无疑是为社会办医'松绑'的一大关键性举措。"②

这是又一个遵循"惯例"的报道与发布消息的做法和口径:某级政府会议,必然带来一串鼓掌声、叫好声和媒体的喝彩。这种做法和观念,从过去的几十年,一直到今天还在传承着。

问题的关键是,我们在希望看到预期的结果之前,媒体在欢呼的同时,是否应该思考或者讨论一下以下几个方面的因素?

---

① 史立臣.2015-06-13.心脏病药涨价十倍谁之过:罪魁祸首是药品招标.中国经营报.
② 中国政府网.2015-06-08.李克强部署促进社会办医:"松绑"要到位.http://news.sina.com.cn/c/2015-06-08/213031927179.shtml.

第一,过去几年中,社会办医的准入门槛高吗?如果门槛过高,为什么会有东南某省的一个地区的曾经被大众和媒体称为"游医"的群体,现在已经几乎出现在全国各省市"登堂入室"地、大规模地兴办各种医疗机构,或者以各种形式接手医疗机构的经营?

第二,社会办医的经营压力大,是出于什么样的缘由?是现存整个医疗卫生体制,包括人才培养、人员职称晋升制度、社会办医自身的趋利行为没有得到很好的遏制而综合导致的运行结果,还是由于此前的"绑"太紧?现在的"松绑",如果仅仅是放低准入门槛,对于"经营压力大"能够有缓解作用吗?

第三,社会资本办医的"发展空间小",又是为什么?与社会资本办医有时过于缺乏监管、过于急迫追逐利润、缺乏民众的信任是否有必然的联系?

第四,"社会资本举办和发展医疗机构普遍面临技术人才缺乏",根本原因在哪里?与"松绑"又有多大的具体关联?

第五,在"监管机制不健全"的时候,进一步"松绑",可能出现的结果是什么?

第六,"社会氛围不佳",是由于此前对于社会资本办医的"捆绑"过于紧,因而需要"松绑",还是其他的原因造成了整体医疗卫生体系的"社会氛围不佳"的现状?

中国民众,已经习惯了跟随政府主要领导人的指令前行,这是"政府做主"的典型做法和表现。一旦这些指令的贯彻没有带来预期的结果,就会有各种抱怨和懈怠出现,成为恶性循环。

2015年6月,《经济参考报》以"国家将牵头代表患者医院谈判降不合理药价"为题目①,报道了国家卫生和计划生育委员会发布了《关于落实完善公立医院药品集中采购工作指导意见的通知》。报道写道:"引入谈判采购即意味着由国家牵头,代表医疗机构和患者,把不合理的药价谈下来。谈判采购单靠某一医院或者省市的力量很难做到,因此要在国家层面上建立一个多方共同参与的价格谈判机制,共同为降低药价努力。国家卫计委药政司司长郑宏介绍说,经测算,整个专利药和独家品种的销售额,在市场上应该有600多亿(元)至700

---

① 经济参考报. 2015-06-23. 国家将牵头代表患者医院谈判降不合理药价. http://news.sina.com.cn/c/2015-06-23/011231976577.shtml.

多亿（元）。政策落实后，这六七百亿的药品能减少支出100多亿（元）。"①

假如我们可以更加深刻地思考、改变观念，假如我们可以在各项政府的指令出台以前就发出理性的思考声音，假如我们改变观念之后，让日理万机的政府领导人和整个政府组织，只是"介入"重大决策机制和运行过程的审批、监管，而不是在社会运行方面事无巨细地依赖政府的"指挥棒"……，中国的医疗卫生系统改革、中国的公立医院的改革，会不会做得更好、更加有效率、更加到位？

五、公立医院面临九大挑战

中国的公立医院和公立健康卫生机构，直到2015年，在为国民提供健康保障、防病治病方面还是"主力军"，是医疗卫生服务网络中的绝对优势力量。中国的公立医院，在历经多轮的改革措施的重压和调整后，仍然面临着九类挑战和问题（赵棣，2006）。

第一，中国的公立医院面临着政府给国有公立医院的投资或补助短缺。

政府给予各级公立医院的财政补偿和投入极低，约占公立医院运行费用的10%甚至更低②，医院必须自负盈亏③。医疗保险项目网络，包括政府应该设立的医疗保险和社会保障项目，没有发挥应有的"滋养"医院的作用，所以，公立医院要保持正常运行、保持发展，就必须保证医院自身的"赢利能力"，从日常的医疗服务中赚取足够的利润。

经济观察网记者于2014年年底发布了以"医改调研将出：各地政府投入不足仍存在"为题的报道。报道明确指出："各地政府投入不足仍然存在，而这也成为公立医院改革难推进的主要问题。""在今年度的调研中，地方政府投入不足再次成为重要的问题。而这一问题去年时也存在，据当时卫生计生委（国家卫生和计划生育委员会）的人士介绍，部分地方政府对于公立医院的补偿机制建立不太完善，因此，出现补偿不到位的情况。而部分地方则机制虽然完善，

---

① 经济参考报. 2015-06-23. 国家将牵头代表患者医院谈判降不合理药价. http://news.sina.com.cn/c/2015-06-23/011231976577.shtml.
② 罗志华. 2015-04-03. 破除医院逐利重在公立到位. 长沙晚报.
③ 人民网. 2014-09-29. 蔡江南教授：取消药品加成，核心问题在于如何合理地补偿. http://www.ceibs.edu/news_cn/mediareport_cn/faculty_cn/127183.shtml.

但补偿却成为问题。有的地方甚至将医院的收支分成两条线，收入这条划走后金额不及时返还给医院。"①

也有地方政府，将对于公立医院的"政府补贴"，简单地理解成政府补贴医院、政府直接办医院。据国家卫生和计划生育委员会医政医管局网站，山东省东营市"履行政府办医职责，对公立医院大型基础设施建设、大型设备购置、重点学科发展、人才培养等公共服务给予专项补助，保障了公立医院正常运转"②。

值得关注的是，这篇报道是由直接制定医改政策、决定医改大方向的国家卫生和计划生育委员会网站发布的。可以看出，即使在国家卫生和计划生育委员会这个医改的指挥中心，对于政府应该如何补贴公立医院，也还有概念上的模糊，起码在"舆论导向"上存在模糊。

第二，中国的公立医院在政府补偿不足的前提下，本该是非营利性质的国有公立医院，无奈按照营利医院模式在运作，想方设法赚钱，并由此产生出一些创收方面的"潜规则"。

《南方周末》曾经有过一篇文章对国内公立医院的创收潜规则做过披露。文章指出："对于国内绝大部分公立医院而言，给科室下'经济指标'现象从20世纪90年代就已出现，它是公立医院'以创收论英雄'政策的直接产物，'没有指标（压力）就没办法实现高创收'。

"2004年以来，原卫生部数次发文禁止医院搞'创收指标'，2013年11月26日，新任国家卫计委（国家卫生和计划生育委员会）副主任孙志刚再次强调'医院不能将创收指标层层分解到医生头上'，但实际效果如何，业内普遍认为不容乐观。

"绵阳市医内部人士透露，所谓'调整'主要是不再出台纸面文件，但创收的基本精神没有变，院长反复要求要把经济指标'记在心里'。"③

被誉为"业界良心"的钟南山院士，也曾经在2015年的两会期间，公开呼吁让公立医院回归公益性，并且对医院的创收行为"自我揭短"。钟院士指出：

---

① 温钡.2014-12-25.医改调研将出：各地政府投入不足仍存在.经济观察网.
② 中华人民共和国国家卫生和计划生育委员会.2013.公立医院改革简报第317期：山东省东营市强化政府投入助力公立医院改革. http://www.hfpc.gov.cn/yzygj/s10006/201305/4f253c1232904c7ab7186349fcdb175c.shtml［2014-07-12］.
③ 柴会群.2014-02-20.公立医院创收潜规则.南方周末.

第二章 中国医改面临的挑战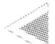

"公立医院应该是公益性的,但现在我国公立医院医护人员的收入80%以上是靠医院创收。一些公立医院过度追求利润,跟开超市一样,不断增加连锁机构。一些公立医院院长之间互相攀比营业额,而不是比发展了什么新技术;彼此以创收高低论英雄,而不是看攻克了什么疑难杂症。"①

钟院士进一步为消除公立医院的创收行为开出了全世界基本通用的"处方"。他说:"公立医院要回归公益性,由政府承担医护人员的工资,可以有部分工资作为绩效考核,但关键是要切断医务人员收入与患者就医费用之间的关系。"①

公立医院被迫按照营利性组织的模式进行运营,是过度医疗、医患矛盾恶化的诱因之一。

第三,中国的公立医院面临着医疗服务定价不合理的困境。

2014年3月,国家卫生和计划生育委员会主任李斌对媒体表示:"现在医疗服务价值体系不合理,一、二、三级护理分别每天7元、5元、3元,低得可怜。严重背离了医务人员的劳动价值,造成了一些不合理的医疗行为和不合理的收入结构。改革要使价格合理地体现医务人员的劳务技术价值。"②

有报道显示,在医院一些"除了技术,还要顶着家属的巨大压力的"科室,如小儿科,医疗服务定价问题已经明显过低甚至影响学科的存在。报道指出:"儿科部分医疗服务项目收费过低:末梢采血1.1元,具有较高技术含量的静脉穿刺3.3元,小于2岁的孩子也仅仅6.6元。"③

《半月谈》记者写道:"以各种医疗服务费用为例,目前我国公立医院有许多项目属于政策性亏损项目,像'先天心室修补术',许多医院算上医疗服务成本后,按国家定价,都属于亏本经营,这导致许多医院为弥补损失,让病人反复做一些有高额利润的检查项目。因此,转变'以药养医'机制,也急需明确政策性亏损项目的补偿标准和依据。"④

2014年年底,《人民日报》也发布专题文章,加入医疗服务价格不合理的讨论。文章尖锐地指出:"扭曲的医疗价格,催生了扭曲的医疗行为。在政府投入不足的情况下,看门诊、做手术基本是亏本的,医生只能用其他方式来补偿

---

① 姜琳,叶前.2015-03-06.心脏问题不大却放五个支架——钟南山狠批公立医院医生创收.新华网.
② 央视.2014-03-06.卫计委:医疗服务价格过低致不合理医疗行为.http://finance.sina.com.cn/china/bwdt/20140306/164518428310.shtml.
③ 齐芳芳.2015-01-13.部分儿科医疗价格不合理亟待调整.半岛晨报.
④ 熊润频,叶建平,周立民,等.2010-02-04.政府投入难保公立医院姓"公"须扭转运营机制.半月谈.

收入不足。例如，让病人多做化验和检查，在手术中多使用耗材和药品。总之，羊毛出在羊身上，患者就是无辜的'羊'。由于医疗消费是医生主导下的消费，患者没有任何讨价还价的余地，只能成为'刀俎'之下的'鱼肉'。结果，很多人不仅花了不该花的钱，还吃了不该吃的药，滥用抗生素就是最典型的案例。如今，大处方、滥检查成为公立医院的一大顽症，久治不愈，其根源之一就是医疗价格背离价值规律。"①

虽然白剑峰的这篇文章，"剑指"政府投入不足，同时也从一个侧面反映出我国医疗服务定价的不合理，催生了"扭曲的医疗行为"。而医疗服务价格的制订，不是由医院可以决定的。

这篇报道还探讨了为什么不合理的价格体系可以长期存在。作者指出："既然医疗价格如此不合理，为什么迟迟不调整？因为涨价是一个敏感的民生问题。不少政府部门认为，物价指数居高不下，看病贵呼声不绝于耳，医疗价格再涨起来岂不是火上浇油？即便是举行听证会，多数人的态度也会是闻降则喜、闻涨则怒，不支持涨价。结果，医疗价格调整按兵不动，一拖就是十几年。"①

医疗服务定价不合理，体现在价格制定决策的出台，常常是缺乏对于业界成本运营的深度理解、缺乏对于医院整体运行的理解和对全局的视角。因此，医疗服务的价格体系中，有很多的不合理，而这些不合理又常常是被一些"社会事件"所影响，或者被纠正或者被延续。

2015年春天，重庆市的医疗服务价格调整仅仅过了7天，就在抗议声中匆匆宣布停止。"新京报梳理当地政府网站发现，从3月18日，重庆市物价局、市卫生和计划委（卫生和计划委员会）公布相关医疗调价内容，到3月25日正式实施，只用了一周时间。而从正式实施到昨日喊停调价，也只用了一周时间。"②

对于引起社会轩然大波、"反应强烈"的这次医疗服务价格调整，"重庆市物价局负责人回应暂缓实行规定时表示，在方案制定过程中，由于调查研究不够深入，听取公众意见不够广泛，对需长期治疗、经济负担重的特殊患者考虑不周。加之医改是一项系统工程，人多、面广、难度大，具体情况千差万别，

---

① 白剑峰. 2014. 今年医改重点任务提出全国推行大病保险. http://finance.people.com.cn/n/2014/0529/c1004-25078060.html.
② 程媛媛，魏思佳. 2015-04-02. 重庆医疗调价实施7天后喊停 承认工作有疏漏. 新京报.

致使出现血液透析患者的集中反映和社会舆论的广泛关切。经市物价局、市（卫生和计划委员会）认真研究，决定暂缓执行新版医疗服务项目价格"。

由此，我们可以窥见整个医疗服务价格决策机制的欠缺和不完善。也可以再次体会到，百姓自己掏钱尤其是长期的危重疾病治疗这部分，如果医疗服务价格增加，有可能会引起怎样的社会问题。只有医疗保险项目的良好运行这一条道路，可以帮助医疗服务价格的制定也走出困境与窘境。

第四，中国公立医院所经受和面临的巨大挑战是人力资源管理体制滞后。

我国公立医院的人力资源管理体制，已经远远滞后于社会的需要和医院发展的需要，甚至是医改的需要。突出表现在行政化而不是职业化管理、薪酬制度过时（也不合理）。

刘国恩教授认为公立医院的改革，最中心的应该是人事制度的改革。他认为："如果说激活公立医院人员的动力，那么他们的角色需要转换，从行政化单位向职业化的社会人转换，从行政化到职业化，逐渐改变公立医院人员从被人调动，到形成一个良好全社会劳动力的市场，不管是院长、科室主任还是医生变成职业化，变成全社会服务平台，这个角色比较转换，这是最重要的机制。"①

马明等（2014）认为："公立医院院长成为国家行政职务序列中的公职，对应相应的公立医院院长级别，于是也出现了'处级医院'、'局级医院'的称谓。由此，行政命令也可能对公立医院的管理产生重要影响。"

这种行政化的管理体制，使得医生对于这个体制产生了依赖性。马明等的研究还对这种依赖性做出分析，并指出："与其他事业单位一样，公立医院的编制对医务人员至关重要，直接关系到医务人员的薪酬、社会保障和单位福利等各种待遇，且医务人员必须通过医院这个平台才能获得。另外，对于影响医务人员职业发展的重要因素如培养、技术提升、职称晋升、声誉等也依赖于医院的等级、规模和发展。"

这种依赖性的产生，是体制长期运行的结果之一。其表现出来的负面效果，包括医生多点执业的推动，难度更大。

2015年4月，《人民政协报》发布消息称："公立医院医生薪酬呈现基本工资、津贴与绩效奖金倒挂的局面也引起了民进中央的注意。据了解，目前，医

---

① 廖一宁. 2011. 刘国恩：公立医院改革最中心是人事制度改革. http://business.sohu.com/20111220/n329669447.shtml.

务人员基本工资加津贴只占薪酬的30%，而绩效奖金占到了70%。这种倒挂的局面是导致目前医生工作压力大、过分追求经济利益的重要原因之一，也是导致新毕业医学生、青年医生收入过低，最终导致医务人员积极性不高、人才流失的重要原因。"①

对于医务人员职业队伍的未来发展，民进中央的这个调研报告也表示出了极大的忧虑。调研报告特别指出："民进中央在调研中发现，由于目前考核体系中基本工资占比很小，导致新毕业的医学生、年轻医生收入很低。广东省教育厅发布的统计数据也显示，2014年毕业的研究生、本科生中，医学类毕业生的平均薪酬均为最低，医学检验专业是本科毕业生平均初次就业薪酬排名倒数第二的专业，仅为2515元/月。平均月薪最低的前20个本科专业中，医学类专业占了12个。"①

如果说，现行的公立医院的人力资源管理体制，不仅仅制约了医生的流动和发展，还对新生代的医生的自身利益、生活保障带来了负面影响，那么这个体制的被突破和被改良，已经到了刻不容缓的地步。

第五，社会舆论普遍认为医患关系不和谐，是中国公立医院面临的另外一个严峻的现实。

社会舆论中，长期以来对于医患关系的报道和描述，几乎全部是负面的。国际著名的医学期刊《柳叶刀》发文认为，中国媒体对于医务人员的扭曲报道，加剧了医患关系的紧张程度。"中国每所医院平均每年发生的暴力伤医事件高达27次。医患关系的紧张状态，原因错综复杂。但医疗纠纷与医患冲突成时下社会热点，与媒体的强力介入不无关系，媒体在一个时期内集中讨论的问题往往构成社会舆论的中心议题，而人们往往把媒体报道的世界当做真实的世界，过度集中地报道医疗纠纷使人们在与医院或医生打交道时抱着敌对的态度，对加剧医患矛盾起到了推波助澜的作用。"②

随着越来越多的伤医案、杀医案的发生，《中国青年报》发出了"一笔糊涂账，两个受害群"的哀叹。报道指出："中青舆情监测室对2013年1月以来媒体报道的20件伤医事件进行了统计。从受害者的职业身份来看，一线医生首当其冲，占到75.0%，护士占比为25.0%。""有时候，患者或家属行凶是源于一个

---

① 吕巍.2015-04-03.民进中央：推动公立医院人事薪酬制度改革.人民政协报.
② 罗雯.2010.不专业的报道让医患关系雪上加霜.http://view.163.com/special/reviews/violence1030.html.

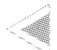

很小的导火索,甚至难以理喻。如 2013 年 1 月 15 日,北京通州潞河医院一急救女医生出诊遭殴打,只因要求家属找帮手抬患者。"①

该报道还披露:"2012 年 12 月至 2013 年 7 月间,中国医院协会等机构的调查表明,中国医院场所暴力伤医事件逐年递增,每年每所医院发生的平均数从 2008 年的 20.6 次上升到 2012 年的 27.3 次。""频发的伤医案,让医生凋零的不仅是尊严,更是生命。""'白衣天使'这个职业,在中国年轻一代心中已经不再光鲜。最为突出的现象是,中国医师协会的调查数据表明,78% 的受访医生表示,不希望自己的孩子再穿上白大褂。"②

《中国青年报》的这篇报道,再次用国外著名的医学期刊上的文章来试图找出医患关系恶化的原因所在:"《柳叶刀》文章列举了中国医患关系紧张的一系列原因:政府对卫生系统的投资不够、医生薪水及业务培训费用不高、媒体对医生的过多负面报道、公众对医学知识缺乏了解、患者对疗效的期望不切实际以及很多贫困家庭支付不起高额的医疗费用。"其中,"很多贫困家庭支付不起高额的医疗费用",是与社会保障与医疗保险网络的建立健全密切相关的①。

新华网在报道了对医生的血腥的残害、杀戮案件之后,发问"拿什么来拯救你 医患关系?",之后,给出了包括"重建信任""设立医患纠纷调节中心""医护要坚持行医底线""医生当先开'关怀处方'""破除'以药养医'",洋洋洒洒一大篇解决医患关系恶化的"热议"。可惜的是,唯独不见关于建立健全运行良好的社会保障与医疗保险网络在根本解决医患矛盾中的作用的讨论。

这不能不说是一种遗憾、一种缺陷。同时也反映出媒体从业人员在社会保障与医疗保险网络作用方面有可能存在的一种无知和局限。

第六,政府没有为公立医院的改革提供有力和稳定的政策以及立法方面的支持。

由于历史发展的特定轨迹,我们不得不正视的一个现实是,在政府中负责制定医改政策与方针的人们,他们自身,在"视野"与"知识"方面,就可能存在不足和欠缺。

如果负责给政府制定政策与方针的人们、负责"建言献策"的专家学者们,

---

①② 庄庆鸿. 2013-10-30. 中国医患关系总结:一笔糊涂账 两个受害群. 中国青年报.
③ 新华时政. 2011. 拿什么来拯救你,医患关系? http://news.xinhuanet.com/politics/2011-11/07/c_122242427.htm.

出于揣摩潮流动向和"领导人喜好"的原因，如果出于专家学者自身的背景知识的局限性与"无知"，给出的"计策"与现实需要"南辕北辙"，则会产生社会资源的巨大浪费，也会导致中国医疗系统的改革出现"兜兜转转"，长期找不到真正的出路。

不论原因如何，过去几十年的医改、新医改，一直在摸索、在试点，说明医改局势的复杂性和任务的艰巨性，也说明政府还没有为公立医院的改革提供有力和稳定的政策以及立法方面的强大支持。

2016年1月15日，国家卫生和计划生育委员会例行新闻发布会上宣布："2016年，全面深化公立医院改革重点包括扩大完善三级试点，建立现代医院管理制度，巩固县级公立医院综合改革，扩大城市公立医院综合改革试点市到200个，扩大医改综合改革省级试点，将深化医改从'一城一地'试点转入区域整体推进。"①

回顾过去的医改历程，不难发现，很多时候，一些政府官员们还在习惯性地沿用"政治运动"的思路，试图解决中国医改中面临的各种复杂的社会问题。

2015年4月，中国新闻网发布一条报道。报道中写到北京市市长王安顺表示北京今年将重点推进取消"以药补医"等改革，并争取把这项改革向全市推广："当前，首都医改已进入深水期，涉及的利益关系错综复杂，一些深层次体制机制已经到了非改不可的地步，而北京要抓紧、抓好公立医院改革的牛鼻子，尽快形成可复制、可推广的经验。""他表示，北京前一阶段实施的主要是增量改革和专项改革，今年将重点推进医药分开、医疗服务价格调整等专项改革。"②

对比此前不久，2015年4月2日《新京报》披露的关于"重庆医疗调价实施7天后喊停"的事件，我们不能不为王安顺市长"捏一把汗"。

再对比数年之前，无论是北京市在2010年隆重宣布，推出的"北京医改方案正式出台，公布38项医改举措"③，还是"北京医药分开试点获'最具影响力医改新措施'"④，抑或是曾经被中华人民共和国中央人民政府网站作为改革的正

---

① 晏珊.2016-01-18.深化医改从试点转入整体推进.新华网－健康报.
② 杜燕.2015-04-08.北京市长：医改措施要大胆推进不能等不能拖.中国新闻网.
③ 李秋萌,郭爱娣.2010-06-13.北京医改方案正式出台 公布38项医改举措.京华时报.
④ 姜天一.2012.北京医药分开试点获"最具影响力医改新措施".http://business.sohu.com/20121218/n360754882.shtml.

面样本转载报道过的，兴建"平价医院"的改革举措①，如今都已经是"随风而逝"，没有影响今日之北京的公立医院依然面临的巨大困境与挑战，同样没有使得北京市走出与全国相似的"看病难，看病贵"的境地。

可以断言，假如没有强大有力、覆盖良好的社会保障与医疗保险网络的支撑，任何改革的热情与迫不及待，任何试图用"政治运动"式的工作方法实现的"大跃进"，终究都会被时间、被历史证明是一种巨大的浪费。

我们之所以采用北京的报道来讨论这个问题，是因为北京的特殊地理位置、文化背景、政治地位、社会资源等方面，已经是大大优于全国的其他省份和地区。

第七，中国公立医院的产权的作用没有体现；没有董事会对医院运行结果进行监督和承担责任。

中国公立医院的产权是"虚置"的（赵棣等，2007）。表现在：首先，公立医院的"实权"与日常经营的分离。医院的重大人事任命、重大财务决策，权限在于医院所隶属的各级政府和各级党组织。其次，掌握公立医院重大人事决策、财务决策、战略发展方向的医院所隶属的各级政府部门不是公立医院的董事会，但是实际运行中却在行使董事会类似的职责。最后，由于政府中管辖公立医院的官员，在任职和工作权限方面是流动的、变化的，所以，最终的结果是，几乎没有什么人真正为公立医院的长远发展结果承担责任。

第八，公立医院内部和外部管理系统的设置和运作机制不够合理。

如前所述，公立医院行政化管理的结果，是医院管理人员具备类似公务员的行政级别。此外，公立医院常常受制于当地政府、所隶属的大学、卫生行政管理部门的多重领导。这些多重领导中的任何一个分歧或者意见上的不统一，都会给公立医院的日常运行和发展带来不必要的行政资源的浪费和前行中的困难。

第九，中国的社会保障（医疗保险）系统不够完善，使得中国的公立医院所面临的困境和挑战，不仅仅是医疗技术和临床方法发展方面的，还分担着很大一部分现实社会矛盾的"宣泄"出口，以及本应属于社会保障项目承担的重责。

---

① 中华人民共和国中央人民政府.2006-02-22.北京：海淀区将再建两家平价医院.转引自北京日报.

比如，医院的离退休人员，离退休之后的工资和福利，本应由社会保障项目支付与承担。但是事实是仍然由离退休人员之前的工作单位，即某个具体的医院负责支付和承担。

我们讨论中国公立医院所面临的困境与挑战，是希望社会各界能从社会保障与医疗保险网络的迫切性、必要性的宏观视野，来看待和分析中国公立医院究竟怎样才能够真正走出困境。

实际上，任何国家的医疗服务系统的政策制定，都有其特定的时间前提、宏观局势前提。医疗服务系统的政策制定，能够极大地影响从业人员的人数和质量（Patricia Day，2001）。英国的国家医疗服务系统，在1989年之后的政策制定，也曾经受过广泛争议。英国的国家医疗服务系统整个组织所面临的挑战和困难，最为突出和显著引起争议的问题是：现有从业人员的劳动负荷过重、医护人员的培训存在问题，招募新的员工所面临的困难甚至超过前两项，成为最困难和紧迫的问题。

我们讨论中国的公立医院和中国的医改中面临的困境与挑战，有利于我们更加清楚地思考、发现、看清问题的根源，从而找到更好的解决之路。毫无疑问，单纯只靠在中国的公立医院这个领域进行医改，已经完全不可能达到目的。只有一个运行良好、有法治基础的社会保障与医疗保险的巨大网络，可以帮助中国的公立医院、中国的医改走出困境。

建立起一个运行良好、有法治基础的社会保障与医疗保险的巨大网络，最基本的一点，就是有赖于政府、媒体和每一个公民，都能够了解社会保障与医疗保险的基础知识，都能够基于这些基础知识给出基本判断。

同时，也出于"公心"与"私利"，重新审视并努力实现观念的改变。

第三章

风险管理与保险项目基本概念

中国有句老话:"天有不测风云,人有旦夕祸福。"说的就是"人生无常"。

特别是在现代社会,发达的科技使得人们的日常生活和活动范围大大增加,也大大增加了接触风险的机会。地震、海啸、风灾、雷电、山崩、滑坡、车祸、火灾、坠机、疾病、失业……加上人类固有的生、老、病、死带来的变化,这些都对人类及其家庭成员的生活构成了巨大的威胁和影响。

什么是风险?什么是保险项目?在讨论医疗保险和社会保障之前,有必要先讨论一些最基本的概念。

第一节 "风险"的基本概念

"风险"一词,在英文中是 risk,起源于印度的一个词 rischio,意思是"危险的来源"。

牛津英文大词典中对于"风险"的定义和解释是:①暴露于危险的境地之中;②令人讨厌的某事即将发生的可能性;③暴露于危险或损失;④从事某种招致危险的事情。

在《风险管理与保险的原理》一书中,作者开门见山地写道:"对于风险,没有一个简单的定义。经济学家、行为科学研究者、风险理论的学者、统计学家和保险精算师,他们都有自己对于风险的定义。但是,传统上风险被定义为:与发生损失相关的不确定事件。"(Rejda,2011)也就是说,风险对于人类的影响，与发生"损失"相关。

继而，该书作者又将风险分为客观风险和主观风险。客观风险（objective risk），一般指风险的等级是可以衡量的。而主观风险（subjective risk），则是与人的精神状况或者心智有关的。即主观风险对于人类的影响，与个体的差异有关：处于同样境地的两个人，由于个体精神状态或者心智方面的差异，对于风险的感知可以是完全不同的。

此外，该书作者还对"风险"进行了基本的分类。

（1）个人风险。指的是直接影响个体的风险。包括：过早的死亡、过低的退休后收入、健康状况不佳，以及失业。

（2）财产风险。分为直接损失和间接损失。例如，房屋的损毁、被偷盗，所带来的直接的钱财方面的损失为直接损失；家里的房屋被火灾烧毁，就需要另外找住处安顿、要到外面的饭店吃饭，再找的住处、不得已到饭店吃饭等所发生的额外的费用，就属于间接的损失。

风险的分类还包括：债务风险、贸易风险、工伤、海外损失（遇有政治动荡或者恐怖袭击以及当地政府政策法规变动等引起的投资方面的损失），以及其他风险——遇到犯罪风险（抢劫或者行窃）。

风险给社会运行带来的负担和负面影响主要包括：应急的投入及投入规模的必然增加、某些物品和服务的短缺、担心和恐惧的存在。

其中，风险给社会成员所带来的担心和恐惧的存在，可以在极大程度上影响社会成员的生活状态和习惯。前面所讨论的中国社会中根深蒂固的养儿防老观念，实际上就是一种为未来的担心和恐惧所做的"未雨绸缪"的准备。不敢消费、加大存款，也是一种对未来的担心和恐惧所做的个人准备。

第二节　风险管理方法

在长期的社会生活中，人类社会摸索并发展出了一系列应对各种风险的管理方法。总结起来，各种风险管理无外乎以下几种。

（1）避免。比如，避免到战火纷乱的不安全的地区、避免到有可能发生自然灾害的地方、避免到社会治安差有可能发生人身伤害的区域，以及有的人害怕生出有残疾的下一代就避免生育。

（2）控制损失。比如，预防发生损失，指的是减少损失发生的可能性和概率。现代社会，人们追求健康生活方式，保持健康身材、减少体重、减少食盐摄入量、戒烟戒酒及定期锻炼身体，都是预防疾病发生所带来的损失的做法。

此外，控制损失还包括减少损失的做法。举例说来，很多大型商场安装的不同通道中的防火门，一旦发生火警，防火门可以关闭，将火警尽可能地局限在一个特定的范围内，从而减少火灾带来的损失。还有，很多宾馆在房间里安装了自动洒水装置，烟雾过浓或者有火警时，洒水装置自动喷洒，也可以在一定程度上减少火警的范围和烈度，因此减少损失。

（3）自我保险。比如，意识到了老年时可能需要财务上的保障，人们会主动存钱防老。但是，自我保险是一种典型的个体行为，一般不在风险管理的教科书里进行讨论。

（4）非保险的风险转移。非保险到风险转移，一般包括三种方式。第一，利用签订合同的方式，将可能出现的风险转移给其他人。比如，一栋大楼的建设，在完成之前，原材料的价格可能上升从而导致整体成本上升突破预算，提前与建设者签订的以固定价格完成全部建设工程的合同，就将可能出现的原材料成本上升的风险转移到承建方。第二，对冲价格风险。第三，成立一个责任有限的商业公司。就是将公司拥有者的个人资产与责任有限的商业公司资产隔离开。公司一旦出现债务，个人资产不被牵连。

（5）保险项目。对于绝大多数人来说，保险项目，已经被多年的实践所证明，是一种最为有效的风险管理机制。

第三节　保险项目与风险管理

在面临风险时，人们实际上就已经赌上了既往曾经付出努力所得到过的一切成果——虽然人们并不确切地知道这些被"赌上的"究竟将是些什么。

保险，是一种行之有效的对于风险的转移机制。保险，对于绝大多数人来说，是最为有效的风险管理机制。主要体现在以下几个方面。

首先，保险是最典型的"共同分担法"，使得少数人有可能遭遇到的风险，被传播到整个被保险（参加保险）的人群，从而淡化了风险袭来时造成损失的强度。比如医疗保险，每个人都有可能生病，但是也有人在若干年中身体非常健康，不需要使用医疗保险来偿付。这种情况下，大量人群定期缴纳医疗保险的费用，就被积累起来。当参保人群中一旦出现需要医疗救治的人、需要医疗偿付时，保险项目就可以使用保险基金已经有的、由很多参保人缴纳的保险费用中的一部分，来帮助需要救治的个体。保险项目实际上充当了全部参保人群的"共同分担法"所拼凑起来的保险基金的共同管理者角色。

其次，在参保人遭遇偶然性的损失时，保险项目可以及时为损失做出补偿，而这种补偿的"度"与方式，已经在参加保险项目时，以契约的形式做出了双方认可的约定并被形成具有法律效应的书面文件。同样以医疗保险为例，很多参保人可能在若干年中，只缴纳保费没有使用保险项目的偿付功能。但是"人有旦夕祸福"，在遇到突发疾病需要救治时，就可以有"千家万户帮一家"的"援手"，及时地给予帮助，个体不会因为突发的疾病而陷入财务困境。

再次，风险可能被减少。在现代社会，越来越多的领域需要"专业人员"，保险公司运行就属于这种专业化极强的领域。保险公司可以通过大量专业人员的定向工作，比较准确地预报损失，从而通过影响政府决策部门、行业协会的规章制度制定，或者提前采取申请立法等措施而规避风险，来争取最大限度地避免损失的发生，或者减小损失发生的强度。

最后，保险项目可以使得风险在一定程度上被转嫁。比如，保险公司通过专业人员资金运行的方式，将参保基金有序地安排投入到其他财务状况、财务收入更加稳定可靠的领域，保证基金的回收利率高于可能支付的损失赔偿利率，从而实现保险项目基金的良性运行、保证足够偿付损失的财务水平和财务能力。

因此保险计划或项目的特点包括：①损失的共同分担；②对所承保的各种损失的偿付；③转移风险；④保障。

由此，我们可以尝试总结，保险项目对于社会的益处如下所示。

第一，对于面临风险所可能引发损失的保障：一旦发生了保险目录里所列入的被偿付的损失，保险公司会对损失进行偿付。比如，很多人买了汽车全保，在发生剐蹭、碰撞等车体损坏时，保险公司可以为汽车的修补费用做出偿付。

第二，减少社会成员的担忧和恐惧：因为有了保险公司的偿付作为保障，车主不必担心停车场里发生的剐蹭会使得自己为汽车的修补而额外支出费用。

第三章
风险管理与保险项目基本概念

另外一个明显的例子是，有了养老保险制度，很多人不会为养老问题而担忧和恐惧，可以在青年或者壮年时坦然地进行财务消费、更好地享受人生。当然，医疗保险项目的作用更加巨大。有医疗保险作为后盾，不必担心"因病致穷，因病致困"，人们可以摆脱对突发疾病的担忧和恐惧，有利于建设"和谐社会"。

第三，增加投资基金的来源：大量的人群参保，保险公司在"转移风险"时，会将保险基金投入到其他资金回报率更好的领域，从而增加投资基金的来源、增加社会资本活动的活跃度和力度。

第四，预防损失：保险公司的定向运行，可以在极大程度上帮助参保者实现预防损失的目的。

第五，增加信用：保险公司要保证众多参保者所缴纳的保险基金运行良好，就一定会严格要求保险偿付的各种规章制度能够最大限度地保护保险基金本身。由此就会加大对于保险基金偿付标准和实际使用与偿付的监控与规范。客观上强化了保险项目所涉及的社会领域里的第三方监控，使得社会成员和组织的行为被约束、被规范，减少社会成员、社会组织之间的不信任所带来的成本，增加信用。

比如，一个医疗机构，如果要获得保险支付的资格，就必须在行医过程中严格执行保险条例中的相关规定和标准。假如发生了过度医疗，为患者做了不应该做的手术、处方了不应该服用的药物，保险公司就会相应发生额外的、不必要的偿付，导致不必要的损失发生进而影响保险公司的财务收益。所以，保险公司会对有保险支付资格的医疗机构和单位进行严格的监控和审计。而有医保支付资格的医疗机构，为了自身的经济利益和发展，也会尽力遵守保险条例的规定、规范自身的行医。

所以说，保险项目和保险机制，对于减少社会运行成本、增加行业监控，以及建设"和谐社会"，也是必不可少的"基石"。

保险项目，除了对社会运行的益处，相应来说，也会产生"保险对于社会的成本"。简单说来，保险项目对于社会的运行成本有以下三项。

第一，运行保险的业务成本：专业人员的雇佣、专业公司的运行，都会产生成本。这些成本的"消化"，都来自参保者的保费。

第二，欺诈性的要求：前面在第一章第三节中所讨论的骗保问题，在药店使用医保卡购买日常生活用品，包括米、油、盐、化妆品等，就是一种欺诈性的要求和行为。或者，伪造文书骗取医疗保险的偿付，也属于欺诈性质。

第三，夸大的诉求：比如，有些社会成员认为参保以后就应该、就可以无限度地使用保险偿付，甚至在"脑死亡"已经确定的情况下，还要求医院继续将患者留在ICU进行"抢救"，就是一种夸大的诉求。夸大的诉求，导致医疗保险费用和资源的浪费，同时，对其他参保者的利益也是一种侵占。

第四节　保险项目的类型

在全世界范围内运行的各种各样的保险项目，可以被简单地分为两大类：私营的保险和政府运行的保险。

私营的保险和政府运行的保险，各自在所涉及的运行保险领域中有所区别。一般来说，私营的保险，大都在人寿和健康保险领域。以美国为例（Rejda，2011），截止到2007年年底，美国共有1009家人寿与健康保险公司。除人寿与健康保险领域之外，私营的保险，通常都是做资产和债务保险。截止到2007年年底，美国共有2723家资产和债务保险公司。

政府的保险项目，也就是政府运行的保险，则通常是一些社会保险项目，以及一些全部或者部分由强制性的雇主/雇员，或者雇主与雇员双方共同负担的保险项目。这些保险项目一般也被统称为"政府保险项目"，但是保费不是由政府的税收支付的，而是强制性地由雇主支付或者雇员支付，或者雇主与雇员共同分担支付的。

与私营的保险项目不同，政府保险项目一般是由特殊的信托基金来管理。总体而言，绝大多数社会保险项目都是强制性的。也就是说，不管雇主、雇员乐意与否，由政府颁布法令强制性地必须参保。

美国主要的由联邦政府负责运行的社会保险项目有：①老年人、幸存者和残疾人保险（社会保险）：老年人一般是指满65岁或超过65岁的长者，幸存者一般是指因工伤或其他原因突然离世的人的配偶与子女。②麦迪凯尔（Medicare）：这个项目是整个社会保险的一部分，为65岁及65岁以上老年人以及某些65岁以下的残疾人提供保险偿付。③失业保险：该保险项目，每周发补助给符合条件的短期、非自愿失业者（自愿失业者不包括在内。比如，社区为你安排了有薪酬的力所能及的工作，但是你不愿意接受，你就不是非自愿失业者)。但是这种补助,最多可以申请26周(不是可以永远地申领下去)。在特殊情况下,经过证实,可延长申领失业保险补助的时间(有人性化的一面,但是不养"懒人")。④劳动者补偿保险项目(workers compensation)。⑤强制性临时性残疾保险(compulsory temporary disability insurance)。⑥《铁路退休法案》(Railroad Retirement Act)。⑦《铁路失业保险法案》(Railroad Unemployment Insurance Act)。

还有一些美国的"其他政府保险项目",是由美国的联邦政府和各个州政府分别或者联合运行的。比如,由联邦政府负责运行的主要社会保险项目有联邦雇员退休制度(The Federal Employees Retirement System)、国民服务退休制度(Civil Service Retirement System)、联邦保证金保险团体(The Federal Deposit Insurance Corporation, FDIC)、养老金受益担保团体(The Pension Benefit Guaranty Corporation, PBGC)、国家洪水保险项目(National Flood Insurance Program, NFIP),以及其他联邦项目,包括退伍军人人寿保险、联邦农作物保险、战争风险保险。

由美国联邦政府和州政府共同运行的其他政府保险项目有:①州政府补偿项目:用于为工伤引起的意外和疾病提供保障和偿付。②州政府儿童健康保险项目(state children's health insurance program, SCHIP):是由美国联邦政府和州政府联合管理的、针对低收入家庭和儿童的一个保险项目。

此外,美国多数州政府还设立了"高风险分担项目"(high-risk pools),这个社会保险项目,旨在为无保险或健康状况不佳的居民提供健康保险;还有最终求助保险(insurers of last resort)。

以上这些保险项目,从不同的人群、不同的覆盖,编织出了一张强有力的、广泛的社会保险网络。对于其中一些覆盖面最广、社会保障性最强、影响力最大的几个社会保险项目的基本运行情况,我们将在第九章的第三节中加以更加详细的介绍。

第五节 体现政府作用的社会保险项目

为什么要设立由政府运行的社会保险项目?尽管在像美国这样的有着高度

发达的私营保险项目体系的国家,社会保险项目也还是必不可少的。理由至少有三个:首先,由政府运行的社会保险项目,可以应对更加复杂的社会问题。而这些复杂的社会问题,也必须由政府直接介入。比如,20世纪30年代的美国经济"大萧条"时期导致的大量失业人口。其次,某些风险很难由私营的保险公司来处理。私营的保险公司不愿也不能处理的风险如大范围的人口失业。最后,只有由政府运行的社会保险项目,才能够更加稳妥地为多数居民提供在诸如过早死亡、失业、老龄、工伤等风险出现时需要的保险救助,特别是在非工伤的残疾等状态下,需要求助的是长时期的、最基本的经济保障。

与其他政府保险项目相比,由政府负责运行的社会保险项目的基本特点包括以下八个方面:第一,社会保险项目是由政府颁布法令、强制性的项目,必须参加。第二,社会保险项目与个人储蓄、私人保险和投资形成相互补充的居民生活保障。第三,社会的适当性优于个体的公平。即对低收入者、多子女家庭的关照,不参照、不考虑他们对社会的具体贡献(所谓"个体公平",即指个人收入与实际贡献相结合)。第四,社会保险的受益额与受益人的收入挂钩:不成比例但显示个体公平。第五,社会保险项目,以立法的形式进行解释。社会保险项目的管理和监督亦由政府完成。第六,社会保险项目的受益是一种不需要实证的权利[①],只要符合条件就可以申请。第七,因为有新的劳动者不断加入,强制性社会保险、社会保险项目不会"到期终止"。此外联邦政府可以用税收和借贷力量来提升社会保险项目的收入,所以社会保险项目没必要全额融资(full funding)。与此相反,私营养老金项目必须全额融资,因为它可以"到期终止"。第八,社会保险项目一定是"专款专用"。强制性的雇员、雇主和自我雇佣者缴纳的费用,可以覆盖全部缴费者未来的使用。项目在信托基金投资所得的利息也要用于专项使用。

以美国最重要的社会保障项目之一的"老年人、幸存者和残疾人保险"为例,全美有90%的劳动者在该社会保障项目覆盖的各个行业中工作。大约有1/6的人员在领取现金,作为月度保障。事实上,目前全部私营行业的雇员,都已经在社会保障项目的覆盖之下。1983年之后雇佣的公务员,也强制参加此项社会保障项目。国家和地方政府的雇员可以自愿选择与联邦或州政府签约,绝大

---

① 公共补助和福利申请,必须出示申请人的收入证明和财务资产证明,在某些水平之下的才符合条件。

多数联邦和州政府雇员已经参加此项社会保障项目。

关于"老年人、幸存者和残疾人保险",在参保人或参保人的家庭可以领取此项保障的受益之前,参保人必须已经在此社会保障项目覆盖的雇佣领域工作过一段时间并且已经具备一定的"信用点"(credit)。此"信用点"可以在任何时间领取。2010年,一个"信用点"为1120美元。每年可以最多得到4个"信用点"的受益金。每年信用点的受益金额将自动增加,因为国家经济的增长导致平均工资也在增长。

全保(fully insured),则需要具备40个信用点。退休受益需要参加"全保"。

"当前保险"(currently insured),需要至少6个信用点。幸存者受益需要参保人有"全保"或"当前保险"。某些幸存者受益要求参保者有"全保"。

"老年人、幸存者和残疾人保险"中的残疾人受益部分,要求受益者参加过残疾人保险(disability insured)。而残疾人受益的信用点,则需要根据受益人年龄来断定。比如,24岁以前致残者,只需要1.5年的工龄、6个信用点;24~30岁致残者,需要在21岁之后到致残年之间的一般时间的工龄;31岁或更大年龄致残至少需要20个信用点(表3-1)。盲人需要有"全保"就可以领取受益,不需要其他条件。关于盲人的这一条是对应其他残疾人而言的。比如,其他残疾人受益申请需要进行当下工作测试(recent-work test)。

表3-1 老年人、幸存者和残疾人保险(31岁或更大年龄致残)

致残年龄/岁	需要的信用点	工龄/年
31~42	20	5
44	22	5.5
46	24	6
48	26	6.5
50	28	7
…	—	—
60	38	9.5
62+	40	10

从以上这些简单的数字中可以看出:即使是由政府运行的社会保险项目,也并不是"无条件"地救济老年人、幸存者或者残疾人,这是与慈善项目的最主要的不同之处。社会保险项目非但不等同于慈善,而且强调:第一,劳动者

必须按照政府的法令,强制性地参加这个社会保险项目;第二,在得到这个社会保险项目的偿付之前,必须已经具备了"越多越好"的信用点;第三,从这个社会保险项目中能够得到的受益额的多少,与此前的信用点的积累相关,绝不是"按需分配"。

关于"老年人、幸存者和残疾人保险"这个社会保险项目中的有关退休金的领取,受益人包括退休人和依赖退休人生活的亲属。其中规定:最早领取退休金的年龄为62岁。"依赖退休人生活的亲属"这项中,包括退休人的配偶、18岁以下没结婚的子女、没结婚22岁以下的残疾子女和配偶监护的16岁以下的子女(指再婚配偶带来的子女)。退休人的配偶这条规定:配偶至少已经62岁(同样达到了退休年龄);成为参保人的配偶至少一年时间。另外,十年婚龄以上的离婚配偶,年龄在62岁以上,也可以领取该月度退休金。

可以看出,在这个社会保险项目中,不仅仅是对参保人自己在到达62岁的老龄,或者不幸因故在任何年龄残疾时,可以领取保险受益金,对自己形成一种保障。同时,对于参保人的配偶和子女,在达到一定年龄或者没到具备自己养活自己的年龄时,也具有保障作用。这种保障不是救助、不是"全社会的关心",而是由政府负责运行的、强制性参加的、真正的"人人为我,我为人人"的一个可以为绝大多数社会成员提供安全感、提供基本保障的社会保险项目。

在"老年人、幸存者和残疾人保险"这个项目中,对于老年人退休金的规定,也并不是"人人平等",而是将退休金的领取数额规定为基于退休者的平均月收入指数。这样的规定,实际上也避免了"大锅饭"的弊病,鼓励人们在工作中争取相对高薪的月收入,实际上等于变相鼓励人们"多劳多得"。

此外,在老年人退休金的领取规定中,还有关于延迟退休的条款。基本原则是:延迟退休者,可以增加退休金的领取额度。因此,又是一个鼓励参保者"多劳多得"的措施。

由此可见,由政府负责运行的社会保险项目,既能够满足"应对更加复杂的社会问题"的社会需求,又没有将"更加复杂的社会问题",比如失业者的个人和家庭生活问题、幸存者的生活问题、劳动者成为残疾人的生存问题、退休人员的收入等可能产生社会负面影响的重大社会问题,"推向社会"或者推给个人和家庭。

这种社会保险项目，不是旨在赢利，而是为了给劳动者以基本的保障、为了"社会和谐"，所以，只能由政府负责管理运行、负责颁布法律法规并进行"强制性"的实施。因而，充分体现了政府在社会生活、社会运行和社会保障中的不可缺少的重大作用。

第四章

非公营保险领域

前面介绍了有关由政府负责运行的社会保险项目的概况，表明了在"应对更加复杂的社会问题"方面，只能由政府实行强制性的社会保险，以此实现对于一些"复杂的社会问题"的"未雨绸缪"，真正实现"人人为我，我为人人"。

毋庸置疑，由政府负责运行的社会保险项目，其相当大部分的费用来自政府税收收入，专门为社会中需要帮助的那部分人群，如低收入人群、失业者、残疾人、老年人，以及需要帮助的儿童，提供最基本的保障，包括医疗保险。

关于非公营的保险领域，也就是私营保险，实际上也是组成整个社会保障和医疗保险体系的一个不可缺少的非常重要的组成部分。私营保险项目（公司）可以在满足社会的不同保障需求、形成对政府负责运行的社会保险（医疗保险）项目网络的有力补充方面做出极大的社会贡献，同时满足自身的生存和发展。

关于非公营的保险领域，乔治·瑞达（Rejda，2011）曾经进行了系统的介绍，包括非公营保险的类型与管理系统、非公营保险公司的运营、非公营保险项目的融资及非公营保险项目的监控。

第一节 非公营保险机构在金融业的位置

要认识非公营的保险系统，首先要从金融服务领域开始谈起。

金融服务领域中，有成百上千的金融机构，他们从事提供金融产品和金融服务给大众的业务。一般来说，这些金融机构包括商业银行、储蓄所和贷款机构、信用合作社、生命和健康保险公司、财产及意外保险公司、共同基金、证券经纪人和交易商、私人和国家养老基金、政府各相关金融机构、财务公司，以及其他金融机构。

有很多种方法可以对私营保险业务在整个金融服务领域中的相对重要性进行测评。常用的一个方法是，测量私营保险业务在整个金融服务领域中，与其他金融业务版块相比持有资产所占的百分比。图4-1显示了2007年美国金融服务领域中各个板块所持有资产的百分比分布。

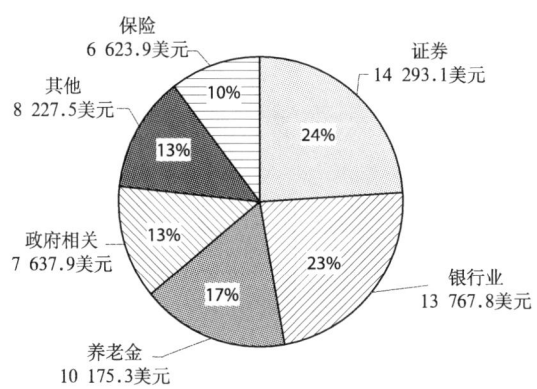

图4-1　2007年美国金融服务领域中各个板块所持有资产的百分比分布

资料来源：Rejda G E. 2011. Principles of Risk Management and Insurance. 11th ed. Upper Saddle River：Prentice Hall：94

金融服务业中的变化非常快。已经呈现出两个非常突出而又明显的趋势，一个是合并，另一个是合流。

所谓合并的趋势，是指金融服务领域中有相当多的公司或者机构，随着时间的推移，已经完成兼并或者收购，导致在整个金融服务领域中的公司或者机构的数目大大减少。因为竞争的激烈，商业银行、证券交易商、经纪公司、生命和健康保险公司，以及财产及意外保险公司的数量已经大大减少。

所谓合流，指的是金融机构现在可以销售各种各样的金融产品，这些金融产品此前都不是在金融机构的核心业务领域，而现在金融机构将所销售金融产品的范围和系列大大扩张了。以美国为例，因为在1999年美国的《金融现代化法案》颁布之后，包括保险公司在内的金融机构，可以在他们所从事的核心业务领域之外的金融市场上，与其他公司或者机构进行竞争。比如，很多人寿保险公司通过银行来销售大量的人寿保险和年金。有一些保险公司，已经建立起他们自己的银行和储蓄机构。也有一些保险公司已经涉足建立起金融控股公司，使得他们可以直接从事银行业务。

第二节　非公营保险公司的分类

以美国为例，有相当多数量的非公营保险公司在从事各种各样的保险业务。2007年年底的数据显示，有1009家注册从事业务的人寿与健康保险公司。这些保险公司销售多种多样的人寿与健康保险产品、年金、共同基金、养老金计划和相关的金融产品。

非公营保险公司的分类有很多种。按照法定所有权和产权结构来分类，非公营的保险公司可以大体被分为以下几种。

（1）保险公司股票（stock insurers）。这种保险公司，指的是股票持有者共同拥有的保险公司。公司的目标是为股票持有者获取利润。股东们选举董事会成员，由董事会成员再来任命和指定公司的高级管理人员。董事会为公司的财务结果负有最后的责任。如果公司运行结果获利，可以发布分红声明并且向股东分红，这种情况下，股票的价值也随之上升。同样，如果公司运行结果亏损，股票的价值也随着下降。

（2）相互保险公司（mutual insurers）。相互保险公司是一种由保险单拥有者们所共同拥有的公司形式。这种公司，没有股票持有者，而是由保险单拥有者们推举出董事会成员，再由董事会成员们任命和指定公司的高级管理人员。相对来说很少有保险单拥有者懒得去投票，所以这种形式的公司董事会，对于公司的管理和控制是强有力的。这种相互保险公司也可能向保险单拥有者们分红或者提前给予保费的折扣。

（3）劳埃德保险社（Lloyd's London，又称"劳合社"）。劳埃德保险社实际上不是保险公司。它是英国伦敦市的一个保险交易场，是英国最大的类似证券交易所的保险组织，为它的成员提供制订保险单、保险证书等服务，间接起到保险公司的作用。它的成员包括各种公司、个人会员和苏格兰有限合作企业。

（4）互惠承保（reciprocal exchange）。互惠承保是另外一种私营保险。所谓的互惠承保形式的保险，可以被定义为不具备法人资格的互惠式保险。这种私营保险，在其运行方式上有着非常鲜明的特点。包括：首先，保险费用是由加入这个保险项目的每个成员缴纳的，在其中某个成员需要保险偿付的时候，其他成员所缴纳的保险费用为其提供偿付。反过来说，每个成员的保险，又是由其他成员所缴纳的保费所承付的。所以，这是一种"交换"式的保险承诺和保障。其次，互惠承保是由专业律师管理的保险。这种形式一般是由用户授权的、专业律师管理的公司管理形式，负责发展新的用户加盟、偿付损失的办理、收取保险费用、跟进再保险的续约管理、保费的投资（以便实现保费的收益和增加）和其他的必要的管理工作。再次，互惠承保的实质是最纯粹的一种以"成本价"向其成员用户提供保险的保险形式。最后，互惠承包的形式在今日之社会中已经被衍生出改良的版本。

（5）蓝十字与蓝盾计划（blue cross and blue shield plans）。蓝十字与蓝盾计划是另外一种保险公司的组织模式。蓝十字和蓝盾计划是美国最大的全国性健康保险计划。在美国多数的州，这个保险公司是作为非营利性组织、社区定位的形式运营的。

蓝十字医疗保险有两种：一种是专为个人独营企业者设的，包括持有执照的个体经营者；另一种是专为10人以上的团体成员设的。

蓝盾是为投保人住院支付费用的医疗保险。这种保险比较适合年轻人，保险费较低。若平时多病，又常需体检，仅保蓝盾险便不够了（由此可以看出，并不是有了医疗保险就"一劳永逸"、所有的医疗需求都可以得到满足了，而是投保人根据自己的实际情况选择具体保险项目）。

（6）健康维护组织（Health Maintenance Organizations，HMOs）。健康维护组织是一种向它的成员提供全面健康服务的、有组织的健康保险项目。健康维护组织以一种向特定的团体收取固定的、预先收费的方式，向这些团体中的成员提供非常广泛的医疗服务。健康维护组织非常强调成本控制，通常情况下健康维护组织制定并执行成本分担的条款，并且提供成本更低形式的治疗。在本书的第七章第五节中，我们还会对健康维护组织的具体运作方式进行更详细的讨论。

上述之外，还有几种其他的非公营保险公司形式，包括储蓄银行人寿保险等。

第三节　保险的代理人和经纪人

金融服务领域中的销售人员,是保证金融服务业务取得成功的关键之一,通常包括代理人和经纪人。

保险业务的代理人,指的是有法律资格、有授权的保险公司代表。人们购买保险时,通常是从保险业务的代理人处完成购买手续。不同的保险业务的代理人的授权可以不相同。比如,财产与意外保险和人寿保险的代理人之间有一个很重要的区别,就是财产与意外保险的代理人,可以根据实际情况,对所承保的内容进行捆绑"打包"处理,但是人寿保险的代理人通常没有捆绑"打包"的授权,仅仅是作为一个"拉手",劝导并促使目标人员去申请购买公司的人寿保险。在人寿保险条款实际生效之前,申请者的申请必须得到核准。

与保险代理人是代表保险公司开展业务相反,保险的经纪人是有法律资格的、代表着被保险的投保的一方。保险经纪人没有授权去绑定保险公司。作为经纪人,他或她只是索取或收受了保险的申请之后,再去与合适的保险公司洽谈商讨。在保险公司没有正式接受具体的保险业务申请之前,在保险经纪人手中的保险条款是没有生效的。

保险经纪人的收入,来自代表投保方与某个保险公司谈定保险合同之后,由保险公司支付的佣金。很多保险经纪人同时又是保险的代理人,所以他们有授权,可以作为某个特定保险公司的代理人去开展业务。

第四节　非公营保险项目的营销系统

保险的销售有很多种市场营销方法。保险公司聘用精算师、理赔人员、承销商和其他一些居家办公人员。有一点很明确,只有在保险公司的整体运行可以赢利的前提下,保险公司才可以在市场上生存与发展。所以,对于保险公司而言,有效的市场营销系统,与其他领域的公司或商业实体同样,是决定其"生或死"的关键因素。

人寿与健康保险的市场营销系统，已经随着时间的推移出现了很多"颠覆性"的变化。传统的人寿与健康保险的销售方法，已经被改变得"面目全非"，新的市场营销模式已经浮现，现行的人寿与健康保险市场营销模式主要有三种：建构代理商体系、非建构代理人体系和直接反应体系。

建构代理商体系，是一种保险公司建立自己的代理人队伍的做法。保险公司招聘、成立自己的代理人队伍，培训代理人、给予代理人销售推广业务费用，并且监管代理人队伍的工作。加入保险公司代理人队伍的新代理商，通常只是这个保险公司的代理人。

非建构代理人体系，是指保险公司将自己的保险产品销售给已经成立的、正在从事人寿保险产品销售的其他保险代理商。这种市场营销体系中，保险公司可以在市场上挑选已经做得很成功的保险代理商，通过与之签订合同，将自己的保险产品销售给代理商，再由代理商将保险产品销售到市场。

时至今日，人寿与健康保险公司最常见的非建构代理人体系所采用的市场营销系统，通常是将自己的人寿与健康保险产品，通过合同销售给个人保险总代理。个人保险总代理是一种超乎通常意义上的销售人员的、已经具备很好的保险销售业绩的、成功的保险销售代理人。个人保险总代理与保险公司签订合同，直接领取数目可观的保险销售佣金，但是个人保险总代理要自行负担自己的业务推广成本。

直接反应体系，是一种由人寿保险、健康保险公司直接将自己的保险产品销售给客户，中间不经过任何代理商的营销模式。保险公司通过在电视台、电台、邮件、报纸和其他媒体上做广告、发布产品信息，从而吸引潜在的客户。有些保险公司通过电话销售推广自己的产品。也有很多保险公司建立起自己公司的网站，通过网站直接与客户建立联系并销售自己公司的人寿保险和健康保险产品。

第五节　集团保险的市场营销

除了上述的人寿与健康保险公司的市场营销模式与系统，很多的保险公司正在使用集团营销模式。

集团营销模式简单说，就是保险公司对于与其签订保险合约的团体中的每个成员，销售针对个体的保险产品。这里所指的团体，可以是各种雇主们、各种工会、各种行业协会，以及其他的集团组织。特别是，保险公司可以针对雇主和公司团体中的雇员们，去销售极大量的、新的针对个人的人寿保险、年金、长期护理保险及其他的金融产品。雇员们购买这些保险产品的付费，可以直接从其工资薪酬中扣除。那些不再被雇佣的员工们，可以通过直接向保险公司缴纳保费来继续保有已经开始购买的保险。

从上述对于非公营保险领域的基本情况的介绍，我们可以得出以下几方面的结论。

第一，非公营保险领域的补充功能：对于政府承担并负责运行的社会保障与医疗保险网络，形成了更加广泛的、更加强有力的保险与保障网络的补充、满足各种层次的不同需求。

第二，非公营保险领域的需求满足功能：在一定程度上，非公营保险项目可以更好地针对各行各业、各类人群对于保险项目的不同需求，设计并推出个性化极大的、不同的保险产品。这点，相比于需要更多关注"公平性"的、政府负责运营的社会保障与医疗保险项目而言，非公营保险产品有其更大的灵活性、更加方便的排列组合，从而也极大地丰富了保险领域的产品市场供给、更大程度上地保证了保险产品市场的繁荣与充分竞争。

第三，非公营保险领域的产品设计与组合的灵活性：能够发挥政府承担运行的社会保障与医疗保险项目所难以发挥的作用。即更好地满足市场的多样化，以及永远处于变化之中的、各种各样的对于健康保险产品的多重需求。

第四，非公营保险领域对于整体金融业繁荣的促进功能：对于整体金融业的繁荣，非公营保险产品也具有一种正面的促进。专业保险代理人、经纪人制度的建立和健全，精算师、理赔专业人员行业队伍的扩大与增加，能够更好地发现保险业领域的市场需求的变化，继而寻求并促进更好的产品推出，及时地满足市场需求；能够更好地促进就业、促进保险及金融领域的进一步发展与繁荣。

第五，非公营保险领域的监控功能：在追求赢利的动机推动下，非公营保险领域更加注重成本控制，在保险理赔方面的审核与监控将会更加严格与细致。客观上，形成了对于保险项目下提供各种服务的监控。

以医疗保险项目为例：保险公司对于提供医疗服务的医疗机构的行医行为的监控更加严格，可以达到"无孔不入"的状态。对于"过度医疗"的容忍度极低，对于医疗行为中的成本"不检点"容忍度极低。而医疗机构为了保有保险"定点"的资格，实现吸引更多的患者前来就医、保证基本的医疗工作量和医疗收入、保持本医疗机构存在的必要，必须在内部运营管理方面达到符合行业惯例，甚至比行业标准更高以保持市场竞争性，客观上也形成了对于提升医院内部管理的动机与推力。这种非公营医疗保险项目，对于医疗机构的监控与促进，是政府负责运行的保险项目受限于人力及成本等因素不容易实现的。

最后，造就一个繁荣的保险业市场，政府所需要做的，仅仅是推行严格的法律法规、进一步开放保险业市场，允许在法律法规框架监控下的各种资金进入保险业领域、参与市场竞争。非公营保险业市场的竞争，反过来促进了保险领域产品的个性化设计、产品的多样性，最终结果是更好地补充了政府承担运行的社会保障和医疗保险的网络，为更多的人群提供了满足个体需求的保险产品，更好地实现整体社会的稳定、消除社会成员对于"危机"的恐惧、增进社会成员的生活幸福感。

第五章
政府章程条例与保险业

第一节 政府章程条例的必要性

为了造就一个繁荣稳定的保险业市场,政府必须制定保险业的章程条例。乔治·瑞达(Rejda,2011)认为政府制定保险业的章程条例,有以下几个原因和理由:第一,保持保险公司的偿付能力;第二,补偿消费者对于保险知识的欠缺与不足;第三,保证合理的保险费率;第四,使得保险是可得到的。

政府章程条例,是保持保险公司的偿付能力的必要条件之一。而保险公司保持偿付能力又是极其重要的,原因有以下几点:第一,投保的保费是预先支付了的,但是被保险的期限,是付费之后的一段时间内的"未来"。如果一个保险公司破产了,导致未来的投保人索赔没有着落,保险公司预先收费所承诺的保险产品就是无用的。为了保证保险的索赔一定可以实现,保险公司的财务实力一定要被置于严密、全面而谨慎的监控之中。第二,如果保险公司经营不善走向破产失去了赔偿能力,则大量的投保人就会面临极大的财务风险。比如,一个投保人买了房屋保险,但是房屋烧毁了之后保险公司因为破产而没有赔偿能力,那么这个投保人个体,实际上就承担了"倾家荡产"的后果了。第三,如果保险公司失去偿付能力,会引发后续的很多其他社会问题。这些社会问题包括:保险公司的从业人员的失业、保险公司收取保费之后上交的税收的减少与损失、保单持有人提取现金价值的"冻结"。

政府的章程条例，可以阻止保险公司的破产，从而使得这些社会成本方面有可能出现的损失被有效控制、达到最小化。

关于政府的章程条例，可以补偿消费者对于保险知识的欠缺与不足，这一点主要是指保险公司的各种合同是包括很多技术术语、法律条款的，这些技术术语和法律条款对于绝大多数的投保人来说，都是"过于复杂的条款和规定"。没有政府的章程条例，不择手段的无良保险公司可能会起草一些法律上有漏洞或者有严格限制的条款，导致投保人无法索取保险偿付。

此外，绝大多数的消费者没有足够的信息和知识去进行不同保险产品之间的比较与鉴别，无法判断不同的保险合同之间的货币价值，也很难去比较不同保险政策条款与不同的保费之间的异同，因为保费的价格与承保的内容之间并没有"一应俱全"的清单。普通消费者如果仅仅是依据保费来做判断，那么让他们去评估特定的保险政策条款，会觉得非常困难。

政府章程条例，补偿消费者对于保险知识的欠缺与不足，还表现在：消费者不具备保险行业的知识和足够的信息，于是消费者就不能去挑选最适合自己的保险产品。这就可能引发一个负面的效应，即影响了消费者对于保险业市场的依赖和对于保险产品的购买，继而影响到保险公司之间的竞争强度，保险公司也失去足够的刺激性和竞争压力之下产生的动机去改善产品质量、降低产品价格。所以，就需要政府的章程条例到位，为正在高度竞争的市场上购买保险产品的知识渊博的消费者们与普通的、保险知识有欠缺和不足的消费者们创造并产生出同样的市场效应。

当然，有些保险代理人的品行不好、没有职业道德，国家授予的执业执照中的条款对他们没有足够的约束力。这种情况下，也需要政府的章程条例去帮助消费者们免受那些不择手段的保险代理人的损害。

所有的政府维护运行的网站，都为消费者提供足够的有关保险专题的各种各样的信息。但是网站的信息质量和维护参差不齐。

政府的章程条例，对于保险业公司制定并出台合理的保险费率，也是至关重要的。保费不应该被制定得太高，不能让消费者支付过高的保险费用。当然，相应地，保费也不能过于低廉，使得保险公司面临破产和无法运行的威胁。

在绝大多数的保险市场上，保险公司之间的充分的竞争，可以使过高的收费冲动被遏制，但是也不尽然。有些保险市场上，保险公司的数量相对比较少，比如信贷保险，在保费方面就应该有政府制定的章程条例，来帮助消费者避免受到过高信贷保险费用的损害。当然，如果保费过低，保险公司也不会冒险去承担破产的风险。

政府的章程条例还可以帮助消费者避免在一些自然灾害发生时，一些保险公司为了补偿自己公司的承保亏损而试图提升保费，将损害转嫁到消费者身上。

最后，政府的章程条例，可以使得保险是"可得到的"。这种"可得到"，是针对有这个需要的所有人而言的。

保险公司通常对于某种保险的申请用户是有选择性的，不愿意将保险产品"一视同仁"地销售给所有的保险申请人，因为保险公司顾虑成本、担心保费不足出现亏损，以及许多额外的因素。但是从公众的利益出发，政府章程条例的制定者们应该采取行动，扩大非公营保险公司的业务市场，以使这个保险领域有更大的"可得到性"，惠及更多的民众。

如果私营的保险公司不能、不愿意在某些需要被保险项目覆盖的人群或者领域里开展业务，那么，政府的保险项目就应该在这个领域中被推出。在这方面，政府的作用是弥补"市场"的不足。

第二节　政府章程条例实施的方法

政府对于保险业的章程条例，主要体现在三个方面的强力制约：第一，立法；第二，法院的作用；第三，政府中设立保险部门。

首先，关于保险行业的立法。所有的国家，都已经在保险业立法，以实现对于保险公司运行方面的约束。这些法律条文规范着保险公司运行的相关内容，包括以下几个方面：①保险公司的组织构成；②保险代理人与经纪人的执业许可（执照）；③保持偿付能力的保险公司财务要求；④保险费率；⑤保险产品销售和索赔的操作规程；⑥保险公司的税收法则；⑦保险公司的康复或清算（rehabilitation or liquidation）。

立法，也为保护消费者的权益做出了很大的贡献。比如，法律对于保险公司终止保险合同的权利有着严格的限定。立法，也使得保险产品更加多样化、更加具备"可获得性"。

其次，关于法院在保证保险领域良好运行方面的决定性作用。国家与地区层级的各个法院，定期梳理与判定国家保险业界法律的合宪是否准确体现、检点有关法律政策条款和规定的解释是否准确，以及国家保险部门的行政行为的合法性是否到位。因此，法院的判决可以极大地、举足轻重地影响保险公司的市场行为和日常运行。

最后，关于政府中设立保险部门。以美国为例，所有的州政府中都设有相对独立的保险部门或保险局。由州长挑选或者指定保险行政专员负责保险部门或保险局的依法行政。通过行政裁决，保险行政专员掌有相当大的权力，对于在本州开展保险业务的保险公司的运行施加影响。一个保险行政专员有能力和权力召开听证会、发布保险公司业务的停止与终止令、吊销或者暂停某个保险公司的营业执照。

州政府的保险行政专员，隶属于一个非常重要的组织部门——国家保险行政专员协会（National Association of Insurance Commissioners，NAIC）。国家保险行政专员协会始建于1871年，所属成员们定期开会，讨论保险业界出现的可能需要新的立法或新的规则的各种问题。

实际上，国家保险行政专员协会已经起草了许许多多的保险领域的法律初稿，之后提交审议，并且这些法律初稿已经被立法会审议通过、得以实施。虽然国家保险行政专员协会本身并不具有法定授权去迫使各个州政府接纳他们的建议，但是，绝大多数的州都对国家保险行政专员协会的建议"照单全收"，或者采纳其中的一部分。

第三节　政府章程条例具体内容

保险公司的运行受制于数量众多的法律条款与规章制度。主要在以下几个方面受到严格的政府章程条例的制约：①保险公司的成立与业务许可；②保险公司偿付能力监管；③保险费率管制；④保险单形式；⑤保险的业务开展以及消费者保护。

（1）保险公司的成立与业务许可：对于保险公司的成立和业务许可，有特定条件的要求。保险公司成立后必须得到保险业务执照。而对于保险公司的业务执照的颁发，审核条件与内容比其他任何行业的新公司注册都要更加严格。举例来说，如果申请保险业务执照的是一家股本（capital stock）保险公司，那么这家公司必须具备规定的最低限度的资本金和结余。以美国为例，保险公司的保险业务执照，可以发放给具备条件、审核合格的任何本地的、外国的及侨民所开办的保险公司。

（2）保险公司偿付能力监管：对于保险公司营业执照的获得，除了具备符合规定的最低限度的资本金和结余额度，保险公司还必须受制于一些其他的、严格的财务制度与规定，以保证保险公司保持必要的保险偿付能力。

对于保险公司的运行所实施的严格的财务制度与规定，体现在以下两个方面：首先，保险公司必须有足够的被认定的资产，包括现金、债券、普通股和优先股、抵押贷款、房地产和其他符合法定规则的投资，可以承担可能出现的亏空。其次，政府的保险管理章程与条例，还对保险公司的储量（reserves）、盈余、风险资本、投资、股利政策、财务报告和检查，以及保险公司的清算等方面，都有非常严格的规定与管理条例。

（3）保险费率管制：政府对于保险费率的管制性的章程与管理条例，目的是为了最大限度地保证保险的费率既不会太高，也不会过于低廉。

但是这种对于保险费率的管制，总的说起来，并不是"一刀切"或者是"整齐划一"的。以美国为例，各个州的保险费率管制的法律颁布状况都存在不同。根据保险类型的各异，有的州颁布了不止一个保险费率管制法令。

美国主要的保险费率管制法律，包括事先批准法律（prior-approval laws）、修改前批准法（modified prior-approval law）、文件与使用的法律（file-and-use law）、柔性评级法（flex-rating law）、国家制定费率（state-made rates）、无需备案（no filing required）、商业险种放松管制（commercial lines deregulation）及人寿保险费率规则（life insurance rate regulation）。

（4）保险单形式：对于保险单形式内容的审查和批准，是体现政府的章程与条例，对于保险业监管的一个非常重要的方面。同样以美国为例，每个州的保险行政专员的授权，还包括审核保险公司的保险单的具体条款，而且州保险行政专员有授权批准或者驳回（不批准）保险公司的保险单形式。

对于保险单的审核与批准制度，是基于绝大多数的消费者对于保险单中条款的技术性、复杂性没有足够的知识去判断，所以保险单审核制度的目的是为了保护投保的消费者，保护他们免受误导、防止被骗，以及防范被不公平的保险条款所损害。

（5）保险的业务开展以及消费者保护：政府的规章与法律条例对于保险从业公司和消费者的保护，主要是通过保险执照的审核与颁发、保险代理人与经纪人执照的审核与颁发、禁止扭曲歪解保险相关法律、禁止保险销售中的回扣，以及其他不公平的交易形式。

保险执照的颁发，指的是保险公司营业、保险代理人与经纪人的执业，都需要提前获得法律认可的执照。保险代理人、经纪人的执业执照的获得，申请人要参加特定的书面考试。考试是证明申请人已经具备足够的保险法律知识，以及熟知将要从事销售的保险领域的保险合同的具体条款的意义与内容。

如果保险代理人没有足够的能力或者不够诚实，保险行政专员有授权可以暂停或者吊销执照。

美国各个州都立法，要求保险销售代理人参加继续教育培训。继续教育的内容设计，是针对保险销售代理人的知识更新升级、销售技巧的提升，以帮助保险销售代理人跟得上"时代的步伐"。

保险业的法律法规，禁止不公平贸易的任何做法。所谓的不公平贸易，包括误导性的展示、歪曲、回扣、虚假行骗，或者是虚假广告、不公平的理赔和对于保险投保人的不公平的区别对待。

第四节　各级政府章程条例的分而治之

在维护保险业的良性运作方面，中央政府与地方政府实际上应该是"分而治之"各有所为。但是以美国为例，对于联邦法律法规更加有利于保险业的规范与蓬勃发展，还是各州政府的立法与规则对于保险业的运行更加有利，也是存在争议的。

联邦政府出台的保险规章与法律规则更加有优势的观点认为，联邦的保险业法律法规为保险业提供了：①法律和标准的一致性（uniformity of laws and standards）：联邦规则提供了所颁布的保险业法律与标准的更高的一致性。在各个州开展保险业业务的保险公司，必须服从各个州颁布的不同的、有关保险业务的法律法规。在联邦政府的章程与规则之下,各种法律法规则有可能是统一的。②更高的效率(greater efficiency):联邦政府的法律规章条例将是更加高效的。同时,也将是在整体治理方面更加节省成本的。③更能胜任监管(more competent regulators):联邦监管可能将吸引更多的、具有更高素质的人参与其中,对于保险业的监管工作将会做得更加出色。更高的薪酬和威望,能够吸引更多的、更加具有聪明才智与技能的人投身这个领域。

与此同时,有认为各州政府对于保险业的监管与制定法律章程规则更加有优势的观点。这些观点认为:①对于本地需求的更好的回应(greater responsiveness to local needs):各地的需求是变化多样的,州政府的监管机构能够更加快捷地对当地的需求做出回应和反馈。相反,联邦政府的规章制度和官僚主义机构,对于各地的具体问题的反馈有可能延迟,不利于解决问题。②国家保险行政专员协会推广统一的法律(promotion of uniform laws by NAIC):对于保险业法律的统一,可以通过由国家保险行政专员协会讨论制定的有关保险业的法律草案提交的形式来达到。经由国家保险行政专员协会提交法律草案获得批复接纳,各地方政府颁布的保险业法律法规可以得到有效的统一。③更大的管理创新机会(greater opportunity for innovation):各州地方政府的监管,可以提供更多的管理创新的机会,并且一个州的实验和试点如果是失败的,仅仅是在一个州内有影响,而联邦政府层面的实验,如果失败,则是整个国家都受到牵连和影响。④联邦政府监管的后果未知(unknown consequences of federal):州的保险立法和监管已经存在,对于它的优势与劣势也已经很清楚。但是,联邦政府监管,对于消费者和保险业务领域来说,后果如何还是未知数。⑤政治力量的非集权化(decentralization of political power):州政府监管,导致政治力量的非集权化。联邦政府监管,则有可能导致进一步的政治力量集权化,以及对经济领域和各州政府影响力的进一步稀释。

美国的国会委员会和政府问责办公室(Congressional Committees and the Government Accountability Office)已经对保险业的州监管进行过评估。评估结果显示,州政府对于保险业的监管,主要有以下几个方面的缺点。第一,对于消费者的保护不足:这方面的批评意见,主要认为州政府的保险部门,不具备系统的程序来判断消费者在进行保险索赔时、在接受保费的设置时,是否被恰当地一视同仁地对待,是否受到了不公平的区别对待。第二,在投诉信息的公开方面需要改进:虽然很多州对每一个公司都有投诉率的记录系统,但是公众不容易随时得到这些被投诉的信息。第三,州政府监管部门对于保险业有可能反应过度:许多州的保险行政专员曾经被保险公司雇佣,也有很多人又从州保险行政专员的位置上回到保险公司工作。

实际上,州的保险行政专员们,也面临着许许多多棘手的问题。比如,保险监管的危机、保险监管的现代化、保险公司的破产,以及基于信用的保险评分,等等。

从以上的介绍内容我们可以看出,政府对于保险行业的监管,可以体现在十分具体的从业人员资质与执照的审核颁发、保险公司的资质审核与财务运行状况的监控、保险费率的制定、保险合同的起草、保险产品的推广与销售过程是否公平、是否存有对消费者利益的损害,以及对于保险公司建立投诉记录等,这种监管设计周密,几乎贯穿在整体行业运行的每一个具体环节。

政府的监管到位,对于保险公司正常开展保险业务,以及保护消费者的利益不受损害、实现整体社会的"人人为我,我为人人",有着决定性的作用。

这也是制度的力量。一种具体制度的力量的具体体现。

第六章
生命健康危机与保险

生命健康危机有很多种。疾病、残疾、工伤、过早死亡，都是生命健康危机。在当代人类面临的各种健康方面的危险与危机之中，"过早的死亡"是其中的一种。

对于在健康生命危机与保险的领域里所讨论的"过早的死亡"，乔治·瑞达给出的定义为"家庭经济支柱"的死亡（Rejda，2011）。这种"家庭经济支柱"通常是财务意义上的，是一个家庭的最主要的财务义务的承担者、主要的经济来源。比如，死者曾经是最主要的负责奉养家庭其他成员、支付孩子的教育，以及承担没有付清的按揭的人，在这些财务方面的义务没有完成之前的死亡，被定义为"过早的死亡"。

"过早的死亡"，对于幸存的其他家庭成员来说，能够引发严重的财务问题、影响他们的生存和生活。如果没有其他的经济来源作为替补，而且此前积累的、可用的金融资产是不足够的，那么这个家庭的幸存者们，就会陷入极大的经济危机之中。所以说，"过早的死亡"是有极大的成本与代价的，这种成本与代价主要体现在对于受不幸过早死亡者奉养的家人的生活的灾难性的影响。

随着人类平均寿命的增加，"过早的死亡"引起的受奉养者生活大范围陷入灾难性的影响而导致的严重的社会经济问题已经大大下降了。但是，在今日社会中仍然存在的"过早的死亡"依然是引起极度家庭贫困的主要原因之一。

所以，针对"过早的死亡"给受奉养者带来的巨大生存风险而设立的人寿保险，就有着经济上和社会上的双重的充足理由。

如果一个投保者有经济来源、有收入，并且这个投保者要负责赡养其家人、要作为家庭的主要"经济支柱"而工作，并且负责赚钱来供孩子的教育、支付家庭按揭，那么，购买人寿保险就是具备充足的经济方面的理由的。

一旦人寿保险的投保者不幸"过早的死亡"而导致其家庭中的其他幸存者面临着陷于生存的财务危机时，人寿保险的偿付，可以让这个家庭的幸存者们，在失去"家庭经济支柱"之后，依然能够维持相应的日常生活，不至于限于经济困境、落入生存窘境。

人寿保险，可以被分为定期寿险（term insurance）、终身寿险（whole life insurance）和养老保险（endowment insurance）三大类型。其他类型的人寿保险项目还包括：改良的人寿保险（modified life insurance）、首选风险人寿保险（preferred risks life insurance）、储蓄银行人寿保险（savings bank life insurance）、产业人寿保险（industrial life insurance）、团体人寿保险（group life insurance）。

长期运行结果显示，这些人寿保险产品，为投保者的家庭其他成员筑起了抵御未来风险的一张保护网，避免了"过早的死亡"对于家庭幸存者带来的财务危机和生存危机。同时，这些人寿保险产品实际上还有一个十分重要的社会意义，就是避免了将"家庭经济支柱"不幸"过早的死亡"之后家庭幸存者陷入的生活无着落和窘境的救助责任推向社会、推给慈善领域。

所以我们说，人寿保险产品也是社会保障这个网络中重要的、不可或缺的一个组成部分，是保证投保者家庭成员在失去"家庭经济支柱"之后免于困顿、维持"体面生活"的最基本保障。

从另一个方面来说，投保者一直健在、没有使用人寿保险偿付时，所缴纳的人寿保险的保费，实质上可以为其他不幸遭遇"过早的死亡"的家庭提供"人人为我"式的救助。

人寿保险提供的这种可靠的救助，是制度化了的、理性的、有保障的社会救助。除了人寿保险这种形式，在生命健康危机的救助方面存在并有效运行的这种制度化了的、理性的、有保障的社会救助体系中，还有各种医疗保险项目。这些各有特点的医疗保险项目，在保障人民幸福生活方面的作用举足轻重。不仅仅是与人民的健康－生命危机密切相关的，也是与中国的医改及中国的公立医院走出困境密不可分的。

由于本书主要讨论的是与中国的医改和中国的公立医院相关的话题，所以，对于与生命健康危机密切相关的人寿保险不过多展开讨论，主要讨论与医疗、护理、残疾、工伤相关的保险项目。

第一节　个人医疗保险覆盖

美国有着世界上质量最高的医疗水平。抛开医疗水平不谈,很多学者认为美国的医疗体系也面对危机、需要改革。引起这些危机的问题主要有四个方面:①不断上升的医疗费用;②大量的美国医疗保险的人群;③医疗水平与质量的参差不齐;④相当大的浪费与低效率。

在个人的医疗保险覆盖方面,也有与整体医疗体系改革相关的、需要引起更多关注的重要问题。

个人医疗保险覆盖,指的是没有参加任何团体医疗保险的个体。这些个体是否具备医疗保险的结果,直接影响到这些个体与他们的家庭成员是否面临潜在危机。美国有数百万人参加了个体医疗保险项目。许多工人被裁员、被解雇或者是过早地退休,他们需要被保护;许多失业者也需要在失业期间有医疗保险的保护;很多学生,已经超过了可以使用他们父母的保险项目的年龄,也需要购买个人保险;还有相当大比例的人群,他们不到65岁,但是已经没有工作收入和工作单位,同样需要购买并使用个人医疗保险。

除此之外,绝大多数的工人,需要购买残疾收入保险(disability-income insurance)来保证在万一情况下的生命威胁或者受伤时的生活需要。还有许多已经退休的人员,需要长期护理保险(long-term care insurance)。

在美国的多数州,个人医疗保险的保费,是基于年龄和医疗承保的内容。但是,也有几个州已经承诺颁布法律,要求保险公司在销售医疗保险产品时,不能参照投保者的健康状况。所以,在这些州的医疗保险项目的保费,也就显著地比其他地方要高出很多。

第二节　重大医疗保险

目前,绝大多数个人医疗保险项目属于重大医疗保险(major medical insurance)。所谓重大医疗保险,就是投保者一旦发生大病或者受伤严重,产生了巨额医疗费用，保险公司可以给予非常高的医疗费用偿付比例。

重大医疗保险产品设立的主要目的，是缓解或者解除投保者的灾难性的财务负担和损失。典型的重大医疗保险产品具有以下几个特征。

第一，偿付高限额。偿付限额可以高达 200 万～800 万美元。这种高限额的偿付，对于真正解除或缓解灾难性疾病或者受伤情况下引起的灾难性财务危机和损失是非常必要的。

第二，偿付范围广泛。典型的重大医疗保险的偿付范围包括：①住院治疗费用（住院病房房费、住院期间餐饮、住院期间的日常护理费用和其他的医疗服务项目费用）。半私人的住院病房房间费用、手术室使用费、手术辅料费用、药品费用、实验室检查费用、X 射线检查与放射治疗费用。②门诊医疗服务费用。在医院门诊或其他单独的小诊所的小手术费用、住院治疗之前的预检查费用、门诊化学治疗或放射治疗费用、急诊室的门诊治疗费用，以及门诊实施的物理治疗和其他疗法的费用。③医师服务费用。包括在医生的诊所看病的费用、专科医师的医疗咨询费用、外科医师手术费用、麻醉师服务费用，以及按摩师、医师助理人员、执业护士、物理治疗师等人员的医疗服务费用。④门诊处方药物费用。

第三，底线扣除（deductible）。底线扣除，是近些年比较盛行的一种保险偿付方式，指的是在一定医疗费用的限度下，保险公司不予偿付。这个底线扣除的限额，可以是预先设定的，并且近些年比前些年底线扣除的限额高出了很多。比如，在购买医疗保险产品时已经预定 500 元、1000 元、1500 元或者更高，作为保险费用开始偿付的"起点线"。低于"起点线"的医疗费用，由投保者自理，保险公司不予偿付。这种做法节省了大量的小额偿付所带来的管理成本支出，使得保险偿付更加快捷、更加有效率。

此外，正是由于这种底线扣除政策，对于小额的医疗费用的偿付免除，使得保险公司有财务能力在必要时有可能提供更加高的医疗偿付额度，但是不需要大幅提高投保费用标准。

第四，共同保险（coinsurance）。许多医疗保险产品包含有"共同保险"的条款。具体说，就是在高于底线扣除额度的医疗费用中，投保者个人仍然需要承担一定百分比的医疗费用，保险公司只偿付高于底线扣除额度中个人承担比例之外的那部分费用。

比如，一个医疗保险产品的条款中，规定500元之上的部分可以理赔，500元之下的部分需要自付。但是在500元之上的部分，投保者个人仍然需要按照预先设定的个人承担百分比承担小部分医疗费用。

这种"共同保险"条款的设立，主要有两个目的，一个是为了降低参保费用，另一个是为了防止对于保险偿付计划的过度使用。如果参保者自己必须自行承担部分医疗费用，在很大程度上，参保者不太愿意去做一些没有必要的检查和治疗。这样，客观上一定程度地防止了保费的滥用和浪费，使得保险公司有财务能力去保持参保费用在一个相对合理和相对低廉的水平。

第五，自费限额（out-of-pocket limit）。自费限额的定义是投保者在一年内所发生的医疗费用中，超出底线扣除部分的医疗费用中需要自费的那部分的医疗费用总额超出了既定数目，则超出部分可以百分之百地得到保险偿付。

自费限额的额度，同样是在购买保险产品时就已经签署的保险条款中体现。有些产品规定自费限额是3000元或4000元，或者更高的限额线。设立自费部分限额的主要目的，也是为了减轻投保人在遭遇灾难性的疾病或创伤时的财务负担和财务损失。

第六，排除（exclusions）。所有的个人重大医疗保险中，都包含有"排除"的条款，即指明在何种条件下，排除保险公司的医疗费用偿付责任，保险公司不予偿付。

常见的"排除"条款包括以下情况：①战争引起的医疗费用；②选择性美容手术；③眼镜与助听器；④牙齿医疗保健（意外伤害导致的牙齿修复相关费用除外）；⑤劳动者赔偿金或相似法规条款已经包含（支付）过的费用；⑥不必要的或者实验性的医学治疗；⑦政府提供的医疗服务项目，除非患者有自付的责任；⑧已经被政府运行的麦迪凯尔医疗保险或其他政府运行的医疗保险项目所偿付的医疗费用；⑨由自杀或自残性伤害引发的医疗费用；⑩怀孕与分娩（怀孕引起的并发症治疗不在排除项）。

第七，内部限制。重大医疗保险条款中，可能包含许多对于某些医疗服务费用的"内部限制"。这些内部限制条款可能每年有修订或者是终生限制。比如，家庭健康护理、临终关怀、酗酒治疗、毒瘾戒除、例行体检，以及高级护理中心的费用。

第三节 长期护理保险

长期护理保险项目，是另外一个非常受市场欢迎的、近年内发展快速的保险产品。长期护理保险，为在护理中心、医院或住家接受医学护理或者委托看护服务的投保者提供保险偿付。

老年人或一般患者在护理中心接受护理服务的费用很高。以美国为例，一个人在护理中心每年需要缴纳的护理费用高达7万～10万美元甚至更高。美国有大约40%的年龄大于65岁的老年人需要普通护理服务，这其中还有大约10%的老年人在护理中心接受特殊护理服务的时间超过五年。

护理费用如此高昂，但是麦迪凯尔保险项目所能够偿付的合理费用是有限的，特别是对于那些需要在高级护理中心得到熟练技能护理的患者，麦迪凯尔偿付的部分最多只是100天的护理费用，其他的要自付。所以，护理费用对于绝大多数的老年人和患者来说，是一个非常大的可能负担不起的重担。

因而，美国有很多老年人已经购买了长期护理保险，以备需要时之用，避免一旦因为住进护理中心或需要其他专业医疗护理服务时出现财务不堪重负。

多数的长期护理保险项目具有以下几个特征。

第一，长期护理保险分成三大类：护理中心费用偿付类；居家护理偿付类；全部护理费用偿付类。护理中心费用偿付项目，所偿付的护理服务费用包括：护理中心费用、辅助生活中心/设施费用或者是临终关怀机构的费用。居家护理偿付类所偿付的护理费用包括：居家护理、成人日托机构和临时护理机构（respite care）。临时护理机构是一种为居家护理服务的护理人员在需要休假或其他原因短期休业期间，将所照护的老年人或患者委托临时看护的专业机构。全部护理费用偿付类所偿付的护理费用内容广泛，包括护理中心费用、辅助生活中心的护理费用、临终关怀机构的护理费用，以及可选项的居家护理、日托中心等机构的护理费用。

保险公司有专职的评估人员，对于需要提供护理服务的老年人或患者的状况进行全面评估，之后推荐最适合的不同护理等级和内容的护理机构给投保人。

第二，长期护理保险项目具有可选性。购买长期护理保险产品时，保险公司提供日护理费用的不同范畴的选项，比如，从每天偿付50元到每天300元或者更高。但是，对于接受居家护理的投保者的偿付水平，低于对于接受护理中心服务的投保者的偿付。绝大多数的保险条款中，对于每日最高的护理费用的偿付有一定限度。

对于长期护理保险项目，许多保险公司采用"整体支付"的方式，即规定每天的各种护理服务的费用偿付总额是多少，而不是逐条护理内容计算偿付。

第三，排除期（elimination period）。长期护理保险项目中设有时间长短不一的排除期，指的是在这段规定长短的时间内，保险公司不予偿付。比如，规定时间是30天或60天、100天或180天。排除期的设置，可以极大幅度地降低投保费用。越长时间的排除期条款存在，保费的降低程度就越大。

第四，保险补偿的资格认定。有两个保险补偿的"触发器"，意义是界定投保者是否是长期需要护理服务的、是否是有资格符合被保险偿付的。被保险补偿的资格是符合这两个"触发器"中的任何一个。

一个"触发器"是规定投保者只有在投保者不能自行完成日常生活活动（activities of daily living，ADLs），包括吃饭、洗澡、穿衣、从床上移动到轮椅、使用厕所及身体动作可控，在ADLs达到规定的数目时，可以触发、启动保险偿付。假如投保者在没有其他人帮助的状态下，无法完成上述六个ADLs中的两个，则被认定可以启动保险偿付。

还有一个"触发器"是投保者有严重的认知障碍，需要安排实质性的监护来防止危险发生和保证安全。

第五，通货膨胀保护。保险公司采用多种方法来抵御通货膨胀。例如，一个大型保险公司允许投保者根据消费者指数（consumer price index，CPI）调整每年的日护理费用偿付额，比如，投保时规定每天的偿付护理费用为200元，在CPI上涨4%时，保险偿付额上升为每天208元。投保者不需要提供CPI上涨的证据，但是投保费用会相应地上调。

另外一个抵御通货膨胀的做法是，每年保险偿付费用额度自动上升一定的百分比，比如5%。但是这种保险偿付自动上涨的做法，某些情况下一定伴随着保费的上涨或翻倍。

第六，承诺保险续约。近些年有很多保险公司的条款中规定承诺保险续约。一旦签署，就不可以取消。但是，根据投保者的具体情况，保费可以改变、上涨。

第七，昂贵的覆盖。长期护理保险的保费非常昂贵，特别是对于那些年龄很大的投保者来说。比如，一个"全部护理费用偿付类"的投保人，如果55岁开始投保，五年每天偿付150元的投保费用是623元，65岁开始投保的费用就是1246元，而一个75岁的老年人的投保费用则是3359元。

所以，一些保险代理人或理财产品经纪人，会游说年轻人从相对年轻时期就开始购买长期护理保险，因为这样的话，保费会降低很多。但是消费者协会反对这种推荐做法，因为年轻人在使用长期护理保险的偿付之前，缴纳保费的时间过于长久。比如，一个40岁的人开始购买长期护理保险，但是根据统计资料，平均到79岁才开始使用长期护理保险偿付，此前投保者要缴纳39年的保险费用。他们倾向于推荐相对年轻的投保者购买其他保险产品，诸如伤残收入保险之类的更加实用的保险产品。

第八，非没收原则。多数的保险公司提供一个非没收原则作为保险产品的选项之一。非没收原则一般是指投保人在缴纳保费之后，没有使用任何的保险偿付，通常，保险公司会返还投保者全部的保费或者一定比例的保费，并且包含返还保费的所得利息。非没收原则条款下的投保费用也相应增加，增加的幅度可以是20%～100%。

第九，长期护理保险的税收。长期护理保险项目在税收方面有特殊政策优惠和支持。长期护理保险的购买，可以是个人，也可以是团体。雇主为雇员购买的团体保险，可以减免税收，并且享有保险的雇员不用为此纳税。

第四节　残疾收入保险

残疾收入保险，是另外一种非常重要的个人健康保险的产品。严重的残疾，能够引发劳动能力的丧失、导致工作收入的丧失，同样可以使得残疾个人和其家庭陷入巨大的财务危机和生存危机，除非具有残疾收入保险的偿付来替代原有的收入，或者有其他的经济来源作为替补。

很多工人，很少去想一旦发生长期残疾所带来的财务危机和生存危机。但是，在65岁之前发生残疾的可能性，远远超过人们通常的想象和预期，特别是在很年轻的时候就发生残疾，很多人不会去想这个问题。

残疾收入保险是为那些因病或者因伤而丧失工作能力、丧失工作收入的投保者，提供收入来源、保障其生活的一种方式。残疾收入保险，为那些因为突发事件或者伤病而失去收入的投保者，按月发放偿付收入来替补此前的工资收入。

残疾收入保险的偿付额度，可以是在购买保险时已经预定的。购买残疾收入保险的收入水平，与投保者的总收入相关。为了防止过度保险、降低道德风险、防止装病骗取残疾收入保险的偿付，多数保险公司都设立一个残疾收入保险偿付的限定额，即投保者此前总收入的60%～80%。

对于残疾收入保险的偿付，绝大多数的保险公司都规定了只有在"完全残疾"（total disability）的情况下，才可以给予定月发放。"完全残疾"的标准通常包括三种情形：①对于在投保者自己的职业领域里的全部工作都无能为力，不能完成；②对于投保者来说，所具备的培训、教育和经验背景，无助于接纳任何其他领域的任何工作；③无法从事任何有收入的工作。

许多保险公司结合第一条和第二条综合考察投保者是否具备"完全残疾"的偿付资格。在开始残疾的初期阶段，比如第一年至第五年期间，适用于第一条，即在自己原来的职业领域里的全部工作都无法完成。但是在开始残疾的初始期之后的期间内，依据第二条来进行评估。

举例来说，一个牙科医生因为手部严重的关节炎，不能继续从事牙科操作。在第一年至第二年，可以被认定是"完全残疾"。但是两年之后，如果这个牙医可以转到牙医学校，从事研究工作或者做教员，那么，以他的受教育和培训背景，完全可以胜任研究员或教员工作，就不再符合"完全残疾"的偿付标准。

"局部残疾"（partial disability）的偿付，在某些残疾收入保险项目中也有体现和设立。"局部残疾"的定义是，投保者在他或她自己的职业领域中不能完成一项或者多项工作。局部残疾保险一般只在一个比较短的时期内付比较低的偿付金，并且局部残疾收入保险的偿付，一般是在"完全残疾"之后的一个时期。

比如，一个在车祸中完全残疾的投保者，经过一段时间康复训练之后，可以兼职性质非全日制地回到工作中去，以此观察康复是否彻底。在这段兼职工作时期内，局部残疾收入保险可以被给予偿付。

最近几年，保险公司还推出了与"完全残疾"保险条款绑定在一起的对于

"有保留的残疾"（residual disability）设立的收入保险条款。所谓"有保留的残疾"，与局部残疾相比，残疾程度又轻了很多。指的是投保者在发生意外伤害或者疾病之后，因为伤病而导致收入水平下降了，这时候，保险公司可以根据条款给予偿付。

一般来说，很多保险公司规定，只有在投保者因为伤病而导致原有的收入锐减，减少了超过75%或者80%的情况下，才可以被认定为100%的损失而予以偿付。

第五节　个人医疗费用的合同条款

以美国为例，所有州的法律都已经要求将个人医疗费用的合同条款清楚地列入个人医疗费用的保险合同中，而其他的条款可能是作为选项，可列可不列。以下一些医疗费用的合同条款引人注意地出现在保险合同中。

第一，续约条款。续约条款指明在一定时间内，个人医疗费用的合同条款继续有效。续约条款包括四条：①可选的续约内容。该条款给予投保者以最基本的续约保护。在这个条款下，保险公司也有权利在任何周年或保费阶段到达日期终止合约。续约只有在保险公司同意的前提下才可以完成。续约还有一个前提，就是保险公司可以在新的续约条款签订之前，可能指定一些必须达到的条件，只有在这些条件被满足的前提下才可以续约。这些"必须达到的条件"，有可能是限定投保者身体的某个部位的某种伤害或某种损失，也有可能是指某些特定的情况发生时，不被包括在保险偿付的内容之列。②仅限定的不予续约的原因。这个条款提供了极大的保护作用。保险公司可能会拒绝续约，但是仅仅在指定的条件下保险公司可以不与投保者续约。这些指定的条件是硬性规定的，比如，投保者达到了一定的年龄，投保者已经不再被雇佣，等等。③保证续约。绝大多数的个人医疗费用的保险条款是被保险公司"保证续约"的。这种保证续约的条款，极大限度地为投保者提供了保障和保护。但是，保险公司也有权根据实际情况决定在续约之前提高承保的保费，尽管续约是一定的。④非撤销原则。非撤销原则为投保者提供了最高级别的保护。在这个条款下的个人医疗费用保险合同不可以被撤销，保险公司必须为投保者续约到指定的年龄，并且在达到指定年龄终止保险合约之前，投保保费不可以增加。非撤销原则下的保险，只要投保者定期缴纳保费，就可以保持这个保险项目直到年满55岁，或者是按照合同约定的44岁，承保后至少有五年期限是在非撤销原则保护之下。

第二，预先存在的条件条款。为了控制"逆向选择"（adverse selection），个人医疗费用保险合同通常都包含预先存在的条件条款。预先存在的条件，指的是对于身体或者精神方面的条件，在承保条款开设生效之前，投保者需要接受治疗或者需要维持现状一段时间。这段时间可能是两年，或长或短。除非这些情况被披露在保险申请书中并且已经以附件的形式加以界定。美国的很多州都已经颁布了很严格的限定，限制各种类型的预先存在的条件条款。

第三，十天查验期。如果投保者签署了保险合同，不满意的话，可以有十天的查验期。即十天之内可以退保，全额退回投保费用，原先签署的保单作废。

第四，索赔。关于索赔，在个人医疗费用保险中，有相当多的条款加以详细说明。包括要求保险索赔者在保险合同所覆盖的损失发生20天之内，或者在合理的期限中完成索赔申请。这些条款中还规定，保险公司在收到保险索赔之后的15天之内要送出保险索赔表格。在验证损失的方面，要求索赔者必须在损失发生的90天之内向保险公司提供书面的、正式的损失证明。如果90天之内不能提供可信的书面证明，索赔申请将不被受理。但是，在任何的索赔案例中，只要能够提供具有法律效应的证据，证明索赔者在过去的一年中不具备索赔能力，在一年之内仍然可以完成索赔申请。

第五，宽限期。宽限期也是必需的合同条款之一。所谓宽限期是指在保费到期之后的31天之内，保险合同还在有效期。

第六，保险合同复原。个人医疗费用保险条款中包括复原。复原的定义是：在宽限期内，如果投保人没有缴纳保费，则原有的保险合同失效。复原条款允许投保者恢复原有的保险合同，即如果投保者向保险公司或者保险代理人支付了保费，保险公司没有要求投保者重新申请加入该保险项目，则原有的保险合同被恢复。但是，如果保险公司要求投保者必须重新递交保险申请，并且在得到保险公司的批复之后才能够复原，则投保人必须按照程序递交保险申请书。如果保险公司没有提前通知投保人关于复原的申请书被拒绝，那么在申请被受理的45天之后，自动生效复原。复原之后的保险，对于10天之内的疾病治疗费用不予偿付。但是所有的意外事故所导致的医疗费用都会立即被准予得到偿付。

第七，特定抗辩的时间限制。正如人寿保险中的不可抗辩的条款一样，个人医疗费用保险中必须含有对于特定抗辩的时间限制条款。所谓特定抗辩的时间限制，指的是在保险合同生效之日起之后的两年之内，保险公司不能以保险申请合同中的错误表述或失误为理由，而将已经生效的保险合同作废或者拒绝理赔。只有一种情况下可以宣布合同失效或者拒绝理赔，那就是证明了投保人有虚假的陈述欺诈行为，骗取了保险合同。两年之后，保险公司可以在提供证明材料、证明投保人在首次投保时做了虚假的陈述和误报的基础上拒绝理赔。

第六节　个人医疗保险的购买

高质量的个人医疗保险项目的保费，一般都是昂贵的。所以，人们不应该花费金钱去购买那些不太可能为自己提供实质意义保护的、经由保险公司推出的医疗保险产品。因此，在购买医疗保险产品时，遵循某些特定的保险购买指南，就是非常有必要的。这些保险购买指南，应该包括下列信息。

第一，确保了灾难性损失。购买保险产品，最重要的是买那些能够为你在遇到灾难性损失时提供保护、抵御财务风险的。为一些疾病所付出的代价，是被证明了的可以带来毁灭性的财务灾难。比如，在美国，一个开放性的心脏手术，价格是10万美元以上；一个肾脏或者心脏移植手术的收费，可以达到40万美元甚至更高；一起严重的车祸，需要一系列大型手术，包括整形手术和康复治疗的费用高达20万美元以上。除非有可用的保险偿付或者有其他金融资产去支付这些费用，否则这些医疗费用可以让人倾家荡产。无力支付灾难性的医疗费用，是导致个人破产的主要原因。

所以，人们应该购买那些高质量的医疗保险项目，包括个人的重大疾病意外保险项目或者团体的重大疾病意外保险项目。为了防止个人的自付比例过大，应该购买那些重大疾病意外保险中含有止损限额条款的，即在止损限额之上的医疗费用保险公司将百分之百地进行偿付。

第二，优先考虑团体医疗保险。在购买医疗保险时，应该首先考虑购买团体医疗保险项目。如果符合条件，参加雇主支付的团体医疗保险或者符合条件加入其他的任何团体的医疗保险项目都是首选。

团体医疗保险项目，原则上越多的人参加，则平均缴纳的保费会相应地降低。一般来说，团体保险项目不同于个人保险，体现在团体保险项目提供更加全面的保险内容。如果是雇主支付的团体医疗保险，雇主会支付绝大部分的保险费用，个人承担的比例比较小。另外，雇主支付的保费，雇员免税；雇员自付的保费，通常也是在税前扣除，不用缴纳税费。但是，个人医疗保险项目所缴纳的保费，一般没有免税政策。

其次，团体医疗保险在雇主支付保费时，不论年龄或健康状况，每人缴纳的保费是一致的。但是在美国的很多州，保险公司对于个人的参保费用，是依据投保人的年龄和健康状况有区别地设立了不同的保费标准。

第三，具有首选供应商网络的保险产品。购买医疗保险项目时，还有一个非常重要的注意事项，就是要优先购买那些具有首选供应商网络的保险项目。保险公司通常都有自己的医疗服务供应机构网络，这些医疗机构与保险公司签约为其提供投保者的医疗服务，但是签约的医疗服务收费是有折扣的，收费相对低廉。这些与保险公司签约的供应商网络中，一般有执业医师、牙医、医院、医药公司，另外还有其他一些医疗服务供应机构与这个供应网络有部分相关。如果与不是首选供应商网络中的医疗机构的收费标准相比较，投保者在这些首选的供应商网络中享有医疗服务，但是自付的费用将低廉很多。

第四，不忽略残疾收入保险条款。购买医疗保险产品时，不应该忽略的一个内容是残疾收入保险条款。在疾病或者残疾的情况下，个人的收入会减少、损失很多。但是，有了残疾收入保险条款，这部分损失就可以得到相应的补偿，保证投保者的基本生活不受巨大财务损失的冲击。特别是工人群体，年老会使得健康问题更加突出、更加可能在工作中致残、更加有可能因为身体原因而导致收入锐减。

第五，避免购买那些有限的偿付保险产品。有限的保险偿付条款，意味着保险公司仅仅对某些特定的疾病或者特定的意外伤害进行有限定额的偿付，或者是严格限定偿付的情形和标准。比如，保险条款规定：仅仅偿付投保者住院期间的医疗费用，但是出院之后居家康复治疗的费用不予偿付。

还有一些有限的偿付保险产品，规定只对保险单中某些列出的特定的疾病进行保险偿付，比如，癌症、多发性硬化症或者肌营养不良症，这些不属于常见病、多发病之列。

如果购买高质量的个人或者团体医疗保险产品,在保险偿付的内容中,不会设立仅仅对于某些特定疾病进行偿付的条款。因为人们实际上基本无法提前预知自己将会得、可能得什么样的疾病。

第六,用免赔额和消除期来降低保费。高质量的医疗保险项目的保费都是很昂贵的。在美国,一个全家人共享的、全面的、高质量的医疗保险项目,每年的保费可以高达 13 000 美元以上。投保者可以购买那些有相对高额底线扣除条款的保险项目,以降低保费。

当然,在购买医疗保险之前,应该多接触、多了解几个保险公司。虽然保费是很重要的一个考量,但是不应该仅仅考虑保费问题。较低保费的保险项目,常常是包含了很多限定性条款、有限偿付或者是有限索赔条款的。

第七章

团体人寿与医疗保险

团体人寿与医疗保险，是整个保险业非常重要的组成部分，可以被很广泛地定义，包括雇主赞助的团体人寿与医疗保险项目。这些项目的推出和使用，大大强化了个人与家庭的财务安全保障网络。

团体人寿与医疗保险，给雇员带来了很多的利益与好处，包括团体人寿保险、团体医疗保险、齿科保险计划、团体短期和长期的残疾保险项目、带薪节假与休假、支付员工因家人和员工自身原因的离岗、各类健康计划、员工援助计划、教育援助、员工折扣，以及其他许许多多的好处与利益。

员工人寿与医疗保险项目的利益与好处，还包括员工为社会保障与医疗保险项目做出了贡献，为失业保险索赔、员工赔偿金及残疾人临时保险等保险项目制度的存在与运行做出了贡献。乔治·瑞达（Rejda，2011）对于团体人寿与医疗保险项目的描述，有助于我们的全面理解。

第一节 团体保险的基本原理

一、团体保险项目与个人保险项目的不同之处

最明显的一个不同，是团体保险项目只需要签署一个保险合同。签署的合同为加入该保险项目团体中的每一个成员提供条款一致的保险服务。

团体保险项目，所签署的合同被称为"主合同"（master contract）。主合同

是由团体中的保单持有人代表团体中的所有个人,与保险公司两方面之间完成签署。在绝大多数的团体保险合同中,只有代表团体利益的保单持有人与保险公司双方签署,其他雇员不作为保险合同的签署方参与。但是,团体保险合同所覆盖的雇员们可以持有一张保险公司颁发的保险项目证明书,在这个证明书中表明,该证书持有者是具备被保险的资格的,也表明了其所参与的保险项目具体有哪些保险条款。

除了主合同之外,团体保险项目的另外一个特征,是比较于个人所购买的个人保险项目,在同等保险条款下所缴纳的保费相对比较低廉。同时,团体保险项目中,个人所缴纳的保费部分,通常只是保费的一部分或者是全部,但是这个"全部",也已经是经过打折或者是"消除保费支付"处理过的了。另外,对于保险公司而言,团体保险项目的签署,对于保险公司投入的保险项目的管理费与市场推广费用,也是大大降低了的,所以在保费的降低方面有足够的财务处理空间。

团体保险项目的特征中,还包括保险公司对于团体保险,不要求团体中的每人提供"可保险"的证据,而是综合评估这个团体的"可保险"性质,没有对团体中每个投保者个人的筛选。

团体保险项目的制定,是基于保险公司的"经验等级"。如果这个投保的团体人数足够大,那么这个团体的保险投保费用的界定,是根据经验性的实际损失作为参照来确认的。

二、团队保险项目基本的承销原则

由于团体保险项目中通常不考量团体中每个个体的"可保险"性,所以团体保险项目必须有其他的考量标准和原则以用于评估团体保险的参保团体的"可保险"性。这些考量标准和原则包括以下几条。

(1)非拣选原则。参加团体保险的全部成员,不能是经过挑选的为了获取保险资格的特殊人群。这个原则是非常必要的,能够保证避免或者减少参保过程中的"逆向选择"。如果一个团体保险的参保成员们,是为了获得保险的目的而挑选出来的,那么,不成比例的非健康人群为了获取低成本的被保险资格,可能会加入到这个团体保险项目中来,从而"经验等级"也就不可用、没有用了。

（2）团体中的流动人口。理想上，一个团体保险项目的最佳人群流动应该是，年轻人不断加入这个团体，而老年人不断流出这个团体。没有年轻人的不断流入，这个团体的平均年龄就会不断增加，投保的保险费用也会相应地不断上升。更高的保费，会使得这个团体保险项目中的年轻人、健康人放弃这个保险，而年老的与非健康的将会继续保持这个保险项目的拥有，就会出现恶性循环：索赔率进一步增高、保费不断增加。当然，雇员的流动和周转不应该有如此明显的趋势，这种流动和周转也会导致行政管理费用的高企。

（3）获益的自动测评。有一些公式能自动生成保险项目投保者的获益，进行自动测评，这样可以避免对参加保险项目的人数进行挑选。这些公式中使用的是参保人员收入、工作职位、服务年限或者是一些诸如此类的综合因子。

自动测评的目的，也是减少对于保险公司的"逆向选择"。如果可以对于参保人数进行挑选，就会出现不健康的人可能会挑选参保人数更大的保险项目，而更加健康的人会挑选参保人数更少的项目，结果可能出现保险公司面对的是不同人群的索赔的不成比例。

然而，也有很多的团体保险项目，为了吸引更多的参保者，允许参保雇员在有限定的条件下去挑选对于他们自己更加有利的获益水平。

（4）最低参与人数的要求。团体保险项目，对于合格雇员必须参保的百分比有最低的要求。如果是非缴费型的保险项目，参保费用由雇主全部支付，就会要求合格的雇员百分之百地参保。如果是雇员部分缴纳保费的保险项目，就会要求绝大多数的合格雇员必须参加这个保险项目。

在雇员需要缴纳部分保费的团体保险项目中，要求全部雇员都参保可能很困难。所以，保险公司设定的最低参保人数比例是50%～70%。设定团体保险项目的最低参与人数百分比，有两个原因。一个是，如果足够大量的合格员工参加该保险项目，"逆向选择"就被减少了，从而大量的非健康人群参与到团体保险中的机会也就相应减少；另一个是，如果高比例的合格员工参保，对于每个参保人员的保费降低也是有好处的。

（5）第三方分担成本。理想状态下，个人不应该承担全部的保险费用，所以在多数的团体保险项目中雇主支付了部分保费。

第三方分担成本，可以避免出现相对年纪大的参保者在保费方面有过于大的增加。在一个由参保者支付全部保险费用的保险项目中,实际上是那些更加年轻的投保者帮助那些比较老的投保者支付了保险费用。一旦这些年轻的投保者意识到这个问题,就会放弃已经参保的保险项目,转而去参加其他成本更低的保险项目,只留下那些更老、更不健康的投保者保留在这个保险项目中,继而出现该保险项目的保费更加高涨的局面。

然而,如果雇主自行"吸收"掉因为负面的因素而导致的保险费用的上升部分,雇员所缴纳的那部分保费,就可以相对平稳地保持在一个比较合理、比较有吸引力的水平,不会出现明显的上涨。这样就可以使该团体保险项目更加吸引人、有更多的雇员参与进来。

(6) 简单高效的管理。团体保险项目的管理,应该是简单的、高效的。雇员缴纳的那部分参保费用,从工资单中直接扣除,这样也会简化保险公司的管理程序、降低保险公司的管理成本,从而有更多的财务力量保持尽可能低的保险费用、吸引更多的参保者。

三、团体保险的资格要求

团体保险,在保险生效之前,必须要查验团体保险是否具备足够的资格。这些团体保险方面的资格验证包括以下两项。

首先,符合条件的群体。所谓的"符合条件的群体",在法律层面和保险公司的操作规程中都有严格的定义。符合条件的群体包括个体开业的自雇群体、多雇主群体、各种工会组织、债务-债权群体和一些杂项群体如各种联谊会、各种校友会。

团体保险项目,通常要求投保的团体是已经具备一定的人数规模的。传统上,这个既定的规模是十个人。但是现在有些保险公司对于团体保险项目,只有两个人或三个人的也可以办理。要求投保的团体具备最小的人数规模有以下两个原因:一个是,一旦发生索赔,可以有其他人缴纳的保费作为一种对于保险公司的财务保护;另一个是,不论团体保险的人数规模有多大,固定的支出一定是存在的,团体的人数规模越大,可以分摊的成本就越稀薄,保险项目的每个个体单元的费用率也就越低。

其次,团体保险的资格要求,除了"符合条件的群体",还要符合资格要求。团体保险的资格要求，指的是在雇员参加团体保险项目之前，必须已经符合参加团体保险的资格要求。这些资格要求包括：①已经是全职的雇员。但是也有一些团体保险项目，现在可以允许兼职的员工加入。②满足试用期。如果试用期不满的员工加入团体保险项目，一旦试用期后不被录用，就会增加行政管理的成本。③在资格有效期内申请保险。④在保险开始生效时还在工作雇佣期内。

第二节　团体人寿保险

团体人寿保险在市场上是非常受欢迎的相对并不昂贵的一种雇员保险项目。以美国2007年的数据为例，团体人寿保险占整个人寿保险行业的百分比高达48%。

最典型的团体人寿保险有以下三种。

一、团体定期寿险

团体定期寿险是团体人寿保险中最重要的一种，90%以上的团体人寿保险为团体定期寿险。这种形式的保险每年更新一次保险条款，为员工在职工作期间提供了低成本的保险。

团体定期寿险保险额的界定，是根据员工的收入、工作职位或者其他的因素综合评估，一般是年工资或年总收入的1～5倍。在员工在职期间，保险就是有效的。如果员工被裁员或者离职，他或她有权利可以将团体定期寿险在31天之内转为个人付费的方式，而继续保有该保险。但是实际操作中，团体定期寿险通常不被转为个人缴费的个人保险，只有很少的人这么做，因为成本问题或者因为新的雇主又为他们提供了相似的保险项。那些离职后或被裁员后将团体定期保险转为个人付费人寿保险的人，常常是健康有问题或者不具备投保资格的人，保险公司不愿意与他们签订新的人寿保险合同。

多数的团体定期寿险，允许有适量的人寿保险对于员工的配偶和受抚养的子女也被承保。这是因为法律和税收方面的考量。

有很多雇主为已经退休了的雇员提供减量的定期寿险。减量的含义即可能是原来的寿险保额的50%。

毫无疑问，团体定期寿险为在职员工提供了非常适用的保护。但是团体定期寿险实际上也有两个不好的方面。一个是只在员工在职期间，当员工离职或被裁员之后，团体定期寿险实际上也就终止了。还有一个是，对于年龄较大的雇员来说，如果退休后将团体定期寿险转为个人缴费保险继续保有，将是很昂贵的。

二、团体意外死亡与重大伤害险

很多团体人寿保险项目也提供团体意外死亡与重大伤害保险条款（group accidental death and dismemberment，AD&D），就是承保的雇员，一旦发生意外死亡，或者身体受到某些特定的重大伤害，保险公司将给予额外的偿付。意外死亡与重大伤害保险的偿付，通常是人寿险的一到两倍。如果雇员发生意外死亡，全额AD&D偿付，如果承保雇员发生了身体的某些特定的伤害，比如手部、脚部或眼睛，将给予部分AD&D偿付。

也有很多团体人寿保险项目附加的意外死亡与重大伤害保险，是由雇员自愿购买的。自愿购买的雇员，就要自行支付全部的AD&D保费。

三、团体万能寿险

有些雇主为他们的雇员购买团体万能寿险（group universal life insurance）。团体万能寿险与个人万能寿险相似，但是也有明显的区别。

第三节　团体医疗费用保险

团体医疗费用保险，是一种为雇员提供的对包括医院费用、医生诊费、手术费和其他相关的医疗费用进行偿付的团体保险项目。这些团体医疗费用保险项目对于为雇员和他们的家人提供财务安全保障有着决定性的重大意义。团体医疗费用保险项目，已经占到全部医疗保险项目的 90% 以上。

以美国为例，团队医疗费用保险，有四个主要的承保方。

一、商业保险公司

商业人寿与健康保险公司同时销售个人的、团体的医疗费用保险项目。有些财产与意外保险公司也在销售医疗费用保险项目。商业人寿与保险公司所承接的个人与家庭的医疗费用保险项目，绝大多数是以团体保险的形式签订的。

商业保险公司的保险项目更加注重成本与效率，他们会发起并管理一些同样注重成本与效率的医疗机构，比如健康维护组织和首选供应商组织（Preferred Provider Organizations，PPOs）。本章第五节将对健康维护组织和首选供应商组织进行更加详细的介绍。

二、蓝十字与蓝盾计划

蓝十字和蓝盾计划都是医疗费用保险项目。所承保的医疗费用覆盖医院费用、医生费用、外科手术费用、辅助的医疗项目收费，以及其他医疗相关费用。

蓝十字保险项目的偿付内容包括医院费用和其他医疗相关费用。但是蓝十字保险项目对于投保者来说，更加侧重于提供医疗服务，比财务方面的益处更加明显和突出。蓝十字保险通常偿付的是医院病房等与服务更加相关的项目费用，并且这种偿付是以直接付费给医院的形式完成的，而不是偿付给投保者。

蓝盾计划保险项目则偿付医生费用、外科手术费用，以及其他的医学临床费用。

如今绝大多数的保险项目是同时具有蓝十字和蓝盾计划的偿付条款的。两项合并起来的保险内容，就可以覆盖几乎全部的医疗服务与医疗技术项目的收费。

与商业保险公司相似，蓝十字与蓝盾计划保险项目也发起与管理包括健康维护组织和首选供应商组织在内的大型医疗机构。

在绝大多数的国家，蓝十字与蓝盾计划保险项目属于非营利性组织，受到税收与立法方面的特殊对待。然而，为了提高融资能力、更加具有竞争性，已经有些蓝十字与蓝盾保险项目转为营利性组织形式，具有股东和董事会。还有很多的非营利性蓝十字与蓝盾保险项目，拥有一些营利性的附属公司或组织。

三、管理式医疗组织

管理式医疗组织，是另外一个经营团体医疗费用保险的承保方。管理式医疗组织通常是营利性组织，同时提供团体医疗费用保险项目给各种机构的雇员。

管理式医疗（managed care）已经成为一个通用术语，这个通用术语的含义，就是提供给团体雇员的、十分注重成本控制的、注重提升医疗效率的团体医疗费用保险项目。这个通用术语还有一层十分重要的含义，就是等于"控制成本，所有的医生提供的医疗服务，被置于严密的监控之下"。

管理式医疗组织，通常也发起合作于健康维护组织和其他的管理式医疗组织。

四、雇主自我保险项目

有很大比例的雇主，特别是大型企业或机构的雇主，为雇员支付全部或者部分保险费用，叫做雇主自我保险项目（或者叫做雇主自我融资保险项目）。

自我保险项目，通常设立止损保险条款（stop-loss insurance），由签订合同体现保险关系，并且注明是"仅仅提供管理服务"（administrative services only, ASO）。止损保险条款意味着，商业保险公司将为高于某个最低限额多出的医疗费用提供索赔偿付。这个止损保险条款，在医疗费用高出某个水平的时候，可以保护雇员免受更大的经济损害。

"仅仅提供管理服务"合同，是一种在雇主与商业保险公司（或者其他第三方）之间签订的合同，这种合同意味着，商业保险公司只提供"管理服务"。这些"管理服务"的具体内容，可以包括保险项目的设计、索赔处理、精算支持及保险记录的保管。

雇主自我保险项目有其产生与存在的原因，这些原因是：①符合国家颁布的《雇员退休收入保障法》（Employee Retirement Income Security Act）；②成本可能会被降低或者上升得缓慢些，因为节省了保费的纳税、保险公司的佣金及保险公司的利润；③雇主可以保留部分或者全部准备用于保险索赔的资金以及这部分资金的利息，直到确实需要保险偿付时再支付；④雇主自我保险在法律层面有豁免，豁免于根据法律要求保险项目所必须提供的特定的国家规定的福利。

第四节　传统的医疗赔偿保险

随着时间的推移，团体医疗费用保险项目已经发生了极大的变化。那些保留下来的、相对比较旧的医疗保险项目，被称作"传统的医疗赔偿保险"。例如，按照每项医疗服务的偿付标准付费给医生们；投保者们有极大的自由度根据自己的喜好，去选择他们自己的医生或者自己喜欢的其他医疗机构；保险公司按照既定的最高限额，付钱给保险项目所覆盖的医疗服务机构；成本控制没有被特别强调或实施。

传统的医疗赔偿保险项目的重要程度与市场份额已经大大降低了。2008年美国的数据显示，仅有1%的团体医疗费用保险项目属于"传统的医疗赔偿保险"形式。与之形成鲜明对照的是管理式医疗组织的蓬勃兴起与迅速发展。

尽管传统的医疗赔偿保险已经逐渐成为过时，但是我们还是有必要知道，它还有两种基本的形式在现今的保险市场上运行。

一、基本医疗费用保险

基本医疗费用保险（basic medical expense insurance），是一种团体医疗保险项目的通用名。这种医疗保险，正如它的名称，仅仅为团体投保者提供最基本的医疗费用的保险偿付。虽然这种基本的医疗费用偿付，对于常见的一些医疗费用来说，是足够的财务保障，但是，通常情况下，这种基本医疗保险不包括对于"灾难性"的医疗损失的偿付。

团体基本医疗费用保险，通常仅仅对于四种日常医疗费用进行偿付。具体包括：①医院费用保险。医院费用保险，是对于投保者在住院期间的医疗费用进行偿付的一种保险项目。一些比较旧的保险项目，实际上仅仅支付病房费用、食宿费用，并且每天有最高限额，比如500美元。比较新的医院费用保险项目，通常支付医疗服务优化费用，比如可以包括半私密的病房费用。很多比较新的医院费用保险项目，还对医院收取的杂费进行偿付，如药物费用、X射线费用及手术室的使用费用。②外科手术费用保险。外科手术费用保险，通常包括对于外科手术和医生的费用偿付。比较旧的方式是根据已经列出的手术费用项目以及每个项目的限额进行偿付。比较新的做法通常是基于合理的、常用的收费标准来对医生进行偿付。也就是说，付给医生的费用标准制定，是参照这个领域中其他医生完成相似的医疗服务所收取费用的标准来完成的。但是，这样的做法，常常使得保险公司所支付的费用低于医生实际收取的费用，所以投保者还需要自付保险公司没有偿付的其余的很大部分的医疗费用。③看医生的费用。团体基本医疗费用保险，还为看医生的费用提供偿付。有些保险项目只包含去诊所或医院看医生的费用，也有一些保险项目还包括请医生到办公场所或家里看病人的费用。④杂项费用。杂费项目的清单很长，内容包括很多条目。依据不同的保险条款，团体基本医疗保险可以偿付包括专科医生的家庭保健访问、扩展护理项目、放射治疗、X射线诊断、磁共振成像，以及其他附加杂项。

如前所述，基本医疗费用保险项目目前已经所存不多。当今更多的雇主，为雇员提供的团体医疗保险项目，是保险内容更加广泛的、更加全面的医疗费用保险项目。

二、重大医疗保险

传统的医疗赔偿保险项目，除了基本医疗费用保险，目前仍在市场上的还有重大医疗保险（major medical insurance）项目。

重大医疗保险项目，是设计用来偿付灾难性的疾病或者伤害出现时的医疗费用的一种保险项目。可以是作为基本医疗费用保险的补充附件形式，或者是作为与基本医疗费用保险的联合条款同时存在，从而提供更加全面的保障。

第五节　管理式医疗保险项目

为了控制不断上升的医疗保健成本，雇主与保险公司已经联手推出很多种管理式医疗保险项目。如前所述,管理式医疗已经成为通用名词,意味着以成本-效率更佳的方式为已经投保的雇员提供多种多样的医疗服务覆盖的保险项目。

投保于管理式医疗保险项目的雇员们,在选择医疗机构和医生方面,会有一定的限制,因为这个保险项目特别注重的就是成本控制与削减成本,所以全部的医疗服务使用情况,都会被严格监控,医生为投保人员提供的医疗服务的质量,也是在严格的评估与监控之下。提供医疗服务的一方,无论是医院还是医生,都要通过一种严格设计的财务风险分担方法来分担财务结果,所以无论医院还是医生,都非常关注财务状况、关心参保人员的疾病预防和健康生活方式,少生病少使用医疗资源,从而到达控制成本、减少成本的目的。

目前,管理式医疗保险项目主要有以下三种类型。

一、健康维护组织

健康维护组织,是一个为已经加入它的保险项目的成员提供全面的医疗服务项目的医疗机构系统。与传统的医疗保险项目相比较,它具有很多特点。

(1)健康维护组织的责任,就是组织建构能够提供全面医疗服务的医疗机构,并且将这些医疗服务提供给它的医疗保险参保成员。健康维护组织一般拥有自己的医疗机构设施,或者租赁其他的医疗机构的设施。此外,健康维护组织与医院签约,或者与医生签约为承保人员提供医疗服务、雇佣医学辅助专业人员,对于所提供的医疗健康服务进行全面的掌控与管理。

(2)健康维护组织为它的医疗保险项目参保人员提供的是内容广泛、全面的医疗服务。一个典型的健康维护组织成员医疗机构,能为它的参保者提供范围非常广泛的医疗服务,包括医院的医疗服务、外科医生和内科医生的医疗服务(以付费方式)、产科护理、实验室检查与放射线检查、门诊医疗服务、特殊护理服务,以及其他多种多样的医疗临床服务项目。去那些与健康维护组织签约了的医生的诊所看病,每次的看病费用也是被包括在保险条款之中的。

(3)健康维护组织对于它的参保成员,在选择医疗机构方面是有限制的。传统上,健康维护组织限制它的参保成员选择那些健康维护组织以外的医生或医疗机构。但是近些年来,一些健康维护组织开始允许它的参保成员到健康维护组织网络以外的医疗机构去看病或得到诊治，但是在自费的比例方面要高出很多。此外，从地理位置的覆盖上来说，健康维护组织的医疗机构网络也有其局限性，通常，健康维护组织仅仅允许它的参保成员在急诊的情况下，可以选择在地理位置上的健康维护组织医疗机构网络之外的医疗机构，并且得到保险偿付，从而保证参保成员在急诊时得到及时的救治。

（4）固定保费的支付与成本分担条款的预知性。健康维护组织的参保成员缴纳固定数额的保费，通常是每个月固定缴纳。很多健康维护组织有成本分担的预知条款规定。多年以前，健康维护组织不强调成本分担式的"共同保险"，因而出现了巨大的财务运行压力。所以，近些年以来，为了控制医疗费用成本的过快增长，一些健康维护组织已经要求它的参保成员每年的医疗费用支付中有一定的自费比例，以此限制过多的、不必要的医疗服务的使用或者是浪费。有些健康维护组织干脆出台对于住院治疗方面的强制性的条款和管理规定，规定参保成员必须符合某些"共同保险"的条款，才能在医疗费用方面得到保险偿付。比如，参保成员去看病时每次必须自费 30 美元；在普通药物的使用时，每次处方必须自费 10 美元。

（5）健康维护组织运行的重中之重是控制成本。健康维护组织颁布了很多强调医疗服务成本控制的实施条款。通常的做法是，健康维护组织向它的网络中的医院和医生支付保险人头费用。所谓的"按人头付费"（capitation fee），是一种医疗保险的支付方法，就是向医疗机构或者医生支付每年固定数额的、按照提供医疗服务人头数（即参保人员数目）计算的费用，而不管这些参保人员看病次数、诊疗内容或诊疗方法等具体的医疗服务项目。实施"按人头付费"的结果就是，不鼓励医疗机构和医生为参保人员提供没有必要的、过度的医疗服务，因为在财务收入方面，他们从过度医疗或者没有必要的医疗服务中得不到额外的财务收益。

除了上述几条之外，还有一些健康维护组织采用向医生支付薪酬的方式来购买对于参保成员的医疗服务的提供。但是，这种做法同样没有财务方面的动力，会刺激医生去提供没有必要的或者是过度的医疗服务给参保成员。健康维护组织还采用协商付费的方式，与一些专科医生或者其他医疗服务提供者（机构）签订合作条约，从而达到为健康维护组织的参保成员提供更加广泛的医疗服务内容的目的。

"看门人医生"（gatekeeper physician）是另外一种控制医疗服务费用的方法。因为专科医生的诊费更高，所以设立"看门人医生"制度，来筛选或掌控需要去看专科医生的参保人员。这些"看门人医生"，实际上就成为初级医疗或称为初级医疗保健的主要组成部分。"看门人医生"通常是可以决定患者是否有必要去看专科医生的把关人员。现在有些健康维护组织，已经允许它的参保成员绕开"看门人医生"，直接去找专科医生看病。

总之，通过上述种种措施和规章制度，健康维护组织的工作重点实际上就是预防疾病、提倡健康的生活方式，因为预防疾病与健康生活方式是最好的降低医疗服务费用和成本的方法。

除了上述特点，与传统的医疗保险项目相比，健康维护组织在其组织存在形式方面通常有以下四种模式。

（1）员工模式（staff model）。在员工模式下，医生是健康维护组织的雇员，领取固定工资，或者是在领取工资之外，还有来自医疗成本控制的奖金收入。

（2）团队模式（group model）。在团队模式中，医生属于一个已经与健康维护组织签约、为健康维护组织的参保成员提供医疗服务的医疗团队。签约的健康维护组织机构向这个签约团队中的医生们，按照所提供医疗服务的整体人员数目，支付每月或者每年的"人头费用"作为医生们的酬劳。如前所述，这种医疗服务的酬劳，是以提供多少参保人员的医疗服务为基数，而不管具体有多少参保人在这个签约机构里得到了具体怎样的、多少次的医疗服务。

每个与健康维护组织签约的医疗团队，签约同意并实施向健康维护组织的参保人员提供医疗服务，负责掌控医疗成本。这个模式的特点之一，就是封闭住了参保人员挑选具体的医生。

（3）网络模式（network model）。网络模式中，健康维护组织与两个或者两个以上独立的医疗机构或开业医生团队签订合约，向参保成员提供医疗服务。签约的健康维护组织固定每月向签约的医疗机构或开业医生团队支付每个参保成员的医疗费用，由这些医疗机构或开业医生团队自己决定怎样分配这些费用的使用。

（4）个体行医协会模式（individual practice association plan）。这种形式下的签约医生，可以在他们从医的单位之外，以"按照服务收费"（fee-for-service）的方式向健康维护组织签约的参保成员提供医疗服务。但是，只要与健康维护组织签约,所有的个体医生也必须遵从"低价"标准,符合健康维护组织的医疗成本控制要求。

总之,个体行医的医生,既有按照患者接诊数的"按照服务收费",也有按照"人头费用"来收取总体医疗费用,两种方式共存。为了鼓励个体开业医生们控制医疗成本,多数的个体行医协会也与参加协会的个体医生们签订有关分担成本和风险的协约。如果成本控制得好,则个体医生从中得到的收入也相应地高;反之,则所得甚少。

二、首选供应商组织

首选供应商组织,也是一种与医疗服务供应方的医疗机构或个体以签订合约的方式,为参加了首选供应商组织医疗保险项目的投保成员提供医疗服务的医疗保险方式。这种运行方式的医疗保险项目,同样十分注重成本控制。

雇主、保险公司,或者还有其他的第三方,与医生、医院或者其他医疗服务的供应方谈判、协商,最后签订合同,以"合同折扣价"提供给参保人员各种必需的医疗服务项目。

为了鼓励患者在首选供应商网络中的医疗机构看病,在费用的自付部分会有优惠。此外,患者也可能需要缴纳某些特定的日常医疗服务费用。也有些首选供应商组织为了吸引参保人员加入保险项目,会为参保者提供临床医疗服务之外的一些好处,比如疾病预防方面的服务。

首选供应商组织,实际上并不容易与健康维护组织混淆。至少以下三个方面非常重要的特点可以将这两个医疗保险项目区分开来。

第一,首选供应商组织给医疗服务供应商方面的付费方式,不是预付的,而是基于每项医疗服务的计算来总体付费,也就是"按照服务收费"。但是,如前所述,这种基于医疗服务内容付费的方式,前提是收费标准已经是低于医疗服务供应方的对外行医所制定的通常收费标准的了。

第二,首选供应商组织没有要求参保成员一定要在首选供应商组织的网络医疗机构中得到医疗服务,而是给予参保人员以自由,让他们自行选择自己想去的医疗机构或开业医生。但是,在财务费用方面,首选供应商组织出台了奖励措施,以此鼓励参保成员在首选供应商组织的医疗机构网络中使用医疗资源、得到医疗服务。参保人员如果想让自费的比例部分少一些，那么就在首选供应商组织的医疗机构网络中进行治疗或看病。

在首选供应商组织网络中的医疗机构或个体开业医生，如果在医疗费用方面超出了预算，他们将自行消化这部分超出的费用。所以，医疗机构或个体开业医生，都会特别注重成本控制，整体医疗服务的费用水平基本不会"冒"出很多。

以美国举例，一个做膝盖部分的手术的患者，所使用的医疗服务费用达到4000美元，但是首选供应商组织与该医疗机构或个体行医的医生所签订的合约中规定，这个手术的收费价格是3000美元，那么，多出的1000美元不会要求首选供应商组织参保的患者来支付，而是由医疗服务的供应方，由医院或开业医生自己，自行吸收多余部分成本、自负盈亏。

第三，绝大多数的首选供应商组织没有使用"看门人医生"的做法，所以参保成员不需要在得到初级医疗的医生的准许之后，才可以去看专科医生。如果他们需要，他们就可以直接去看专科医生。

首选供应商组织的运行方式，就使得成本控制状况比较好，因为支付给医疗服务供应方的医疗机构或者个体开业医生的医疗服务费用的收费标准，已经是经过谈判、打过折扣的了。

首选供应商组织实际上也帮助医疗机构或开业医生们增加了医疗服务的客户服务人群。因为首选供应商组织的参保成员们只需要承担很少的自费部分，所以选择加入这个医疗保险项目的人群越来越大，到首选供应商组织签约的医疗机构或开业个体医生这些医疗服务供应商的看病人群数量也就越来越多。美国2008年的数据显示，首选供应商组织的参保成员人数，占了全部医疗保险项目覆盖总人数的69%之多。

三、定点服务计划

定点服务计划（point-of-service plan，POS）也是非常重要和流行的管理式医疗保险项目。从运行模式方面来说，定点服务计划与健康维护组织基本一致。但是，定点服务计划允许它的参保成员到定点服务计划网络之外的医疗机构或个体开业医生处看病或治疗。当然，很重要的一点是：如果参保成员在定点服务计划网络中的医疗机构内看病或治疗，基本不需要承担自付费用或者只需要自费一点点。这一点也是与健康维护组织基本一致的一种做法。此外，为了鼓励参保成员在定点服务计划网络中使用医疗资源，定点服务计划也制定了规则：参保成员到定点服务计划网络之外的医疗机构或个体开业医生处看病或治疗，可以得到定点服务计划的偿付，但是自费的部分和水平会高出很多。

乔治·瑞达（Rejda，2011）曾经引用了一个医疗保险项目组织做的回顾研究的结果，该研究的结果显示出参加医疗保险的参保成员在所参加保险项目签约的网络医疗机构中得到医疗服务的财务方面的好处和利益，与在签约网络之外得到医疗服务的财务方面的差距还是非常大的。这个结果也可以解释为什么绝大多数的参保成员会选择在自己投保的医疗保险项目已经签约的医疗机构或个体开业医生那里得到医疗服务。

对于参保成员来说，定点服务计划医疗保险项目最大的好处是保护了参保成员自由选择医疗机构和医生的权利。当然，定点服务计划也给予它的参保成员极大的自由，让他们可以根据自己的需要决定去看初级医疗保健的医生还是直接去找专科医生诊治。而这方面的自由，是参加健康维护组织医疗保险项目的参保人员所不具备的。

四、管理式医疗保险项目的优缺点

管理式医疗保险项目的蓬勃兴起，显示出其所具备的优势。简单来说，管理式医疗保险项目的优点，主要体现在相比较传统的医疗保险项目而言，管理式医疗保险项目可以做到更低的医疗资源使用率，包括对于医院和外科手术的使用率。参保成员所缴纳的保险费用，也明显地降低了（只要参保成员选择在自己投保的医疗保险项目签约的医疗机构或个体开业医生那里得到医疗服务）。此外，还有一个优点是参保成员不需要处理保险索赔文件表格等，可以简化手续。

管理式医疗保险项目的不足之处，也已经显示出来。最明显的一个缺点是，由于强调成本控制、分担财务风险，在管理式医疗保险项目覆盖之下的医疗机构或个体开业医生那里得到的医疗服务的质量也是降低了的。

还有一些对于管理式医疗保险项目缺点的抱怨，就是"看门人医生"没有及时地准许患者转诊去看收费更高的专科医生。此外，一些营利性质的健康维护组织，为了控制成本而吝啬于在预防疾病方面给予参保成员的利益最大化而进行的财务投入。

一些医生也抱怨和批评管理式医疗保险项目，由于严格控制医疗服务的费用成本，有时候一些病情很重的患者，确实需要在严格规定的住院期限之后还留在医院进行治疗，但是要与管理式医疗保险项目方面进行费事费时的谈判，使得医生们失去了根据患者病情的需要来制订治疗方案的自由。

最关键的一点是，管理式医疗保险项目的运行规则，鼓励医疗机构和个体开业医生降低成本，从而得到财务方面的好处。那么，医疗机构和个体开业医生为了节省医疗成本、为了少花钱而达到比较好的财务收益、让自己多拿奖金，可能会给予参保成员简化了的、降低质量了的医疗服务，使得参保成员的利益受到损害。

虽说有很多医生和参保的患者不满意管理式医疗保险项目，但是也已经有很多的研究结果显示出：管理式医疗保险项目覆盖下的医疗服务的质量已经得到改善。

第六节　消费者导向的医疗保险项目

消费者导向的医疗保险项目（consumer-directed health plan，CDHP），也已经成为一个通用名词，含义是该保险项目的条款安排方面，给予参保成员很多在选择方面的自由和好处。这些选择，使得参保成员自己对于所接受的医疗服务的成本问题非常敏感，从而达到一个效果，就是参保成员自己，基于财务方面的考虑而自动放弃一些不必要的医疗服务，自行决定采用那些可以满足基本医疗需求又比较省钱的医疗服务。

在现今的医疗保险项目的市场上，已经有很多种的消费者导向的医疗保险项目。最主要的有两个。

（1）界定供款的医疗保险项目（defined contribution health plans）。界定供款的医疗保险项目，本身也已经成为一个通用名词。在这个医疗保险项目中，参保成员有很大的自由去选定具体参保的医疗保险的模式，比如健康维护组织、首选供应商组织或者定点服务计划。保险公司方为具体的医疗服务提供一个固定的"量",因而,这个项目也就被称为"界定供款"。如果参保成员选择一个更加昂贵的医疗服务项目,那么他或她就要为此付出更多的自费。

举例来说,保险公司为一个参保成员制定了在健康维护组织、首选供应商组织或者定点服务计划得到医疗服务,每月最高的医疗费用是 200 美元,如果健康维护组织收取的月偿付额度是 250 美元,那么参保者需要自付多出的那 50 美元。如果参保者是选择了在首选供应商组织的医疗网络中得到医疗服务,而首选供应商组织的月偿付额是 300 美元,则参保者自己需要支付多出的 100 美元。因为保险公司所支付的是一个固定的金额,所以参保者在财务因素的驱动下,倾向于选择一个花钱少的项目。

(2)高免赔额医疗保险项目(high deductible health plans)。高免赔额医疗保险项目也是一种消费者导向的医疗保险项目。是一种雇主融资的、在税收方面有益处的、为雇员提供特定医疗服务项目偿付的医疗保险项目。在特定的医疗服务项目名录之外的医疗服务项目,该保险项目不予偿付。

第七节 团体医疗费用合同条款

团体医疗费用合同有大量的条款,这些条款在财务方面对于参保者的影响非常大。具体包括以下三个方面。

第一,预先存在的条件。团体医疗费用保险合同,常常包括"预先存在的条件"这样的条款,清楚地列出参保成员被纳入该保险项目的时间期限。这样的条款是为了防止对于保险公司不利的"逆向选择",比如,挑选年龄大的、身体条件不好的个体加入保险,从而保证保险公司的成本控制。

第二,利益协调。团体医疗费用保险合同,常常包括"利益协调"的条款,特指在参保者参加了两个或者两个以上的团体医疗保险项目的情况下,医疗费用偿付的指定顺序。所有的团体保险项目所支付的医疗费用,不能超过实际发生的医疗费用的 100%,也就是说,以"利益协调"条框的形式,保证不能出现参保者在多个医疗保险项目重复得到偿付,所得到的财务方面的补偿超出了实际支付的医疗费用的总额的情况。换句话说,就是保证在参保者参加了两个或两个以上的团体医疗保险项目时,不能出现"过度保险"的现象。

第三,团体医疗保险的延续。雇员们经常会离职换工作、被解雇或者下岗。一旦发生这些情况,参加该保险项目的雇员,以及原来跟随雇员所参加该团体医疗保险项目的家属的人数也会随之变化,导致该医疗保险所覆盖的人数有所变化。美国1985年颁布的《统一综合预算协调法案》(Consolidated Omnibus Budget Reconciliation Act,COBRA)规定,雇员在离职、被解雇或下岗的情况发生时,可以选择在一定时间内保留已经参加的团体医疗保险资格,这个"一定时间"按照法律规定是18个月。如果参加团体保险的雇员死亡、离婚、按照法定手续分居或者是原来供养的孩子已经达到成年标准不再有享受跟随家长的保险资格,这些情况下,原来家属跟随雇员享有的医疗保险资格,可以选择保留至最多三年。

选择保留原有的团体医疗保险项目参保资格的雇员和家属,根据《统一综合预算协调法案》的规定,需要缴纳102%的团体保险参保费用。但是,由于2008~2009年经济不景气、失业率很高,联邦立法部门在2009年之初颁布条款:给予原定需要缴纳102%团体保险参保费用的符合条件者以65%的参保保费的临时补贴,从而帮助那些失业者和他们的家属能够有财务能力选择继续保留在保险项目之内。对于能否获得65%的医疗保险参保保费的临时补贴,也有资格规定:是在2008年1月至2009年12月31日之间失业的雇员。是否可以获得全额的65%的参保保费的临时补贴,也要根据申请者及申请者家庭此前的收入情况来界定,超过一定限额的则不具备获得该项临时补贴的资格。

第八节 团体齿科医疗保险

团体齿科医疗保险项目,帮助参保成员支付一般的齿科医疗费用以及突发事件中的齿科修复费用。团体齿科医疗保险项目完全可以支撑参保的雇员定时去看牙医,完成一般的牙科保健和普通治疗,甚至是鼓励参保雇员们定时去找牙医检查和完成牙齿保健,从而预防出现齿科的疾患或者防止牙齿的疾患进一步加重。

团体齿科医疗保险项目，通常可以覆盖各种各样的齿科医疗服务费用，包括 X 射线拍片、清洁牙齿、补牙、拔牙、镶嵌、根管治疗、口腔手术、安装义齿、牙齿矫正等。有些保险项目，牙齿矫正是不包括在保险目录中的。当然，为了控制成本，参保成员也需要自付一定比例的齿科医疗费用，以免过度使用齿科医疗资源。

团体齿科保险项目中的自付部分，依据不同的齿科医疗服务内容也有所侧重。为了鼓励参保成员定时使用一些牙齿预防保健的服务，有些齿科服务项目是不需要缴纳任何自费部分的，或者只要求缴纳很少一点自付费用，比如洗牙。

团体齿科医疗保险项目，为了控制成本、为了防止"逆向选择"，同样设立了很多成本控制的相关条款。

第九节　团体残疾－收入保险

团体残疾－收入保险项目，每月或者每周向因为疾病或者意外事件发生残疾的参保人员支付按照保险合同约定的收入，以保证因为患病或意外事件而丧失工作能力的参保人员的基本生活不受过大的财务影响。团体残疾－收入保险项目分为短期与长期两种类型。

一、短期团体残疾－收入保险项目

很多短期的团体残疾－收入保险项目，所给予的保险偿付期限为 13 周至两年之间。多数的短期团体残疾－收入保险设定的最高上限是 26 周。此外，也有很多短期保险项目设定的偿付期限，对于疾病引起的丧失工作能力的偿付，有一至七天的"淘汰期"（elimination period），但是对于因为意外事件所引起的残疾与丧失工作能力，是从事发的第一天就开始偿付的。设定"淘汰期"的目的是为了防止"滋扰索赔"（nuisance claims）、控制保险项目运行成本、防止诈病骗保及过多的旷工。

绝大多数的短期团体残疾－收入保险项目，仅仅为非工伤的疾病或意外致残支付保险偿付，也就是说，所发生的疾病或意外致残，不能是因为工作而发生的。并且,这种"残疾"的定义,是依据参保成员所从事的职业而界定的,即因为疾病或者意外事件,参保者不能继续从事原来所从事的工作中的一部分或者全部的工作内容,被定义为"部分残疾"或者"全部残疾"。一般来说,"部分残疾"是不能得到短期团体残疾－收入保险项目的偿付的,只有在"全部残疾"的前提下,才符合资格得到保险的偿付。

短期团体残疾－收入保险项目为参保成员所支付的偿付费用额度标准,参照参保人员的一般收入与致残之前的每周收入,如是致残之前每周收入的50%～70%。比如说,一个女孩因为意外事件而丧失继续从事原来工作的工作能力,此前她每周的薪水是600美元,保险规定的偿付额度是70%,那么,在她符合保险偿付的资格时,保险项目每周向她支付420美元的钱作为保险偿付。

短期团体残疾－收入保险项目含有几个排除项目,比如,如果是因为工作内容或者工作时而发生的意外导致的丧失工作能力的伤害,不在这个保险的偿付之列。因为工伤的保险偿付已经被工伤偿付的相关法律条款所涵盖,需另行偿付。

多数的短期团体残疾－收入保险项目也涵盖因为酒瘾、药瘾、神经和精神疾患所引起的丧失本职工作能力的残疾。

二、长期团体残疾－收入保险项目

很多的长期团体残疾－收入保险项目,为符合保险偿付资格的参保者提供从两年期限到参保者年满65岁的保险偿付。但是,如果致残的年龄低于65周岁,那么该项保险所偿付的期限是有限制的,也就是说,如果一个不到65周岁的参保人致残了,该保险所偿付的期限是年满65周岁。如果参保者致残的年龄是66岁,那么,该项保险所偿付的最高期限是21个月。

对于参保者已经"全部残疾"符合保险偿付标准,有两重含义来界定。一是,在疾病或意外事件之后的两年之内,参保者不能从事任何一项原来所从事的工作;二是,两年之后,以参保者所曾经接受的教育、培训和具备的工作经验而言,还是不具备完成在自己原来的工作领域中的其他任何工作任务的能力。

与短期团体残疾－收入保险项目形成对照的是,长期团体残疾－收入保险项目的偿付,包括职业内的与非职业内的残疾两种。

长期团体残疾－收入保险的偿付，通常是按月发放。并且，比较短期团体残疾－收入保险项目而言，长期保险项目所支付的偿付金额，比短期项目要高。多数的保险制定的对于参保者的每月偿付金额是 2000 美元、3000 美元、4000 美元这样固定的数目。

为了减少诈病骗保或其他道德问题引起的骗保，在支付长期保险偿付时，也要参照其他的收入来源和金额。如果致残的参保者也从政府负责运行的社会保障项目或者其他的类似项目中得到了偿付，那么长期团体残疾－收入保险的实际偿付金额也要相应地减少。当然，很多长期团体残疾－收入保险项目，对于参保者领取了社会保险的偿付时的减少偿付有所限制，所以，在社会保障项目因为生活费用指数上涨而相应地将偿付金额上调时，长期团体残疾－收入保险不能据此进一步减少本保险项目应该支付的偿付额度。

还有一些长期团体残疾－收入保险项目有附加的收益条款。即在社会生活费用指数上涨时，偿付给参保者的费用额度也相应地上调，但是这种上调的比例是有限制的。

如果领取长期团体残疾－收入保险偿付的参保者死亡，该保险项目将继续向死者赡养的配偶或子女支付保险偿付金。但是这种支付是有时间限制的，比如是在死者死亡之后的两年之内。

第八章
医疗责任保险项目

关于医疗责任保险,乔治·瑞达将其放在保险研究领域中的"商业责任保险"类别中进行了详尽的讨论(Rejda,2011)。所谓的商业责任保险,通常是开业的公司或其他商业机构,包括医疗机构,为自己的雇员购买的商业一般责任(commercial general liability,CGL)保险或者是自己开业的自雇人员为自己所运营的商业机构购买的商业业主保险(business owners policy,BOP)。购买这些保险项目的主要目的是为了防止一般责任损失风险(general liability loss exposures)。

第一节 一般责任损失风险

一般责任损失风险,有以下几种重要的内容。

一、场所和运营责任

各类机构(包括医院)拥有或占有开业的场所,场所和运营责任(premises and operations liability),指的是这种拥有和占有可以引申出来的需要承担的法律责任。

法律层面,要求开业的公司或者机构,在其拥有或占有的场所承担有保养(maintain)的责任,以保持这个场所是安全的,并且要对在这个场所进行工作的雇员所完成的活动承担安全责任。进入这个场所的顾客们,被视为"受邀进入者",法律层面要求拥有或占有这个场所的机构或者医院,对于顾客进入这个场所的安全要有充分的保证。如果进入这个场所有任何危险,顾客们必须得到足够的告诫,比如我们常常看到的商场里的地面放置一块警示牌,上面写着"地滑,小心滑倒(滑倒后有骨折的危险)",就是一种对于顾客的告诫。

除了拥有或占有场所的法律责任,机构或者医院的运营也会引发需要承担的法律责任,甚至是在工作场所关门之后。比如,医院的雇员在医院仓库门口卸货时,不小心货物倾倒砸伤了路人,或者一个维修工人在维修医院的屋顶,掉下一个工具砸伤了行人,这些都属于运营中要承担的法律责任。

二、产品责任

产品责任(products liability)的含义是,如果一个人因为使用有缺陷、有问题的产品而受伤或者导致财产损失,那么这个产品的生产厂家、批发商和零售商都要承担法律责任。他们会被起诉,起诉的依据是疏忽、管理不善和这方面的严格的法律条文。

三、完成操作责任

完成操作责任(completed operations liability)的含义是,所承担的工作已经完成了也已经离开工作场所,但是所完成操作的工作结果造成了人员的伤害或财产损失,那么完成操作的一方要承担法律责任。比如,各种承包商、水管工人、电工、维修店或者其他一些职业,在完成所承担的工作之后,因为是安装不慎或没有符合标准操作导致水管爆裂、锅炉爆炸,这些导致人员伤害和财产损失的状况一旦发生,完成操作的一方需要承担法律责任。

通常情况下,法律规定产品责任和完成操作责任在一起追究。所以,又出现了一个新的定义,叫做"产品-完成操作风险"(products-completed operations hazard)。

四、合同责任

合同责任（contractual liability）的含义是，开业的一方以合同的方式或者口头约定的方式承担了另外一方的法律责任。比如，一个公司租用了一栋大楼，租赁合同中注明：大楼的拥有者只是出租这栋建筑，对于使用这栋建筑的一方有可能引起的任何法律纠纷，不承担任何法律责任。因而，这份书面的租赁合同发挥的一个作用就是合同责任的转移，使得任何使用这栋建筑所可能引起的原本应该由资产拥有者来承担的法律责任，因为租赁合同的产生而发生了合同责任的转移：转移给了租赁并使用的一方。

五、连带责任

连带责任（contingent liability）的含义是，法律规定：独立承包商在完成签约的工作之后，就不再负有法律责任。但是在一些情况下有例外，即独立承包商在完成工作之后还会被追究法律责任。比如：①一些非法的活动；②所承担的工作的类型或者情况，属于没有得到授权的、没有许可证明的；③独立承包商所完成的工作，有本质上的危险。举例来说，一个独立承包商，雇佣了爆破公司作为自己的分包商。爆破工作时，发生了伤人或意外事件，除了作为分包商的爆破公司要承担主要法律责任之外，独立承包商也要被追究连带法律责任。

六、其他暴露于危险之中的责任

其他暴露于危险之中的责任，指的是以下几种：①产权所产生的法律责任，比如说汽车、飞机或船舶的主人，在其他人使用这些物件时所产生的伤害或意外，汽车、飞机或船舶的主人要承担产权所产生的法律责任；②雇员所产生的由于职业所引起的伤害或疾病；③雇员指控受到雇佣或提升过程中的性骚扰、歧视或其他与雇佣相关的起诉；④职业责任（professional liability）；⑤董事和高级职员的责任。

以上这些责任损失风险，都是已经有保险项目可以提前投保的。

第二节 医疗责任保险

医疗责任保险属于职业责任保险（professional liability insurance）大类中的一项。职业责任保险，与就业相关行为责任保险（employment-related practices liability insurance）、工人补偿保险（workers compensation insurance）、商业汽车保险（commercial auto insurance）、飞机保险（aircraft insurance）、商业开业保险（commercial umbrella policy）、企业主保险（business-owners policy）、董事和高级职员责任保险（directors and officers liability insurance）一起，同属于商业责任保险。

我们在此围绕中国医改，仅仅摘取医疗责任保险这一段，向大家做简单介绍。

针对医生、律师、工程师和其他专业人员的法律诉讼非常多见。职业责任保险（包括医疗责任保险），可以为这些不同领域中的专业人士提供一种保护，保护他们免于在从业过程中受到渎职起诉或者其他大量的行为错误的诉讼的困扰和由此而带来的损失。

医疗责任保险，没有一个统一的形式，通常是由各个保险公司自己制定保险形式。如前所述，医疗责任保险属于职业责任保险的一种，通常的医疗责任保险常常被分为医师医疗责任保险、外科医生医疗责任保险，以及牙科医生医疗责任保险。

医疗责任保险有两种参保形式。一种是针对个人行医的保险。在针对个人的医疗责任保险中，保险公司同意对所承保的所有被认定因为医疗行为引起的伤害和医疗责任进行偿付。但是这种医疗责任引起的伤害，必须是因为医疗事件所引起的。所谓的医疗事件，定义是任何临床的医疗行为引起的负面结果或失误，已经被列入医疗责任保险的偿付条款。比如，一个医生为一个患者做手术，手术之后患者瘫痪了，那么，所有因为这个手术所引起的法律诉讼的损失与赔偿，将由保险公司来偿付。

如果一个护士，因为疏忽而给予患者错误的用药剂量，导致患者受到伤害而被起诉。假如医生的医疗责任保险的合同中，已经有附加条款说明护士的工作是与医疗责任保险一起被保险的,那么,这个护士的法律诉讼和赔偿将由保险公司偿付。反之,如果护士此前没有被包括在医生的医疗责任保险之列,那么这个护士就要自己面对法律诉讼的承付。

除了针对个人行医的医疗责任保险,还有一种是针对行医团体的医疗责任保险。这种医疗责任保险,为行医的团队及其合作者、与行医团队间具有有限责任的其他关联方、医生协会、专业公司提供了职业责任保险。比如,一个医生具有个人医疗责任保险,但是她或他在与另外一个医生团队合作工作时出现了医疗诉讼,这个时候,行医团体的医疗责任保险就可以为这个团队包括这个医生的医疗责任保险进行偿付。

医疗责任保险,没有只限于对医生的行医过程中的偶发事件进行保险。相反,因为很多时候,为了治疗目的,医生们有意去做一些临床决定和处方,但是这些临床诊断和治疗的决定并不总是产生好的结果,实际上,经常会出现失败或负面结果而导致患者受伤害。这种情况下,医疗责任保险可以为这些由于医生的诊断或治疗而产生的对于患者的伤害和损失进行保险偿付。

医疗责任保险的偿付,可以由保险公司直接决定,不需要得到行医事件中的涉及诉讼的医生的准许。

为了最大限度地保护医生的行医,法律还规定了医疗责任保险具有"延长报告期代言"(an extended reporting period endorsement)。具体内容是,当医疗责任诉讼被提出时,医生可能已经退休、换了保险公司或者退出了医疗责任渎职保险项目。设立一个"延长报告期代言"就可以为医生提供一个"将来时"的保险形式,可以为此前若干时间内的行医医疗责任提供保险偿付。

职业责任保险,包括医疗责任保险,并不能成为其他责任险的替代产品。普通责任险还是有必要购买的,用以覆盖其他多种多样的危险情况下有可能出现的风险和损失,而这些风险和损失根本不是由"职业责任"所引带而发生的。比如,一个患者走在医生的办公室里,被撕裂的地毯绊倒而摔断了手臂,这种事件,医疗责任保险的条款没有覆盖,不会进行偿付。

总而言之,医疗责任保险,对于医生,无论是内科医生还是外科医生,都能够提供非常可靠的、非常必要的保护。通常情况下,医疗责任保险的参保保费很昂贵,但是医疗责任保险对于医疗纠纷的偿付经常是很大量的金钱,常常会出现几十万美元的赔偿。医生们不得不面对大量的医疗纠纷诉讼,因而也会提高"防御性医疗"的成本。因为很大比例的医疗纠纷诉讼实际上是莫须有的,但是医生们仍然需要应对。医疗责任保险可以帮助医生们摆脱这种行医中有可能陷入的窘境,于是保险公司也必须面对和处理这些海量的医疗纠纷诉讼,所以结果就是导致医疗责任保险项目运行的成本也随之大幅度提升。

有些职业责任保险是以职业过错保险的形式投入市场。职业过错保险,顾名思义,就是为医生或者其他专业人员在工作中发生的过错而导致的诉讼进行保险偿付。所以,职业过错保险也是非常有用的一种为专业人员提供职业责任保护的保险项目。

第九章
再看"洋为中用"

纵观世界上绝大多数社会保障体系完善、医疗保险制度运行良好的国家，几乎可以肯定地说，没有一个固定的所谓模式可以满足所有国家、不同时期的各种需求。我们甚至不能将世界上的各种医疗保险体系或"健保体系"，简单地分类并称呼为"欧洲模式""美国模式"，因为在不同时期、在一个国家内部的不同区域，都有可能是有其针对某种问题、某种特定现象而设定的特定的政策和法规。这也就是为什么我们能够十分肯定地说："世界各国的'医改'，都是正在路上。"

在探讨、学习并借鉴各国的医疗保险和社会保障制度的时候，为了方便交流，人们可能会简单地使用"欧洲模式""美国模式"这样的称谓。但是在具体问题的解决方面、在政策研究和制订实施细节方案的时候，这种对于所谓各种模式的讨论与"借鉴"，未免流于粗放和疏漏。

实际上，每个国家都有其特定的问题和由此产生的在医疗保险和社会保障系统方面的特色。即使是毗邻的美国与加拿大，被笼统地称呼为"北美"，两个国家的社会保障和医疗保险体系的特点，在很多方面完全不一样。因而，假如我们说"模式"，更加应该细分成"芬兰模式""加拿大模式"甚至是"新加坡模式"。真正需要的，更加应该是一种对于某一个国家的医疗保险和社会保障体系"全景"比较客观的了解，以及比较细致透彻的、对于具体问题的具体解决方法的了解、研究和借鉴。

在此，我们选取各有特色的芬兰、加拿大和美国的社会保障与医疗保险体系，做一个比较全面的、系统的介绍。

第九章
再看"洋为中用"

第一节 备受赞誉的芬兰健保体系

芬兰的社会保障和医疗保险体系，在当今的世界上，是获得"满满的赞誉"的好制度之一，被世界卫生组织推荐为各国学习的"范本"。根据芬兰社会事务和卫生部（Ministry of Social Affairs and Health）2013年发布的公开报告[①]，芬兰的国家福利的特点就是国民普遍享有的社会福利和医疗卫生服务。

在过去的几十年中，芬兰的医疗卫生服务系统发展得非常好，形成了医疗服务范围广泛、医疗质量信得过，以及医疗服务的可获得性非常好的突出特征。此外，"预防为主"，以及均等的初级医疗保健服务系统、完善的专科医疗服务网络，是使得芬兰的整个医疗卫生系统得到世界关注的另外一些特征。

芬兰提出的社会可持续发展的目标，就包括人人享有公平的、均等的医疗保障和健康服务。医疗机构的工作目标，也是真正围绕这个目标而展开的。为了保证实现公平、均等，就要求政府在宏观政策上有所引导和调整。

此外，为了保障国民的健康、保证资源的利用更加有效，芬兰提出了医疗机构工作目标重点，从治疗疾病转到在疾病发生前的预防工作中来。进而，与国民健康息息相关的环境保护工作，也就相应地成了芬兰的国家头等大事。在芬兰，保护环境重于一切。

实际上，有着不到六百万人口的芬兰，与世界上绝大多数的国家相同，也面临着老龄化社会的挑战和威胁。65岁以上的老龄人口从1990年的占人口比例的13.5%上升到2010年的17.5%。除此之外，芬兰国民与世界上其他国家的国民一样，也面临着生活方式改变所带来的疾病的困扰与挑战，比如体重过高。

在芬兰，医疗卫生系统所面临的挑战也同样是包括疾病谱变化。很多以前常见疾病的发病，经过多年的不懈努力，发病率确实下降了。但是，又出现了一些新的问题和新的疾病的威胁。比如，芬兰有大约2/3的居民缺乏体育锻炼，并且带来了更多的健康隐患。

同世界其他国家和地区一样，糖尿病已经成为芬兰最常见的流行病。糖尿病患者人数在芬兰保持上升的势头。其中，Ⅱ型糖尿病在儿童中的发病也已经

---

① Health Care in Finland. 2013. www.stm.fi/en/publications.

出现。

最常见的肌肉骨骼疾病，也极大地困扰了相当多的芬兰居民的健康和生活，比如，类风湿关节炎、骨质疏松症，以及髋关节和膝关节的病患。

癌症的发病人数也有轻微的上升，但是癌症的预测工作在芬兰得到了持续的、很大的改善。目前在芬兰男性中最常见的癌症是前列腺癌，女性中最常见的是乳腺癌。

因为交通事故、工作中的事故所引起的死亡人数已经得到控制，死亡人数出现下降。但是，因为居家和休闲时发生的意外事故所引起的死亡，又变成最常见的意外事件死亡因素。在芬兰，每年大约发生 90 万起意外伤害事故。

还有其他不断增加的健康问题，是过敏症和阿尔茨海默病的发生。据估计，未来芬兰的居民中，在 75 岁以上的老年人中，有高达 1/4 的人处于老年痴呆的状态中，生活上需要专门的护理和协助。

精神疾患是芬兰最常见的导致丧失工作能力的疾病之一。根据 2010 年芬兰社会事务和卫生部的信息披露，大约有 1/2 的丧失工作能力的芬兰人，是由于精神疾患和药物成瘾而导致的。在各种精神疾患中，最常见的是抑郁症。

2004 年，随着芬兰国家取消对于酒精类饮料的进口限制、下调酒精类饮料的税率之后，酒精类的消费增加。随之而来的是酒精类导致或酒精类相关的健康问题的增加，以及死亡人口数量的上升。另外，随着酒精类饮料人均消费的增加（每个居民每年以纯酒精计算，大约平均消费 10 升），酒类的暴饮成为一个突出的影响国民健康的问题。芬兰全部人口中，有 30 万～50 万人正面临着饮酒带来的高危影响。

吸烟在年轻人和工作年龄的人群中的比例已经有所减少。但是，在不同的社会经济群体中吸烟问题的差别还是很显著的。有接近 1/5 的妇女和大约 1/4 的男性每天吸烟。

医疗卫生服务机构的存在改善了居民的健康状况。但是其他因素同样对于国民健康有着不可忽视的影响，如生活方式、生活习惯、工作环境、居住环境、受教育水平、社区文化和环境、社会包容性。这些因素同样对于国民的健康状况发挥着巨大的影响。

既然在其他国家出现的健康和疾病控制方面的挑战与威胁芬兰同样也面临着，那么，究竟是怎样的一种医疗卫生运行体系以及相关的配套做法，使得芬

第九章
再看"洋为中用"

兰的医疗卫生领域所取得的成绩已经被世界卫生组织和全世界的同行一致认为是突出而卓越的？他们的医疗机构是怎样布局、怎样工作的？他们是否是"砸钱"做出的成果？他们的经验能够给其他国家带来什么样的启发和借鉴？

芬兰的医疗卫生工作，将芬兰居民的健康教育放在首位，提出了全社会目标共享的口号和目标。这个共享的目标，内容包括：保持与维护健康，保持与维护有质量的生命、劳动能力和身体的各项功能；预防疾病、预防意外伤害和其他影响健康的问题；减少社会排斥和其他社会问题；减少对于社会福利和医疗卫生服务的需求、减少病假；减少不同人群中的健康方面的不平等。

总体来说，芬兰为了改善国民的健康维护、消除因为社会经济不平等所带来的健康维护方面的影响，采用的是立法、税收政策调整和调整服务目标这样几个方面的重大举措。

一、医疗费用与融资

虽然芬兰的医疗卫生保健和国民健康的维护工作结果成绩斐然，但是芬兰的整体医疗卫生费用支出并不是在世界上"名列前茅"。可以说，芬兰真正是做到了用比较少的钱，做出了更多的有益于人民健康的事情。2010年芬兰的医疗卫生总支出大约占整个国家GDP的8.9%，相当于每人平均3000欧元。这个水平，在整个OECD国家中，基本接近于平均数。

特别引人注意的是，即使仅仅用了约占GDP 8.9%的医疗卫生费用支出、在整个OECD国家中基本接近于平均数，但是这个费用中，真正用于初级医疗和专科医疗的费用比例仅仅是一半左右，其余的费用用在公共卫生以及其他的与医疗卫生健康保护有关的方面。

芬兰怎么能够做到这些呢？答案是这样的。

芬兰使用了国家立法的方式，来最大限度地保障国民的健康维护和疾病救治。而这些立法，体现并贯彻在社会保障和医疗保险体系中。具体地说，就是由芬兰的中央政府和地方政府提供财政补贴，财政补贴的目标就是保证医疗机构的收费标准可以保持在一个合理的水平，而这个"合理的水平"，简而言之是保证人人负担得起、不需要在得到医疗服务时因为陷入财务困境而到处求援。

芬兰的医疗保障体系，由三个接受公共融资的不同系统组成，包括：第一，市政当局负责运行的医疗服务体系,也是最大的医疗服务系统。市政当局提供的公共医疗服务体系,融资的主要来源是政府税收和国家医疗保险(national health insurance,NHI),而国家医疗保险的融资主要来源是强制性税收。第二,私营医疗服务体系。第三,职业健康医疗服务体系。

公共融资约占芬兰总体医疗费用的78%。

法定的健康保险覆盖芬兰的全部人口。芬兰的健康保险项目体系主要由两个部分组成:一个是医疗保险(medical care insurance),另一个是工资收入保险(earned income insurance)。芬兰的社会保险机构负责协调健康保险项目,健康保险项目是芬兰整个社会保障网络的一个重要组成部分。

医疗保险项目,对于芬兰居民的医疗费用给予报销:居民在医生、牙医或者医疗机构,按照医生处方所进行的各种检查与治疗,所产生的费用由医疗保险机构给予报销。而这种费用报销的比例,也是由国家立法规定的。居民自己需要支付的是,超出国家立法规定所报销的医疗费用比例的其他收费。

芬兰的医疗保险项目的融资,是由国家的财政税收和投保人支付的保费两个部分来支撑的,这两个部分分别负担了一半的医疗保险成本费用。

芬兰居民在门诊看病的费用报销,是根据已经规定的比例设定的。看门诊的费用报销细则栏目中,甚至包括去看门诊的交通费用、救护车费用。低收入者、失业者的费用全部报销。每个年度,芬兰居民门诊的医疗费用中自付的那部分的总额是有封顶的。也就是说,门诊费用高过一定的数额、自付的部分相应超过一定的数额,超出的那部分,就不再属于自费的。

工资收入保险则为芬兰居民提供了生病期间的疾病津贴、康复津贴、特殊护理津贴,除此之外,还有生育津贴、亲子鉴定津贴、父母和特殊生育津贴。工资收入保险为一部分职业健康护理服务的成本进行偿付,这种偿付是类似育儿假期的收入支付,通过雇主或企业的发放到达雇员的手中。

对于职业卫生保健服务这方面,芬兰的国民则是完全免费享有的,不需要支付任何费用。

二、"和谐社会"的基石

芬兰国家社会保障与医疗保险网络存在的"基石"是得以贯彻运行的一系

第九章
再看"洋为中用"

列立法。

芬兰宪法明确规定,在芬兰人人享有获得社会保障和医疗健康服务的权利。为了保障芬兰国民的这个权利,芬兰还颁布了一系列的法案、法令,用来规范相关领域的操作和运行。这些陆续颁发的法案、法令和其中的明晰条例,从医疗机构的布局、结构,以及提供医疗卫生服务的具体规定、保护患者权利等方面,做出了卓有实效的规范。具体法案法令包括:①《芬兰医疗法规》(Finnish Health Care Act,2010年颁布)包括了对医疗卫生服务的规定;②关于社会福利和卫生保健从业人员的规定被写入《对社会福利从业人员的资格要求的芬兰法案》(Finnish Act on Qualification Requirements for Social Welfare Professionals,2005年颁布)以及此前于1994年颁布的《芬兰卫生保健从业人员资格法规》(Finnish Health Care Professionals Act);③关于地方政府提供服务的法定义务被列入卫生保健中的《芬兰的规划与政府补助法规》(Finnish Act on Planning and Government Grants for Social Welfare and Health Care,1992年颁布);④患者就医的状况被保护列入《关于患者的状态和权利的芬兰法案》(Finnish Act on the Status and Rights of Patients,1992年颁布);⑤《芬兰初级卫生保健法规》(Finnish Primary Health Care Act,1972年颁布)和《芬兰的专科医疗法规》(Finnish Act on Specialised Medical Care,1989年颁布)。

除了上述的法案、法规,还有一些与医疗卫生保健领域运行相关的法令法规,包括:2001年颁布的《职业卫生保健法规》(Occupational Health Care Act);1994年颁布的《健康保护法案》(Health Protection Act);1994年颁布的《酒精法规》(Alcohol Act);1990年颁布的《精神卫生法规》(Mental Health Act);1986年颁布的《药物滥用者的福利法案》(Act on Welfare for Substance Abusers);1986年颁布的《传染病法案》(Communicable Diseases Act);1982年颁布的《禁酒工作法规》(Temperance Work Act);1976年颁布的《烟草法规》(Tobacco Act)。

以上陆续颁布的有关规范医疗卫生领域里运行的芬兰国家各种立法、法案的细则条目,在芬兰政府的网站上(www.finlex.fi)都是公开信息,以供大众查询,很有些"广而告之"的意思。

从以上法案、法令颁布的具体年份可以看出:首先,年份的跨度非常大,从1972年一直跨到21世纪的2010年;其次,我们可以想象,这些不同的法案、法规的成型与出台，一定是基于社会运行中出现的某些特定的问题，为了规范具体领域的具体操作而设置的。由此我们可以再次想象，每个国家的每个时期，医药卫生领域和国民的健康问题，都会面临不同的困境与挑战。只要能够针对具体问题和事项采取不同的政策调整、法规规范，假以时日，一定会出现比较理想的结果。

除了立法、颁布法案，芬兰社会保障与医疗卫生系统的规范化运行，还有赖于其他几项操作规范，包括中央控制系统与地方政府的良好沟通与交流、政府与民众及政府与医疗机构之间的良好互动和沟通，以及卓有成效的监督的实施。监督措施包括准入许可证、事先控制、事后控制及投诉处理机制。

芬兰的社会事务和卫生部，负责拟定所辖领域的立法与指导实施。除此之外，芬兰的社会事务和卫生部还要负责社会保障、社会福利和医疗服务领域里的指导和具体运行。而且，这个部门的责任与工作也包括制定社会福利与医疗保健领域的政策、立法改革和监督实施。具体的改革和发展要遵从《芬兰国家发展计划》中的有关社会福利与医疗保障部分的指引。

芬兰的社会事务和卫生部，还需要与国家的政治决策机构保持联系沟通。社会事务和卫生部的分支行政管理机构中的政府机关和行政部门，负责研究和发展、指导、监督，以及完成统计工作。这些政府机关和行政部门包括：国家卫生和福利研究院（National Institute for Health and Welfare）、芬兰药品管理局（Finnish Medicines Agency）、辐射与核安全管理局（Radiation and Nuclear Safety Authority）和芬兰职业健康研究院（Finnish Institute of Occupational Health）。

关于社会福利和医疗保健服务的市政规定，中央政府和地方市政当局各有其责、各司其职。地方市政当局负责组织贯彻和实施社会福利与医疗保健的各项工作条例。地方市政当局可以独自组织和规划实施各种服务，也可以与其他地方的市政当局联合组织并实施服务活动。另外，地方市政当局也可以将自己所负责的社会福利与医疗保健方面的服务内容外包给其他地方市政当局、非政府组织或者是其他私营的相关服务的供方。

三、"基石"之上的布局

芬兰的社会保障和医疗保健体系建立在一种由政府财政补贴资助市政当局

第九章
再看"洋为中用"

的基础上。此外,许多私营机构和非政府组织也参与其中,为芬兰的社会保障与医疗保健系统提供了各种服务。

芬兰法律规定,在芬兰的每一个直辖市,基本社会福利、公共卫生和专科医疗保健服务都是必须具备、必须可用的。地方市政当局有权在立法规定的限制内,决定基本社会福利、公共卫生和专科医疗保健服务机构的规模、等级、服务范围,以及市政服务的模式。这就是为什么在芬兰,各个直辖市之间的社会福利、公共卫生和专科医疗保健服务机构的模式和方式可以有很大的不同。此外,这种不同,还与当地的税收水平有很大的关联,市级税收状况与社会福利、公共卫生和专科医疗保健服务的具体运行、服务等级和水平有着直接的关联。

芬兰的国家政府,在资金方面也给予各个地方市政当局以支持。具体支持的数量,以各地的人口基数、人口结构和人口中的发病率,辅以其他参考因子来计算。

芬兰的专科医疗机构,主要是以地区医院和地区医院所服务的人口范围来衡量。每个市政当局负责建设提供专科医疗服务的地区医院。地区医院负责策划并实施具体的专科医疗服务内容,并在此基础上保证初级医疗保健服务和专科医疗服务相互配合形成一个有效的整体服务网络。

芬兰大陆共有20家地区医院。奥兰群岛属于自治区,自治区的医疗卫生服务由《奥兰自治区法》(Act on the Autonomy of Åland)来规定。芬兰大陆的每个地方市政当局必须归属于一个地区医院,也就是说,每个地方市政当局所辖区域内的居民的医疗保健服务必须归属于一个特定的地区医院。

芬兰的地区医院提供专科医疗服务,但是这种专科医疗服务不能与本地的初级医疗服务混合在一起或联合在一起,初级医疗服务机构是独立运行的一个网络。地区医院除了提供专科医疗服务之外,还负责市级医疗实验室、医疗影像服务部门、医疗康复机构的质量控制与协调运行。此外,地区医院也要负责其他医疗相关机构的服务、研究、发展、教育、培训,以及市一级居民健康信息系统的统一管理。

芬兰有五个医科大学的附属医院,每个地区医院附属于五个其中的一个。这种布局和结构,保证了各个地区医院和医科大学附属医院之间的交流、联合行动、信息系统共享、医疗康复和采购之间的协调实施。

芬兰的私营医疗保健服务，对于公立的医疗服务领域是一个很好的补充。私营医疗保健服务的供方，包括一些公司、非政府组织和基金会。私营的医疗服务供方，常常是将他们提供的医疗卫生服务卖给地方政府，或者以与地方市政机构合作的方式，当然，也有一些私营的医疗服务供方是直接面向居民提供服务的。

进入21世纪之后，越来越多的芬兰的私营医疗服务提供方，以企业和非政府组织的形式参与到为芬兰居民提供医疗服务的行业中。私营服务的总量，几乎超过了全部社会福利和医疗服务领域的总量的1/4。其中，私营医疗服务最常见的是，提供理疗服务、私人医生诊所、牙医诊所及职业卫生保健服务。

当一些地方市政当局外包医疗服务给私营的医疗卫生服务机构时，顾客付给这些私营的医疗服务机构的费用标准，是严格按照《芬兰法规》（Finnish Act）中的"社会福利和医疗保健顾客费用条款"（Client Fees in Social Welfare and Health Care）标准支付的。之后，医疗保险项目会对这些患者在一些定点的私营医疗机构得到的医疗服务所支付的医疗费用进行偿付。当然，私营的医疗服务机构，在得到医疗保险项目定点资格时的评定条件，与公立医院也是完全一致的。

私营的非政府组织社会福利和医疗保健机构所提供的各种服务，有收费和免费两种方式。非政府组织的运行费用，有相当大的一部分来自公共资金和芬兰的老虎机协会（Finland's Slot Machine Association）。

对于社会福利保障和医疗卫生领域的总体运行状况，芬兰设有国家社会福利和健康监管局（National Supervisory Authority for Welfare and Health）进行专门的监督和管理。国家社会福利和健康监管局对于在社会福利保障和医疗卫生领域中的全部机构，不论是公立的还是私营的，比如医院、健康中心、私人医生诊所、养老院，以及在这个领域中从业的个人，都负有监管责任。

除了监管运行，国家社会福利和健康监管局还负责医疗卫生领域专业人员的资格审核、私营医疗服务机构和个人的执业执照的审核与颁发。国家社会福利和健康监管局的责任也包括与酒精管理政策和环保保健相关的监督、指导和执照颁发。

国家社会福利和健康监管局，作为一级国家行政管理机关在各个区域中的分支机构，负责监督各自区域中的医疗服务中出现的疏忽和不恰当的做法。国

第九章
再看"洋为中用"

家社会福利和健康监管局与其在各个区域中的分支机构相互之间的职责分工,按照已经列入监督计划的细则执行,并且国家社会福利和健康监管局和各分支机构相互配合、分头进行。

各个地区的社会福利和健康监管局,协调、监督公立(市政当局负责的)和私营两大块医疗服务的提供方的运行情况。他们也负责私营的提供医疗服务的机构和开业个人的资格执照的审核与颁发。更进一步,他们还对所辖区域内的公立、私营两部分的医疗服务提供方所提供给大众的医疗服务质量达到法律标准负有监督和确保的责任。此外,各个区域的社会福利和健康监管局还负责受理患者的投诉及处理。

对于每一个芬兰公民,以及他们的朋友和家庭成员,市政当局和地区医院及政府其他部门和机构都负有责任对他们进行健康教育的推广和宣传。芬兰政府十分重视健康教育,将对于居民的健康教育放在医疗卫生工作的首位,并且就此提出了全社会目标共享的口号和目标。经过广而告之,人人知晓的医疗卫生共享的目标也就变得深入人心。对于如何保持与维护个人身体健康、如何保持与维护有质量的生命、如何保护并保持劳动能力和身体的各项功能,如何预防疾病、预防意外伤害和其他影响健康的问题,如何减少社会排斥和其他社会问题,如何减少对于社会福利和医疗卫生服务的需求、减少病假,以及如何减少不同人群中的健康方面的不平等,这些方面已经形成了"全民总动员"的阵势。

所有的行动和活动,都是基于对于居民健康和福利的情况了解、潜在因素的分析和各项服务的有效性分析之上,以便更加具有针对性、更加有效。定期汇总的关于居民的福利和健康的信息报告,被用来作为参考数据,制订下一阶段的计划、监控和评估方案。

为了改进居民的健康状况,所有的关键因素和相关因素,在制定各项决策时都要考虑到。所以,为了推进社会福利保障,特别是医疗健康服务的良好进行,市政当局与本地区内各个机构的协调要做得很好,比如计划部门、建筑机构、交通运输部门、教育部门、运动和文化设施部门。

地方行政当局和地区医院所提供的全面的、预防为主的和及时的各项服务,减少了突发性、密集性和昂贵地使用医疗卫生服务的概率和范围。每个地区医院,都制订了医疗卫生预防措施的详细计划,包括如何进行医疗健康教育和社会福利保障方面的推广、各个部门的责任,以及义务分工的广而告之、医疗健康服务的具体条款和内容,还有地方行政当局与其他各个机构之间的责任分工和协调方式。

对于传染病的防治和与人类疾病相关的环境保护,芬兰国家社会福利和健康监管局与社会事务和卫生部在各个地区的分支机构负责督导和监控各项工作。各个地区医院,作为专家和专业人员的供方,负责各自辖区内的各项预防传染病工作的落实和实施。

地方的行政当局,负责组织落实传染病预防工作、健康咨询服务的网络与维护,以及根据芬兰的国家传染病预防计划制订的疫苗接种计划的逐一落实,包括提供对于本地居民的疾病治疗服务。对于疾病预防工作而言,芬兰将疫苗接种、流行病学的早期筛查分析和对于公众的宣传运动同样放在了工作的首位。

芬兰的疫苗接种项目,可以在儿童医疗诊所和学校两个地方进行。疫苗的预防接种工作的落实,使得很多以前的传染病在芬兰已经被根除了,如麻疹、脊髓灰质炎、腮腺炎、风疹。高于95%的适龄预防接种儿童,根据疫苗接种计划接受了疫苗的接种。对于特定高风险人群的预防接种,比如肝炎和流感,预防接种人数可以超过目标人群的65%。

国家卫生和福利研究院的职责之一,是负责注册与保管传染病的信息和资料,这些信息和资料帮助芬兰的各个机构实现了在疫情甄别、疫情发展趋势监控、做出计划防治疫情和面对疫情时的"有的放矢"。

针对保护每一个公民健康的目标,各个人群所居住和生活的环境的保护,被列入同样重要的、称为"环保保健"(environmental health care)的工作计划。环境因素中,最容易、最常见的能够引发疾病的因素是不洁净的水、食物中毒流行病,以及被污染的室内与室外空气所引发的呼吸系统的疾病。

因而,芬兰的环保保健行动,覆盖了食物质量和卫生监控、居民物业和公共场所的安全防护、噪声防护、饮用水水质和洗澡水水质监控、环境健康风险评估,以及废物料的管理。化学物品的安全、基因工程的监管、放射性的防护,这些也都属于为了保护居民健康的环保保健而行动的内容。

每个地区的地方行政当局,负责实施与监控环境保护和环保保健的各项行动。市卫生督查和兽医人员负责监督和督进与环境保护及环保保健相关的各种法律和规章制度得以落实。具体的职责包括:食品安全的监督、健康保护的落实、烟草监管、化学品监管、顾客安全监管、动物护理医疗、综合环境危害评估，以及环境健康危害的应对。

四、两级医疗网络

芬兰的整体医疗卫生服务机构分为两级：初级医疗保健和专科医疗服务。

（一）初级医疗保健

各个地方的市政当局，负责运行本地的医疗中心，也就是为市民提供的第一级医疗，即初级医疗服务所需的"首诊"接诊地点。在全芬兰，有大约160个这样的初级医疗中心。一般来说，这些医疗中心又由几个分支医疗机构组成。

负责初级医疗保健的这些医疗中心，首先负有并承担疾病预防方面的责任和任务，在疾病的早期阶段给予诊断。在初级医疗保健中心得到的预防医疗服务，绝大多数都是免费的。

除了预防保健，初级医疗保健中心还负责居民的健康咨询与督导、工作能力和功能的保护支持、精神健康和生命技能的维护，以及居民的疾病预防。

市政当局为居民提供的疾病与健康咨询可以通过几个渠道获得。比如，可以与初级医疗中心的专业人士预约会见，在健康信息推广会议中与初级医疗保健机构的专业人士会见并咨询。

与生育及节育或其他的性传播疾病相关的咨询可以通过初级医疗保健系统中的家庭计划诊所、孕妇与儿童诊所、学校与大学的医疗中心的医生来获得。对于大学年龄段的适龄年轻人和工作年龄段的人群来说，即使是没有大学的医疗中心和职业健康诊所，也要保证他们的疾病和健康方面的咨询到位。

初级医疗保健机构，根据国家的预防计划，负责疾病筛查。疾病筛查服务包括乳腺癌、子宫颈癌筛查，以及妊娠早期的超声波筛查、胎儿染色体和机构异常的筛查。

初级医疗保健系统中的儿童健康诊所，通常是为低于学龄的儿童和他们的家人提供服务的。几乎全部的孕妇和孕妇家庭，都在儿童健康诊所中获得相关的服务。儿童健康诊所的任务主要是针对孕期的一些问题的早期发现，或者是解决其他一些在妊娠早期就可以进行医学干预的问题。总之，工作目标就是促进胎儿的健康、儿童的发育和儿童福利，进而支持和保证儿童父母的福利。

初级医疗保健机构中的儿童健康诊所，还提供广泛的健康检查，用来发现儿童父母的福利情况、健康卫生习惯和家庭的总体情况。儿童的家庭成员，特别是父母会被约谈，并就特定的问题进行了解。怀孕的母亲、儿童或者全家人，都能在这里得到附加的检查以及必要的治疗。

在初级医疗保健机构中的儿童健康诊所所得到的服务，还包括预约护士、助产士和医生，预约护士、助产士进行家庭探访并辅导家庭内的一些操作和注意事项。还可以根据需要为做父母的预约一些特殊的家庭活动的安排咨询和辅导。

初级医疗保健网络还包括学校的医务室。所有的小学、初中、高中、职业学校和大学，都配有学校的医务中心或医务室。18岁以下的学生，所有的医疗保健费用是免费的。而预防性医疗服务的提供，所有的学生，不论年龄大小全部免费。学校为学生提供的医疗保健服务包括体检、健康咨询和一些口服药物的提供，也包括一些在任何情况下的早期诊断以及需要特殊帮助的甄别。

所有芬兰的学校，不论小学、中学还是大学，医务室或医务中心的专业人员还负责监督校区内的卫生条件、环境安全性的落实，以及学校社区的福利的维护。学校和学生的医疗健康保障是学校和学生的社会福利服务的一个重要组成部分。当然，学校和学生的社会福利服务，除了提供医疗保健的医务室或医疗中心，还包括驻校的社会福利官员和心理学专家。

学校的医务室或医务中心，如同儿童健康诊所所担负的责任一样，也负有三方面的健康筛查责任，即父母的福利情况、健康卫生习惯和家庭的总体情况。

学生的医疗保健，同样分为初级医疗保健和专科医学服务。在学校的初级医疗保健网络中不能解决的医疗问题，就要转到高一级的专科医疗服务机构中去。性疾病、早期的精神健康问题和药物滥用这些健康方面的问题，都是在学校的医务室或医疗中心得到解决。

为芬兰的大学生提供医疗服务的医务室，由芬兰学生健康服务部（Finnish Student Health Service）获得各个地方市政当局同意，负责按照芬兰国家社会福利和健康监管局制定的标准提供并运行。

初级医疗保健机构的服务人群，还包括退休领取养老金的居民。服务内容同样是保证他们的健康福利和维护他们的身体功能的健康。另外一个工作目标，

第九章
再看"洋为中用"

是向领取退休养老金的居民推广健康的生活方式、进行健康教育，使得他们避免和预防生活中的意外事故的伤害。对退休人群的咨询服务，也包括甄别与健康相关的问题、提供早期的干预和支持，以及辅导他们怎样完成日常护理、安全的药物治疗。如果需要的话，初级医疗保健机构还要安排对于老年人的健康检查和家庭随访。

医疗保健和康复，也是初级医疗保健这个层级的工作内容和机构设置。

芬兰对于医疗保健的内容定义包括：①各种检验、诊断检查，以及与治疗相关的护理；②预防和治疗疾病以及缓解疼痛；③指导患者并促进患者对于治疗和自我护理的承诺；④在必要时提供更进一步的治疗。

对于患者的医疗保健，是根据患者的医学治疗方面的需求和整体状况的需要，来决定具体的治疗方式和内容。要根据需要来制订具体治疗计划和方案。负责承担初级医疗保健的医疗中心，对于居民的医疗保健而言，是永远可用的、可及达的。同时，这些医疗中心也运行着能够随时为急性病或长期慢性病提供及时的医疗服务的医生诊所。

医疗中心通常也设有一些住院病房，以备患者需要时使用。初级医疗保健机构中的医疗中心的医生们，可以向专科医生咨询或者在必要的时候，将患者转到专科医生处，进行进一步的检查和医疗会诊，或者转到专科医院进行治疗。初级医疗保健机构中的医疗中心也配备有护士，来完成一些临床治疗和长期慢性疾病的监测、督导患者完成自我护理。对于一些小事故伤害的治疗、某些急性病的治疗，也可以在初级医疗保健机构中的医疗中心完成。

家庭护理，是在患者的居家中完成的。绝大多数接受家庭护理服务的患者是年龄很大的患者。初级医疗保健机构中的护士、有执照的护士和开业护士，常常是为家庭护理提供服务的主要供方。

家庭医院护理（home hospital care）是指在患者的居家中完成医院水平的护理工作。家庭医院护理一般是暂时的、强化的家庭护理形式。无论是家庭护理还是家庭医院护理，其目的都是为了让患者在他们的居家环境中得到康复，家庭环境对患者而言是一种支持。长期护理的目标，也是使年龄很大的患者得以进行康复训练，从而有可能让他们从医疗中心的病房回到他们自己的居所，或者可以转到有24小时全天候服务的住房。

芬兰的初级医疗保健机构还包括医学康复。医学康复的目标就是恢复和保持身体的各种机能，比如在肌肉骨骼功能紊乱的情形下。初级医疗保健的医学中心和病房提供医学康复服务，这也是初级医疗保健机构负有的医疗保健工作职能的一个组成部分。

对于芬兰的初级医疗保健机构所负责的医学康复，主要包括以下几个方面：①康复咨询与指导；②检查并确认进行康复的必要性和内容；③治疗和改进工作机能和功能范围；④确认康复期；⑤康复技术援助服务；⑥康复的适应性训练。

除此之外，对于社会福利和医疗保健的提供方而言，康复也是一种必须提供的服务，是芬兰的社会保险机构、授权养老金提供商，以及就业和教育管理机构等类型的机构必须承担的责任和提供的服务。

初级医疗保健的组成，还包括口腔保健部分。地方的市政当局和医疗中心负责提供口腔医疗保健服务。这些服务内容包括改进和监测口腔卫生、口腔卫生保健的教育咨询和口腔卫生检查服务。同时，要提供口腔疾病的预防和治疗服务。

在口腔医疗保健服务方面，私营的口腔医疗诊所参与其中。健康保险对于居民在私营的口腔医疗保健诊所中所得到的服务，也会给予一部分的成本报销。

（二）专科医疗服务

芬兰的整体医疗卫生服务机构，在上述的初级医疗保健网络之上，还设有专科医疗服务网络。

专科医疗服务网络包括专科检查和专科治疗两个部分。绝大部分的专科医疗服务是由各个医院提供的。最常见、最普通的一些专科医疗服务，在一些初级医疗保健的医疗中心中也是有提供的。

除非是紧急情况下，患者到专科医疗服务的医院看专科医生，需要得到初级医疗保健机构中的医生的同意和推荐。专科医疗的提供由芬兰的各个地区医院负责。

私营医院对于公立的地区医院所提供的专科医疗服务形成一种补充。比如，私营医院提供一些日间的手术治疗。

专科医疗服务中包括急救医疗服务。芬兰的急救医疗服务包括急性病的治疗、外伤治疗和必需情况下的急救车转移服务。各个地区医院在各自所辖的地

第九章
再看"洋为中用"

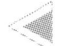

区内负责组织、提供急救医疗服务。对于紧急情况的定义规定包括：外伤、突然发作的疾病、长期疾病的恶化、一般功能能力的恶化需要立即干预救治，以及没有恶化或继续加重伤害的危险但是治疗不能延迟的情况。地区医院提供24小时全天候的紧急救治服务，必要时会联合其他地区的医院共同救治。在很多城市，地区医院也为初级医疗保健机构在夜间和周末时提供替补的紧急医疗服务。

作为专科医疗服务的地区医院，也负有责任建设一个紧密结合的精神健康和精神疾患治疗的系统。此外，药物滥用的治疗服务，也是公立的地区医院的职责之一。除此之外，非政府组织和一些私营的医疗机构，也提供这些方面的医疗服务。实际上，芬兰的非政府组织提供了很多方面的医疗专科服务，弥补了公立医院部分的不足，比如在危机服务方面。在精神卫生和药物滥用的救治方面，私营的非政府组织也正在与公立医院进行越来越多的合作。这样做的目标，就是进一步降低提供这方面服务的门槛，以使得这些医疗服务更加具有针对性、更加有效率。

专科医疗服务对精神卫生服务的目标，定位在改善居民的精神卫生、降低精神疾病发生的危险和概率。专科医疗提供的精神卫生服务，包括咨询和指导、个体的和社区的社会心理方面的支持，以及精神疾患的医疗服务。

芬兰的专科医疗服务，对于精神疾患方面的职责包括：各种检查、治疗和精神疾患，以及精神紊乱的康复治疗。不仅仅是专科医疗机构，实际上初级医疗保健的医疗中心，或者专科医疗的地区医院、精神病诊所和精神病医院都同时提供精神疾患的医疗服务。精神疾患的门诊医疗优先安排。社会福利保障机构为精神病患者提供住房服务、家庭生活辅助服务和精神康复的活动安排。

控制物质滥用和成瘾，也是芬兰的专科医疗服务涵盖的领域。控制物质滥用与成瘾的工作，目标是阻断产生物质滥用成瘾的途径、提倡改进生活氛围和生活方式，以预防物质滥用和成瘾的发生。另外一个目标是，减少或者根除物质滥用与成瘾对于居民健康和安全的影响。物质滥用与成瘾，这里所说的物质，包括酒精、酒精替代品、非法的毒品和一些有成瘾作用的处方药品。

为了控制物质滥用和成瘾，芬兰采用的措施包括指导、咨询和提供戒除物质滥用服务。社会福利保障机构负责提供芬兰境内绝大部分的戒除物质滥用服务设施，包括设立社会福利保障机构办公室的各种咨询、指导服务和很多专业的戒除物质滥用服务机构设施。专科的戒除物质滥用机构设施，包括解毒专科诊所、青少年中心、戒毒中心、戒毒康复中心及居家戒毒服务。在戒除物质滥用和成瘾方面提供的医疗服务,包括各种检查、治疗和康复。门诊治疗被设为优先选项。

芬兰的专科医疗网络,还包括职业卫生保健。芬兰的雇主,负有责任为他们的雇员提供职业卫生保健。雇主可以在机构内部为雇员提供职业卫生保健服务,也可以将其外包给专业的医疗健康中心、私营的医疗机构或其他的医疗服务供方。地方市政当局有责任为自己辖区内任何雇主提供可以购买的职业卫生保健服务,假如这些雇主希望外包或购买的话。企业家和自雇者也可以在本地的医疗服务机构中购买职业卫生保健服务,如果他们愿意的话。

在芬兰,大约有90%的领薪水和工资收入者[①],已经具备了享有职业卫生保健的条件。职业卫生保健强调的是工作场所、工作环境、工作社区和员工个人。职业卫生保健的一个重要方面是雇主与雇员之间的相互配合与合作。职业卫生保健的最重要目标,是保持和改善工作能力。在享有职业卫生保健服务的人群中,大约有90%签署了医疗服务合同。

雇主为雇员提供的职业卫生保健服务的成本,可以从芬兰的社会保险机构那里得到偿付。这种偿付的款项,是基于雇主和雇员们在社会保险机构中已经支付的工资收入保险的保费。企业家和自雇者,如果他们已经在社会保险机构中投保,同样可以得到职业卫生保健服务费用方面的偿付。

五、两级医疗网络的辅助配套

对于上述的两级医疗网络来说,还有许多辅助配套的机构设置,保证了两级医疗网络发挥作用。比如,最关键的辅助配套,是芬兰实行的药品管理和销售模式。此外,芬兰有一系列完善法规和法案,从方方面面来保证整个医疗卫生系统的有序运行。不仅仅是保证普通公民的就医需求得到满足,还对低收入人群等弱势群体的就医需求方面的满足采取了很多有效的措施。

(一)药品管理和销售模式

在芬兰,一般来说药品只能从药房或药店里购买。药品管理和销售,是芬

[①] 在芬兰,有每月领取工资的,也有每周领取薪水的,甚至有按照工作天数领取薪水的,都是被包括在职业卫生保健项目内的。

兰整体医疗保健网络非常重要的一个组成部分。

芬兰的药房和药店，负责完成药品到医疗机构门诊的协调分送。所有的药房和药店，在开业之前，需要得到芬兰药品管理局（Finnish Medicines Agency）颁发的执照。授权药剂师可以获得个人药房开业的执照。

整个芬兰境内，大约有800家药房和药房的分店。如果一个区域内没有设立药房或药店的可行性，可以设立药品专柜来代替。药品专柜有授权，可以销售非处方药也可以凭处方销售处方药。药店可以在互联网上销售药品。

芬兰的医院和医疗中心，有他们自己的药房和药店，向住院患者、在医疗中心病房住院的患者提供所需的药物。但是医院和医疗中心的药房和药店，没有授权，不允许向患者出售药品。

所有的药品在销售给患者之前必须得到上市许可。芬兰药品管理局负责评估医药产品的安全性和有效性。即使得到了上市许可，药品的安全性问题也始终在芬兰药品管理局的监控之下。任何药品服用后的可疑的、可能的副作用，都会被报告到芬兰药品管理局。

截止到2013年4月，芬兰境内的全部药店、药房，公共的医疗保健服务机构，都实现了电子处方系统管理。2014年，全部的私营医疗机构也实现了电子处方管理系统的应用。

芬兰医生开出的处方，被保管在国家的处方中心。这个处方中心的管理，隶属于芬兰社会保险局。在处方中心，所有的医生和护士在得到患者的同意之后，都能够调出并查阅某位患者的全部用药史。患者自己也可以通过网络查阅自己的用药史。

（二）完善的法规和法案

对于良好运行的两级医疗网络，最关键的辅助配套，还有保证医疗保健机构保持良好运行的、芬兰政府颁布的关于患者的权利和待遇状况的一系列规定和法律。

患者有在公共的、私营的医疗服务机构里得到良好医疗服务的权利。患者的人格尊严、信仰和隐私权必须得到尊重。患者的母语、他们的个人需求和文化，都尽可能地在就医时被考虑到。

患者在与医护人员互相理解的基础上，得到医疗服务和救助。在患者生命受到威胁时，即使患者可能因为失去意识，或因为其他原因不能表达，也必须得到必要的治疗。如果患者能够自己表达清楚关于治疗方面的愿望，这些愿望必须得到尊重。

有关患者做过的全部检查和治疗的信息，全部被保存在患者的个人病例记录中。这种做法，可以使后续的治疗或者需要得到治疗时，因为有参考而更加有针对性，患者有权利知道有关自己的病例记录里的一切信息。患者的病例信息是保密的，除特殊情况外，医务人员没有患者的同意，不能将这些信息透露给任何第三方。

芬兰的每一个医疗机构，比如医疗中心、医院或私营的医疗设施机构，都必须有一个患者监察员。患者监察员为患者提供所有问题的咨询和帮助，并且告知患者他们有哪些权利。任何患者，如果对于他们受到的待遇或接受的治疗有不满意，可以通知医疗单位的主管，也可以到本地的国家行政机构或者国家社会福利和健康监管局去投诉。

芬兰的《卫生保健法规》（Finnish Health Care Act）规定，患者有权利在公立的专业医疗机构中、在合理的等待时间内得到治疗。在芬兰的《卫生保健法规》中有特别条款指出：无论在任何情况下，患者在医疗机构的等待时间有最长限定。在芬兰，不管被救治的人居住在何方，紧急救治必须立即得到实施。如果一个医疗中心或者一个医院不能在法定的最长等待时间内安排妥当对紧急救治的处理，那么必须安排其他医疗中心或医院的救治到位。

（三）完善的医疗服务网络

芬兰市民可以在其居住的区域内选择任何一家医疗机构去看病，或者选择地方政府与其他地区联合经营的任何医疗机构，在那里得到初级医疗卫生保健服务。同时，患者可以自行决定从一个医疗机构转到另外一个医疗机构，只要拿着书面通知即可。一般情况下，这种转换医疗机构，一年之内只能转一次。而且，在同一个时间内，患者只能在一个医疗中心注册看病。尽管有这样的规定，在患者需要到外地休假或度夏天时，还是可以被按照既定的治疗计划，在他们的短时暂住地的医疗中心得到治疗。

芬兰的居民需要得到专科医疗服务时，通常是在自己所居住的本地的地区医院。某些特殊情况下，也可以到其他地区的医院，这种情况下，常常是本地的医生推荐给外地医院的某位医生。患者也有权利选择他们自己的医生或者在可能的范围内选择医疗专科服务。

自2014年起，患者可以自行选择专科医疗的医院的数量有所上升。原因是自2014年开始，患者有权利在全芬兰境内的公共医疗中心和医院中选择自己喜欢的医疗中心或专科医院就医。这样的结果，实际上也是促进各个医院之间的医疗服务做得更好，以期吸引更多的患者就诊。

（四）方便民众的就医

芬兰的公民，除了有权利享受社会福利与保障，在芬兰境内得到所需要的医疗服务，还可以在出国时，在欧盟或欧洲经济区国家（EU/EEA country）得到所需要的医疗服务。芬兰公民在欧盟或欧洲经济区其他国家停留期间，如果需要得到医疗服务，只要在医院出示一张欧洲医疗保险卡（European Health Insurance Card），就可以得到必要的医疗服务。这张欧洲医疗保险卡，可以在芬兰的社会保险局免费办理。

如果芬兰的地区医院在法定的最长等待时间内不能为患者提供患者所需要的专科医疗服务，这个地区医院必须按照患者的要求准许并授权患者在欧盟或欧洲经济区的其他国家和地区的医院得到医疗服务，所支付的医疗费用与在芬兰的地区医院所支付的标准相同。

《欧盟对患者权利的规定》（The European Directive on Patients' Rights）强化了芬兰公民在欧盟其他国家得到医疗服务的权利。自2014年年初起，芬兰的公民可以在其他任何欧盟内的国家得到医疗服务，并且得到与在芬兰境内医院看病一样的待遇，由芬兰的医疗保险项目进行医疗费用的偿付。

（五）就医付费明码标价

保证芬兰两级医疗网络良好运行的关键的辅助配套，还有一系列关于医疗保健服务收费付费的规定。

作为得到医疗保健服务的顾客，除了符合法律规定的特殊人群，都需要缴纳市政社会福利和医疗保健服务费用。根据所得到的具体服务，向顾客收费的标准是同样的，或者是基于顾客的个人收入水平及家庭成员的人数。具体的收费标准是根据法律的规定，并且这些收费标准每年都会被回顾、审核、再颁布。

每一个财政年，在公共医疗服务的收费方面，顾客自己缴纳费用的标准是有上限的。某些医疗保健服务是免费的，或者在所收取的自费医疗保健费用到达一定上限之后，多余出来的收费部分则被免除掉。

地方市政当局会发放一些使用特定医疗保健服务的服务券，作为提供免费医疗保健服务的一种形式。持有这些医疗保健服务的服务券，患者可以选择到私营的医疗机构去使用。当然，这些服务券也可以被用于使用地方当局提供的社会福利保健服务，或者是市政当局与其他医疗卫生服务提供方联合经营的一些机构所提供的服务。地方市政当局和其联合经营的机构，可以独立决定是否发放这些免费服务券，以及在哪些服务项目上发放免费的服务券。

（六）行医安心责任保障

保证两级医疗网络良好运行最关键的辅助配套，还有医疗责任保险项目所发挥的作用。

所有的芬兰的医疗中心或专科医院，只要是提供医疗卫生保健服务的供方，都必须具有针对患者赔偿的医疗保险资格，即医疗责任保险。也就是说，任何患者在接受医疗卫生服务的过程中，假如受到损害或伤害，将由保险项目支付赔偿。医疗责任保险，甚至在即使是患者的损害或伤害不是由于医务人员的医疗过失所引起的情况下，也会对受到损害或伤害的患者进行偿付和赔偿。

医疗责任保险的赔偿，不包括微小的损害或伤害，也不针对那些事先被认为有可能引起伤害的情况进行偿付，仅仅是针对那些已经发生了的、被认定的医疗伤害结果。医疗责任保险的偿付和界定由芬兰的患者保险中心（Finnish Patient Insurance Centre）来负责完成。

（七）严格的行医资格和再教育

保证芬兰两级医疗网络良好运行最最关键的辅助配套，还有对于从业的医务人员的管理规定。

芬兰的医务工作者的全部行医活动，必须符合《芬兰卫生保健专业人员法案》(*Finnish Health Care Professionals Act*)。《芬兰卫生保健专业人员法案》的主要目标是，保证医疗卫生领域的从业人员得到了合格的职业训练并且胜任工作岗位的需要，从而促进患者的安全、改进医疗服务质量。

专业的医疗卫生教育由芬兰教育与文化部（Finnish Ministry of Education and Culture）负责。芬兰的社会事务和卫生部负责监督专业的医疗卫生教育质量是否符合要求。芬兰的国家社会福利和健康监管局和各地的国际行政机构联合监督医务人员的专业工作。在监督同时，他们还受理对于专业医务人员行医活动的投诉并负责处理。

特定的一些医疗卫生专业人员，不仅需要达到职业培训的要求，还需要得到行医执照。芬兰的社会福利和健康监管部门负责这些专业医务人员的资格审核与执照颁发。在芬兰接受医疗教育培训与在国外接受教育培训的专业医务人员的个人资料被注册并保管。

并不是全部的医疗卫生专业人员都需要从国家机构中得到并持有专门的执照。只要是获得了在国家政令中列出的一些被承认的教育机构所颁发的学位，就可以使用相应的专业头衔。

芬兰的医生和牙医需要具备大学教育水平。护士和助产士教育在大学的应用学科中可以选择，执业护士培训则由中等职业教育机构提供。

在社会福利和医疗保健机构工作的专业人员，有法定的责任定时参加职业知识更新培训。雇主有责任保证专业医务人员参加职业的再教育，并且负担这些再教育的相关费用。

（八）合理的人员配备与资源利用

在初级医疗中心或专科医疗医院，实行的是患者先与护士预约。自 2010 年起，芬兰的护士已经有权利开一些指定目录的处方药给患者。在芬兰，截止到 2013 年，每一千名居民拥有 2.9 名医生和 11.0 名护士和助产士。

芬兰绝大多数的医生，是在市政当局所属的医院区域里工作，并且通常是在市政当局领取薪水的。2008 年以前，曾经出现过一个趋势，就是公立的医疗机构从私营医疗机构"租用"医生。芬兰大约有 30% 的医生，全职在公立医疗机构里工作，但是拥有自己的诊所，在公职完成任务之后，利用业余时间到自己的诊所工作。

尽管上述两级医疗卫生网络及其配套的辅助措施已经发挥了非常好的效用，但是芬兰仍然在进行医改以更好地应对挑战。芬兰提出，未来芬兰的医疗保障系统面临的挑战是：分散芬兰的医疗保障系统，使其不要太过于集中。这个挑战的具体内容是：强化在战略发展、战略优先和资源配置方面的统筹和引领能力；逐步加强相对薄弱的初级医疗服务系统；改善市政医疗服务系统中初级和二级专科医疗的相互合作；在公共医疗的津贴补助上，实行双重融资方式。

芬兰的医疗保障体系面对的另外两个重大挑战是：芬兰的医疗服务在地理上的分布不公平，以及在不同社会经济集团之间可以得到的医疗服务不公平。不同市政地区的医疗服务供给和看病等候时间的长短有显著的差异。此外，由于每个市政当局对于医疗服务领域的投入量并不一致，所引起的医疗服务质量和医疗服务范围方面存在显著差异。

2013年，芬兰的社会事务和卫生部明确提出：在未来的几年中，将对芬兰的整体医疗卫生系统进行"大修"，也就是再次进行医改，从而使得这个系统可以更好地面对医疗卫生与社会福利方面所有的挑战、满足社会发展的需要。芬兰的医改，目标将定位于保证各个城市有保持向市民提供高效率和高质量的医疗卫生服务的能力，这种能力的保持，要建立在全国范围内的、更加公平的基础之上。

芬兰的再次医改所提出的重点，包括对于地方政府的结构和其所提供的服务结构的改革，改革《地方政府法案》(*Local Government Act*)、改革地方政府的组织结构、改革地方行政当局的法定责任，并重新评估社会福利保障及医疗保险的融资。本次改革的深层次目的在于，使得地方政府对于社会福利保障和医疗卫生服务的支持力度更大。

第二节　公平有效的加拿大医疗保险与社会保障

加拿大是一个有着3300万人口的高收入国家。加拿大大约70%的医疗费用支出来源于国家税收收入，包括联邦政府的、各个省的和自治区政府的税收收入。绝大多数的来自税收的公共健康费用支出，被花费在为居民提供普及性的医疗服务。这种"普及性的医疗服务"，是针对加拿大居民而言的。具体内容包括免费的、必要的住院医疗和见医师的医疗服务，以及对于门诊处方药物和长期护理医疗服务实行的成本补贴（Marchildon，2013）。

加拿大的医疗保险制度，一个最重要的标志，就是保险融资的主要来源是

第九章
再看"洋为中用"

各级政府,包括省、自治区和联邦政府的税收,大约占总融资的70%。而其余部分,则来自患者个人的自付部分和私营的保险公司的支付。

与世界其他国家同样,加拿大政府也面临着医疗服务费用日益上涨的巨大挑战。用于为加拿大居民提供医疗服务的成本费用持续上涨,其上涨的速率已经超过了经济和政府收入上涨的速率。而导致这种医疗服务成本费用持续上涨的主要原因,是处方药物使用量的大幅度上涨。

自1988年开始,加拿大也实行了医改。通常认为加拿大的医改,第一个阶段是1988～1996年。在这个阶段中,特别专注的一个方面,是医疗成本控制,这种控制是通过医疗设备和人力资源的"合理化"来实现的;另一个方面,是改善医疗质量整合医疗服务。

自1997年开始,加拿大开始实行医改的第二个阶段。加拿大开始实行医改的第二阶段的显著特点,主要是在公共卫生领域中投资加大,包括医疗费用的显著上涨,以及对国家财政用于居民医疗费用支付能力的关注和试图制约所采取的行动。

截止到2013年,加拿大境内的医改,已经不是加拿大整体医疗卫生服务体系的工作重点,取而代之的是一种由加拿大各个省和自治区负责的、政府监管与医疗服务"分而治之"的局面。各个省和自治区,负责对各自所辖地区内的医疗卫生服务机构进行整合或微调。而这种整合或微调的主要目的,是为了进一步改善提供医疗服务的及时性、效率,以及医疗质量和患者的就医体验。患者的就医体验改善,包括对于一般就医、急诊和慢性病的治疗等几个具体方面。

当然,在整体医疗卫生服务体制下的一些地区的医疗服务的覆盖,还存在窄窄的相对薄弱的"间隙",而且在医疗服务可获得性方面的公平性也存在同样的"间隙"。如何克服与消除这些虽然狭窄但是已经存在的"间隙",对于当今的加拿大政府而言,这是一个挑战。

简而言之,加拿大的税收是强制性的,可以保证联邦政府和省政府有财政力量支持医疗费用的支出。联邦政府以税收方式融资,之后再以各种方式分配到各省,如公共卫生、药品管理规章、药品安全生产或者少数族裔的卫生保健等。这些方面的支付,联邦政府的费用比例比各省政府的支付水平相对要高。

这些款项主要被政府分配到各个医疗机构,用于提供医疗服务、医疗相关的物品（这些物品是政府提供的或是政府给予补贴的），此外，用于支付患者在私营医疗机构中得到的医疗服务、使用医疗物品所需的费用。

除了省和联邦政府融资的大约70%的医疗费用，其余的主要是来自两个独立的部分：患者自己的口袋和私营医疗保险公司的支付。

以前，私人支付的部分是总医疗费用的12%。还有3%的费用支付具有不同种类的来源，其中包括社会保险基金（这个基金的主要目的就是为雇员提供医疗福利），以及用于研究、医疗机构建设和医院设备购买目的的慈善捐助基金。

自愿的和慈善的捐助，也为加拿大的医疗研究和公共医疗提供了另一个融资来源。自愿的和慈善的捐助具体形式为：无数的非政府组织，从医院形式到某种疾病研究的基金会，定期从公众手中征集捐赠款项。这些基金款项征集后，被用来作为购买医疗设备的资金或者作为医疗研究的款项提供特定的医疗服务。同时，志愿者们也捐赠他们的时间和技术给这些医疗服务的非政府组织。

加拿大的各个省政府，负责管理处方药计划和支付公共医疗服务中的医生费用。具体表现为：政府支出的医疗费用占70%，其余30%的支付主要用于牙科、眼科和一部分处方药，这些处方药是用于政府偿付药物名单以外的或者可选治疗方案之外的费用支付。此外，加拿大人需要为一些家庭特别护理、社区医疗和长期的医疗服务，以及设备的使用，自己掏钱付费。

在各种来源的医疗保险融资中，还有一种社会保险是由各省"工人补偿规划"（workers' compensation schemes）负责融资和支付的，按照法规主要用于工伤的偿付。这种偿付是强制性的。

私营的医疗保险，一般是雇佣合同中的福利条款涉及的可以覆盖公立的医疗保险项目所没有涵盖的医疗项目的费用。多数私营保险项目的购买是由雇主、工会、职业团体等以"团购"的方式付费购买，然后以福利的形式给雇员或成员的。

一、加拿大医疗卫生机构与监管

加拿大医疗卫生体系的一个最显著的特点就是，大约70%的医疗卫生费用的融资来源是联邦政府、省政府和自治区政府的税收收入，"公有色彩"显著。

第九章
再看"洋为中用"

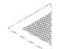

但是加拿大的医疗卫生机构、医疗卫生服务的提供和对于医疗卫生机构的监管,已经实现了高度的"分治"。这种分治的实施,主要基于三个原因:第一,各个省和自治区政府,对于医疗卫生融资和提供主要的医疗卫生服务的责任的确认;第二,医生们作为"独立承包商"而独立执业的状态;第三,多种医疗机构形式的存在。

对于由各个省和自治区的地方税收完成融资来维持运行的一般医疗机构和医疗保险项目,省和自治区政府有责任管理和监控其运行。由医院提供的最基本的医疗服务、诊断,以及医生的治疗服务,对于本地居民是免费提供的。在最基本的医院和医生服务之外,省和自治区政府还对其他一些医疗服务进行补贴或者直接提供,包括处方药的补贴与提供、长期护理的补贴与提供,以及居家护理的补贴与提供。与医院和医生服务相反,这些由省和自治区政府运行的项目,通常是针对以年龄或者收入为标准的符合条件的特定人群,并且是可以要求缴纳部分使用费的。

加拿大联邦政府对于医疗卫生服务的特定方面具有管辖权。联邦政府的这些管辖权包括对于处方用药的规定和安全性的监控与管辖、加拿大国民和少数族裔的福祉与医疗服务的融资与管理的监控,同时军队成员、退伍军人、联邦监狱中的囚犯、合格的难民,这些人群中所实施的公众健康保险的覆盖比率的保证,也由加拿大联邦政府负责管辖。除此之外,公共卫生领域的研究、公共卫生领域的措施实施和公众健康数据的收集,也属于联邦政府的管辖权之下。

加拿大的各个省和自治区政府行使权利,负责制定主要政策,来完成提供医疗卫生服务所需的融资和监管。多数省份中,医疗卫生服务的组织、管理与提供,是由地方卫生当局(Regional Health Authorities,RHAs)负责完成并且实施监控的。但是也有的省份,地方卫生当局的职责是有限制的,不包括一些授权,比如,在安大略省,地方卫生当局没有责任涉足基本医疗的初级卫生保健。

加拿大的省或自治区政府主管医疗卫生的部门,委托地方卫生当局,在指定的地理区划中负责实施管理医院、医疗机构和社区医疗卫生保健,提供本地理区域中的医疗卫生服务。至于地方卫生当局,是使用直接运行医疗机构、直接提供医疗卫生服务的方法,抑或是与其他第三方的医疗机构签订合约购买其服务,由地方卫生当局职权范围来决定。

但是,地方卫生当局对于药房的设置与分布,以及医生的工资和酬劳,没有任何授权和责任。相反，这部分责任是由省政府的卫生主管部门直接承担，直接运行一些与医疗和药物相关的保险项目，来保证对于居民得到处方药物的治疗所花费的成本进行补贴，特别是保证那些低收入人群、退休人员的药物使用方面的补贴。至于医生的工资，绝大多数的医生是私人开业的，但是医生们对于本地居民所提供的医疗服务，是由省政府的卫生主管部门给予酬劳和支付的。医生的酬劳的发放，是基于"按照服务收费"来计算的，或者是按照医生与省政府所签订的合同条款来发放的。医生与省政府之间所签订的合同中，有关医生酬劳的标准，每个时期的合同更新中可以通过劳资双方的谈判来决定。

由此可见，加拿大提供医疗卫生服务的主要责任在于省级政府。所以，加拿大的十个省政府和三个自治区，负责向各自所辖区域内的居民提供必要的医院服务设施、医疗救治的到位，以及与医疗服务相关的一些物品的配送监管与管理。

医疗物品的配送与分发，实际上是通过私有企业的赢利模式的市场服务、私有的非营利性组织、公益组织，以及领取省政府工资酬劳的医生们，共同来完成的。在这个配送与分发的过程中，加拿大联邦政府的责任是，保证物品和药品的安全性、强制执行整个配送与分发链条中的每个环节都必须符合《加拿大卫生法案》（*Canada Health Act*）。

加拿大医疗机构的组织设置，在省和自治区的层面上，是从立法层面保证的"单一支付系统"（a single-payer system）。这个单一支付系统，向省内的医疗机构和医生服务支付、购买医疗服务，用于提供给本辖区内的居民。此外，省政府还负责提供直接的支付，抑或是通过划拨资金给地方卫生当局，购买必要的医院护理服务，用于提供给本地居民。省政府还通过与本地的医疗行业协会谈判协商来决定医生群体的酬劳水平（地方卫生当局的预算中，不包括支付给医生的酬劳部分）。

此外，省和自治区级政府还负责管理多种多样的长期护理服务，以及用于这方面的财政补贴。当然，也负责处方药物的计划，以及保证居民对于处方药物需求的满足。

有数据显示（Canadian Institute for Health Information，2011），上述用于运行单一支付系统、监管药物和医疗用品等与医院和医生相关的、非直接的医疗服务所产生的费用，2011年已经占加拿大的省和自治区总体医疗费用的大约

第九章
再看"洋为中用"

40%之多。与此形成对照的是，1975年的数据显示：非直接的医疗服务所产生的费用，只占省或自治区总体医疗费用的大约23%。

加拿大的省级和自治区政府的卫生部门的行政长官，对于各自辖区内的卫生法律的贯彻执行、各项规章制度的被遵照执行、监管医疗卫生领域内的医疗机构，以及医生所提供的服务符合国家的法律，负有全面的监管责任。行政长官的管辖权，在一些方面，比如住院患者服务和其他医疗服务，是由两部法案来规定的。但是也有一些管辖权，是合并在一个法案中体现并得到实施的。

在设有地方卫生当局的一些省和自治区，有些省和自治区的卫生行政长官将一部分管辖权和责任授权给地方卫生当局，由地方卫生当局根据本地具体情况，负责进行医疗卫生资源的重组与再分配，以使地理区划内的医疗卫生资源的整体配置更加合理有效，能够为本地居民提供必要的、更加方便快捷的医疗卫生服务。

多数省份中的地方卫生当局，在省政府根据法律法规的授权之下既是医院医疗服务和长期护理服务以及其他相关医疗服务的购买方，又是具体医疗卫生服务的提供方。

在省和自治区政府担负起提供和监管医疗卫生领域的服务的前提下，加拿大的联邦政府行使了非常关键的制订各项标准的责任。这些标准，包括在立法的基础上确定的医院运行、疾病诊断、医疗服务实践、医疗领域从业人员资格等一系列相关的条款。此外，联邦政府还担负有最终责任，来切实保证各个省和自治区政府秉承与执行联邦法律规定的全部条款、贯彻执行《加拿大卫生法案》，虽然在各省的具体情况下，有些省和自治区的具体做法和执行的标准已经远远高于联邦法规所要求的具体标准。

根据加拿大的联邦法规，省和自治区政府还负有责任对所有在册印第安人和因纽特人提供医疗服务的保障，即使这些保障不在保险偿付的条例中，比如一些处方药物的使用、牙科护理和眼睛护理项目。这些联邦法规，保证了加拿大境内的少数族裔的医疗卫生服务的供给和享有。

加拿大的联邦卫生法规，对于医疗卫生领域中使用物品、药品和器械的安全性和有效性进行了界定并负有责任，包括大型医疗设备、天然药物的添加和使用，以此保证居民的健康保障和食物安全。

此外，加拿大的联邦法规，还对医疗卫生领域中的数据与专利的保护有着完备的条款。联邦政府负责监控与监管这些法规的被遵照执行。

在医疗卫生研究领域，加拿大的联邦政府也扮演了一个非常关键的角色。具体体现在：为加拿大的国家卫生研究院（Canadian Institutes of Health Research，CIHR）融资、资助各项有关医疗卫生领域的研究。这些研究成果转而又成为提供更好、更安全有效的医疗卫生服务的理论支柱。

除了上述的各级政府的责任和角色，在医疗机构的设立和监管的整个网络中，非政府组织和行业协会的作用也是十分重要的。这些非政府组织和行业协会，对于加拿大的医疗卫生领域中的各种项目、政策的形成和出台，都有着至关重要的影响力。

加拿大医疗卫生领域中的这些非政府组织和行业协会包括：医疗服务协会（Health Services Associations）、医疗卫生专业人员协会，以及名目繁多、数以百计的医疗政策协会、医疗质量协会、医疗物品贸易协会、医疗行业协会、护士协会、医生协会、牙医协会、药剂师协会、心理医生协会、医用设备技术人员协会、患者与疾病教育协会，等等。

加拿大医疗协会（Canadian Medical Association，CMA）是一个全国性的医生组织。这个组织以其专家林立的强大阵容，为政府和医疗卫生领域提供专家咨询和执业医生。同时，这个协会还进行相关的政策研究并定期出版发布，期刊名为《加拿大医疗协会期刊》（Canadian Medication Association Journal，CMAJ）。

当然，在数量众多的医疗卫生行业协会组织中，也有一些营利性组织的行业协会。比如，加拿大通用药物行业协会（Canadian Generic Pharmaceuticals Association）、加拿大药品研发公司行业协会（Canadian's Research-based Pharmaceutical Companies），以及加拿大生命与健康保险协会（Canadian Life and Health Insurance Association），等等。这些协会多数是以省级组织协会的名义存在的。其中，很多协会是在全国性的同名义的协会之下存在的。全国性的协会组织负责协调会员活动和安排。由于参加这些协会组织的人员众多且绝大多数是行业内的专业人员，对于政府部门某个方面的项目或者法规的形成与出台过程产生着非常巨大的影响作用。

"集权与分权"仍然是加拿大医疗卫生领域现状的一个重要标志。虽然加拿大的医疗卫生领域中公有与私营的部分已经在高度"去集权化"地混合运行着、

第九章
再看"洋为中用"

为居民提供着必要的医疗卫生服务,但是对于这个领域的监管却是越来越"集权化"了。这种监管的进一步集权化,也是自20世纪90年代初期以来的二十多年间,各省和自治区政府在医疗卫生领域中不断实行改革的结果之一。

在过去的二十多年中,加拿大医疗卫生服务的区域化不断强化,在这个过程中,集权化与去集权化也在不断地平衡着。

自2001年开始,加拿大医疗卫生领域中还有一个日益趋向"集权化"的趋势,就是各个地方卫生当局的雇员在不断减少,与此同时,各个行政地理区划的辖区越来越大、区域中的人口越来越多。初级卫生保健的提供,越来越多地被"分权化",更多地、绝大部分地被转移至私营医疗机构和医生,由他们负责提供。绝大多数的家庭医生,成了营利性质的专业合同制从业人员,不再是地方卫生当局雇佣的或者是省政府或自治区政府卫生部门签约的、直接管理的医生。因而,医院的所有权也相应发生变化,分化成了地方卫生当局所有权的、私人所有权的、大型非营利性质的和公司制的多种形式。公司制的医院,实际上也是一种私营性质的,是由专业医生们独立签约组成的医院,主要目的是增加医生们的税后收入。

提供辅助性医疗服务的医院,对于基本医疗和急救医疗提供着辅助支持。诸如救护车服务、血液制品提供、医学实验室检查服务,这类辅助性的医院,常常都是私营性质的。

长期护理中心的所有权,有两种所有制共存。一种是公立的,由省或者自治区政府、地方卫生当局运行的;另一种是私人所有权的长期护理中心,而这种私人所有权的长期护理中心,同样也分为营利性质的和非营利性质的两种。

牙科医院、眼科医院、心理诊所和康复医院,这些领域的医疗机构,绝大多数也是私营性质的。一般是由私人医生融资运行,并提供相应的医疗服务、收取费用。

加拿大的医疗卫生领域的各种医疗机构和从业人员,在过去这种不断"去集权化"的医改改进过程中,在分级监管网络的监控之下,实际上,医疗卫生服务的提供,已经不可能出现"一枝独秀""一花独大"的准垄断状态。没有一个单一的医疗机构,能够"拔一毛动天下"地影响到本地区甚或全国的整体医疗卫生领域的正常运行。

虽然"去集权化"的局面已经形成,但是并不等于说加拿大的医疗卫生领域中不存在"计划"。相反，由各级、各地政府之间相互磋商、签订协议来实现的全国通盘计划中的医疗卫生领域的行动，也是非常多见的。在这种全国通盘活动中，所参与的每个部分，分别负责完成某个高水平的战略计划的规划和实施，因而形成合力、完成一个一个大型的项目。绝大多数的这种医疗卫生系统内的大型项目或者大型活动，实际上是由各个省或自治区作为一个单位完成规章制定、战略计划和组织实施的。在这种战略合作中，地方卫生当局常常是承担了最基本的组织、实施工作。

虽然医疗卫生机构的开业与运行、医疗服务的提供与质量监控、医疗从业人员的监管，以及从医院到长期护理中心的监管等重大的责任，都是由省或自治区政府承担，但是地方卫生当局也有比其他政府部门更多、更优越的授权，包括直接在省或自治区法律的框架下的自主工作权限等。

在加拿大，省或自治区的卫生行政长官实际上也是医疗保险费用的关键的第三方支付者。作为主要的第三方支付者，省或自治区政府的卫生行政长官需要与地方卫生当局共同工作，并且完成与多方的合同签约。这些签约包括一系列独立的医疗卫生机构，包括各个医院、日间手术的外科医生、诊断辅助诊所、各种医学实验室、急诊患者运送公司、长期护理中心和初级医疗保健诊所。

作为医疗卫生服务的提供方，可以是各种组织形式，比如是地方卫生当局、医院、长期护理中心、医疗诊所或者是私人个体开业医生。从历史上看，绝大多数加拿大的医院和医疗机构是在省政府的规章监控之下的私人开业的，多数也是非营利性质的。但是，加拿大境内的综合性医院越来越多，医院与省政府之间的关系也越来越密切，随着政府对于公共的融资途径的掌控，医院也越来越依赖公共的融资途径。

随着医疗卫生服务的提供成为"区域化"的，各类医院与省政府的关系也变得更加紧密起来。在许多省份，医院变成直接归属于地方卫生当局，并被地方卫生当局来负责日常运行的主体。其余的独立性的医院，也以与地方卫生当局签订合约的形式，成为有义务地为地方卫生当局辖区内的居民提供指定的医疗服务的供方。实际上，加拿大只有阿尔伯塔和魁北克两个省的情形特殊，在这两个省份的医疗卫生机构，有法律框架下的自主权，并且与政府的关系也没有那么紧密。

对于医疗舞弊行为和类似的医疗疏忽，基于加拿大的基本法，由法院进行

第九章
再看"洋为中用"

审理。无论是医生(独立签约的个体或者领取工资的雇员)还是医疗机构(对于所提供的医疗质量和医疗服务安全性负有责任;对于被起诉的医务人员发酬金或薪水),都有可能被起诉。大量的医疗纠纷的诉讼,实际上,通过起诉方和被起诉方的辩论,对于改进医疗服务中的各项标准和质量,客观上起到了很大的促进作用。

因而,加拿大的医疗损失赔偿和医疗保险舞弊导致的成本,相对美国来说是比较低的。这其中有很多原因,包括:对于律师的医疗纠纷官司收费的严格限制;加拿大法院对于医疗损失赔偿的额度设定得比较低;由法官而不是由陪审团来断定医疗过错损失的衡量,以及医生行业协会对于解决滋扰索赔的态度和做法,不是"息事宁人",而是"战斗到底"。但是这样的现实也有一个副作用,那就是加拿大的医生们,比起他们的美国同行,没有更好地向患者们报告医疗过错。

在加拿大的一些省份,包括英属哥伦比亚省(British Columbia)、阿尔伯塔省(Alberta)、萨斯喀彻温省(Saskatchewan)、安大略省(Ontario)、魁北克省(Quebec)和新不伦瑞克省(New Brunswick),省政府已经建立起医疗卫生质量评议会,这个评议会的成员,与医疗卫生领域的专业人员以及医疗卫生机构一起,从事改进医疗服务质量标准、改进医疗服务质量结果的工作。同时,将工作的内容及时发布给公众。但是,参与这项工作的任何一个组织,都没有义务去强行推进,或者直接改进医疗质量的标准。虽然政府部门热望跨专业的这种评议会能够起到更大的作用,但是医疗机构和医疗服务的提供方还是保留了很多的障碍和壁垒,以免让这种评议会的作用更加扩大。这些由医疗机构和医疗服务提供方所设置保留的障碍和壁垒,体现在医学教育和医学职业培训方面、医疗实践及其相关制度的安排方面、医疗相关工作的报酬设立方面,以及医疗舞弊的判定方面。

在医生行业的人力资源管理方面,由于医生执业的管辖权在各个省和自治区,所以加拿大联邦政府没有一个汇总的、单一的医生人力资源方面的注册和规划。

当然,在加拿大只有医生才具有处方药物的处方权限。但是近些年来,许多省政府已经修订了他们的法律和规章制度,准许注册护士、药剂师和牙医在他们接触患者的工作中对限定的一部分处方药物具有处方权。

对于医疗卫生领域中的大型医疗设备的管理，加拿大联邦政府采用由加拿大医疗治疗产品管理部门以"医疗设备项目"（Medical Devices Program）的方式进行规范管理。这个"医疗设备项目"旗下的专家们，负责评估医疗设备的安全性、有效性和质量。这种做法，是从上市之前，一直到批准上市使用之后，以及使用过程之中，贯穿全程的评估与监控。

与医疗设备的管理和监控的权限在加拿大联邦政府相反，对于医疗卫生领域的金融投资方面的管理权限却是在省级政府部门。多数情况下，加拿大联邦政府几乎没有对资本投资到医疗卫生领域做出过任何立法管理举措，倒是省级或自治区政府每年的财政预算决策中有这方面的内容。同时，地方卫生当局，也根据本省或本自治区的财政预算的计划，来制订自己的年度财政预算和投资计划，比如，新建医院，或者在原有的医院中新建一个部门、增加一个大型医疗设备。

在关于医疗卫生领域的资本投入管理方面，20世纪90年代，有些省份，比如阿尔伯塔省和萨斯喀彻温省，出台过相关法律，来规范提供急性疾病救治的私人外科诊所的建立和扩张。但是在另外一些省份，尽管私人的外科诊所的数量急剧增加，省政府却并没有采取什么措施来阻止这种趋势。

关于本地居民患者就医的权限，许多省和自治区政府颁发了就医指导说明书和宣传册来广而告之。这些就医指导说明书，通常可以在政府卫生部门的网站上获得。并且，联邦政府的网站，也有颁发有关患者权限和义务责任的详细内容，供公开查阅。

同一个省份中的居民，可以在本地卫生当局所管辖医院，或者本省另外的地方卫生当局所管辖的医院中选择就医，这样也就对医院之间形成了一个竞争的氛围。但是，如果不是急症或者没有提前被准许，加拿大的居民在选择就医机构时，不可以选择本省之外或国外的医疗机构，否则不会得到医疗保险的偿付，需要完全自费。

在过去的大约15年间，加拿大患者对于初级医疗机构的选择，基本只限于按照住址划定的家庭医生。很多省份的家庭医生的角色，已经完全成为居民健康保健的看门人。

二、加拿大医疗卫生服务融资

关于加拿大的医疗卫生服务领域的融资,如前所述,政府负责的公共融资大约占了全部医疗卫生费用的 70%。在 20 世纪 90 年代中期,曾经采取过一系列措施,来限制增长过快的医疗卫生服务费用。但是之后,由于医疗卫生服务方面的费用持续快速增长,其增长速度已经大大超过经济增长的速度和公共财政税收增加的速度,这方面的问题已经触发了对于公共医疗卫生可持续发展的巨大关注。与普遍的看法相反,数据显示,加拿大的人口老龄化,并不是一个主要的引发医疗卫生服务成本大幅快速上涨的原因。

在加拿大,几乎所有的公共卫生方面支出的费用来源都是联邦、省政府和自治区政府的公共税收。这其中相当大的部分被用于提供普通的医疗卫生健康服务中的向居民免费提供的必要的住院医疗和医生看病的费用的支付,其余部分主要被用于向其他类型的医疗保健服务提供的成本补贴,包括长期护理中心的使用费用、处方药物的使用成本补贴。

虽然各个省和自治区用于提供和改善医疗卫生服务的融资,主要来自本省、本自治区的自筹,但是,各个省和自治区也从联邦政府那里得到了一部分的年度财政支持。这部分的数量,大约是少于各省和自治区全部医疗卫生费用的 1/4。

在私人支付方面,私人医疗保险项目承担了主要的融资。绝大多数的私人医疗保险项目是由雇主提供的、基于雇佣关系的义务性保险福利。这些义务性的私人医疗保险福利,包括了一些非医疗的物品使用和服务,比如牙齿保健护理和眼镜的佩戴使用。私人医疗保险项目,与此前讨论的由省政府和自治区政府提供的单一支付系统提供的基本医疗保险并不形成竞争,而是一种相互补充。

2011 年的公开数据显示,加拿大全国两万亿加元的总体医疗卫生保健费用中,用于直接支付给医院和医生服务的成本费用大约占据了 43%。根据《加拿大卫生法案》,如果是必要的医疗服务,则属于"被保险过的服务"(insured services)。除此之外,还有大约 30% 的医疗卫生费用被使用在私人医疗保健服务,这部分私人医疗保健服务的主要内容是牙齿保健服务、眼科护理服务、非处方药物的使用,以及一些规定自费的处方药物的使用。

上述两大部分之外,加拿大还有大约23.5%的医疗费用的使用,是政府用于医疗卫生保健设施的建设、投入医疗卫生公共基金,以及用于补贴非处方药物的使用。最后,还有大约3.5%被直接用于一些联邦政府提供的医疗卫生服务,比如,对因纽特族裔的医疗费用补贴,或者是医学和医疗政策研究方面的联邦补贴。

在1995～2010年的若干年份中,加拿大的医疗卫生费用支出的总体趋势如表9-1所示。表9-1中的数据显示:无论是用人均医疗费用的指标,还是用医疗费用占经济增长指标的百分比来计算,加拿大的总体医疗卫生费用在过去的二十年间都经历了一个快速增长期。

表9-1　1995～2010年的部分年份中加拿大医疗费用使用趋势

项目	1995年	2000年	2005年	2010年
人均医疗费用/美元	2054.1	2518.9	3441.9	4478.2
总体医疗费用占GDP的百分比/%	9.0	8.8	9.8	11.3
公共卫生支出占GDP的百分比/%	6.4	6.2	6.9	8.0
公共卫生费用占总体医疗费用的百分比/%	71.2	70.4	70.2	70.5
私人医疗支出占总体医疗支出的百分比/%	28.8	29.6	29.8	29.5
私人医疗支出占政府总体医疗支出的百分比/%	40.4	42.1	42.4	41.9
自费支付占总体医疗费用的百分比/%	15.9	15.9	14.6	14.7
自费医疗费用占私人医疗费用的百分比/%	55.2	53.7	49.1	49.7
私人医疗保险支付占总体医疗费用的百分比/%	10.3	11.5	12.6	12.8
私人医疗保险占私人医疗费用支出的百分比/%	35.8	38.8	42.3	43.3

资料来源:OECD. 2011. Economic Surveys: Canada. Paris: Organization for Economic Co-operation and Development.

加拿大的人均公共医疗费用支出与人均私人医疗费用支出两大部分都出现了快速增长,部分原因是医疗技术的发展。

针对医疗卫生费用的快速增长趋势,在20世纪90年代中期,加拿大政府曾经采取措施来限制医疗费用增长的速率和幅度,强行使得这部分的增长速率低于经济增长的速率。

自2005年开始,加拿大医生的薪酬不断增加,医院的医疗费用因为医疗人员队伍薪酬的增加也随之快速增加。此外,新医疗技术、新诊断技术的使用,以及处方药物使用的增加,也使得整体医疗费用的上涨趋势持续存在、更加明显。

如前所述，加拿大联邦、省和自治区政府的财政收入主要来自税收。特别是具体提供医疗卫生服务的省级政府部门，所使用的款项全部来自省内的财政税收。部分医疗服务的项目，对于加拿大本地居民患者来说，完全是免费的，这些免费医疗的融资，全部是省级或自治区级政府负责完成的。

除了由省级政府融资提供的完全免费的这部分医疗服务，其余的医疗服务项目和医疗物品使用费用的融资，是来自联合税收（combination of taxation）、自费（out-of-pocket，OOP）和私人医疗保险项目（private health insurance，PHI）。绝大多数的私人医疗保险项目来自基于雇佣关系的一种福利，是雇员的薪酬福利"打包"，或者说"一揽子"福利清单中的一项内容。社会保险，实际上在整个加拿大医疗保险的融资中只占据了很小的一部分，并且主要被用在赔偿工作中出现的伤害，或者几乎只是在省或自治区提供的对于雇员发生的劳动意外进行赔偿的一个可用的计划。2010年，加拿大的医疗卫生费用的融资来源分布显示，来自税收的这部分是最大的（图9-1）。

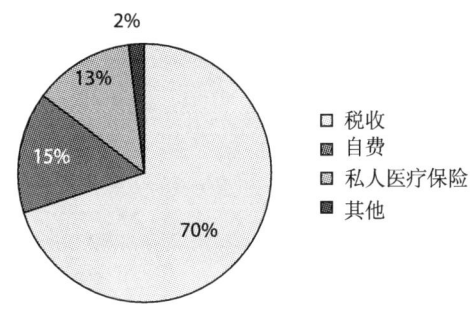

图9-1　2010年加拿大医疗卫生费用的来源比例

资料来源：OECD. 2011. Economic Surveys：Canada. Paris：Organization for Economic Co-operation and Development

此外，从表9-2中的数据可以看出在1995～2010年的一些年份中加拿大医疗卫生费用融资来源的总体分布趋势变化。来自税收的、提供给居民的免费医疗服务这部分，差不多已经占据了总体医疗服务费用融资的2/3。私人医疗保险项目所提供的医疗费用融资也在快速上涨，超过了私人自费这部分，这个趋势的出现，主要原因是基于雇佣关系的、作为薪酬和福利一部分的私人医疗保险项目的普及。

表 9-2　1995～2010 年的某些年份中加拿大医疗卫生费用融资来源（单位：加元）

项目	1995 年	2000 年	2005 年	2006 年	2007 年	2008 年	2009 年	2010 年
税收融资	71.2	70.4	70.2	69.8	70.2	70.5	70.6	70.5
私人自费	15.9	15.9	14.6	15.0	14.7	14.6	14.6	14.7
私人医疗保险项目	10.3	11.5	12.6	12.4	12.6	12.7	12.7	12.8
社会保险融资	1.1	1.4	1.4	1.4	1.4	1.4	1.3	1.3

资料来源：OECD. 2011. Economic Surveys: Canada. Paris: Organization for Economic Co-operation and Development。

纵观加拿大的医疗卫生费用融资渠道，简单说，有两个法定的、义务的因素，保证了为加拿大居民提供医疗卫生服务。从联邦政府的层面，《加拿大卫生法案》规定了省级政府、自治区政府必须为本地居民提供医疗卫生服务的覆盖和保障。作为法律强制性的规定，省政府和自治区政府必须从公共税收和财政支出中，保证为本地居民提供用于公共保险项目的财政支持。从省级政府和自治区政府的层面，也有相关的法律保证居民的就医权利和得到就医服务。

有了省级政府和自治区政府的主要责任和直接负责为居民提供医疗卫生服务的融资，加拿大联邦政府主要关注和负责向省级、自治区级政府转移支付资金。这种转移支付，是在一定的前提条件之下完成的，省级政府和自治区政府必须要符合《加拿大卫生法案》中的五项条件，才可以得到联邦政府的资金转移支付。同时，一些省可以得到联邦政府无附加条件的转移资金支付，所依据的是"均衡"（equalization）法则；自治区政府在得到加拿大联邦政府无附加条件的转移资金支付时，所依据的是另外的法则，叫做"领土方式融资"（territorial formula financing）。

实施"均衡"法则和"领土方式融资"的主要目的，是能够保证加拿大的那些居住在"只能享有合理性比较的医疗卫生服务、合理性缴纳税金的水平"的地区的居民，也能够享有尽可能同等的医疗卫生服务。这种均衡和调配，是被加拿大宪法所解释和保护的。

尽管各个省和自治区所提供的医疗服务的内容并不雷同，每个省都有每个省的特点，但是《加拿大卫生法案》同时还对医疗卫生服务的宽度、深度和范围进行了明晰的定义。于是，在包括"均衡"法则、"领土方式融资"和《加拿大卫生法案》等法律条款的保护、实施之下，每个加拿大居民，以及落地的移民，都能够享有百分之百的"必要的医疗卫生服务"，包括医院医疗服务、诊断与治疗，以及其他必要的医疗卫生服务。

第九章
再看"洋为中用"

通常,这种保证提供"必要的医疗卫生服务"的总和的保险项目,被简称为加拿大的麦迪凯尔医疗保险项目。在内容和形式上,加拿大的麦迪凯尔医疗保险项目,与美国实施的麦迪凯尔,虽然有着完全相同的名称、虽然都是政府运行的医疗卫生领域的保险项目,但其各自实质性的内容和详细条款则是完全不同的。

各省和自治区政府为居民所提供的具体的麦迪凯尔医疗保险项目之下的医疗卫生服务的内容,并不是由《加拿大卫生法案》,或者由各省、各自治区的法律条文所规定了的。但是总的原则和全面性,是已经被《加拿大卫生法案》所规定了的,以防省政府或自治区政府在具体运行中,自行主张、自己决定哪些医疗卫生服务的具体内容可以被列入到居民享有的免费的麦迪凯尔计划中,从而导致某些方面的、必要的医疗卫生服务保障的缺失或者缺位。

非常相似,在省级政府的层面,既没有一个"积极的"麦迪凯尔医疗保险服务的明晰清单,也没有一个"消极的"将某些医疗卫生服务条目排除在麦迪凯尔医疗保险服务之外的清单,无论法律还是规章制度中,都找不到这些内容。相反,省级政府,从麦迪凯尔医疗保险项目诞生的那天开始,就试图将全部的医疗卫生服务的内容列入麦迪凯尔医疗保险项目的清单,只是将一些医学上不是很有必要的外科手术(比如化妆性的美容手术)排除在麦迪凯尔的医疗保险偿付的清单之外。

由于医生服务的项目都被包含在麦迪凯尔医疗保险项目的偿付清单,所以省级政府与省级的各种医学领域的协会组织之间的谈判,看上去就变成了一个"大事"。但是,实践中,几乎医生服务的全部内容都已经被包括在麦迪凯尔的医疗保险清单之中了,所以对于省政府与省级医疗领域中的各种协会之间谈判所导致的有可能面临的难题,则根本没有出现过。

安大略省的做法就更加有特色:建立一个正式的机制,来决定麦迪凯尔医疗保险项目的偿付清单。在这个机制中,三个实体来共同商讨并做出决定。这三个实体包括:第一,医生服务委员会(Physicians Services Committee),这是一个由省级医疗卫生部门的官员们和安大略省的医学协会中的官员们共同组成的联合委员会;第二,医务主任们,这是一个由被省政府卫生部门所雇佣的医生们组成的群体,他们实际上也掌控着对于公共医疗卫生融资需求和去向的决策权;第三,省级医疗卫生服务投诉审查委员会(Health Services Appeal and

Review Board）。

就麦迪凯尔医疗卫生服务保险项目而言，没有减少或者增加，近些年来已经成为加拿大任何一级政府通用的、向所辖区域内居民提供必要的医疗卫生服务的惯常机制和制度。

加拿大的省或自治区政府，通过保险补偿计划管理着麦迪凯尔医疗卫生服务保险项目，这些补偿计划列出了禁止或者不能进行补偿的私人保险项目。从这个角度而言，因为省级政府同时也管理着新的医疗机构的执照的审核和发放、与省级的医疗领域协会共同管理麦迪凯尔项目的账单支付，实际上，省级政府有能力限制或者控制非麦迪凯尔项目内的私人医疗机构和私人医疗业务的创建和发展。

省级政府从联邦政府那里，得到对于所有武装部队成员、联邦监狱中的因犯的麦迪凯尔医疗服务保险的补偿款项。省政府和自治区政府还必须向辖区内所有注册的印第安人、因纽特人提供麦迪凯尔医疗服务保险项目覆盖，虽然联邦政府已经向这些少数族裔人群提供了"非保险的医疗福利"，包括牙医牙齿护理、处方药治疗和医疗转诊服务。

如前所述，在加拿大，医疗卫生服务的融资渠道中，占绝对主导地位的是联邦政府、省级政府和自治区政府的年度税收收入。至于税收收入，从省级政府来看，这一块主要来自个体收入的缴税、消费纳税、公司纳税，以及，至少也是一种收入来源，丰富多样的管辖权和特许权使用费（税）。

有三个省，健康保险的保费，对于一般税收的收入形成了补充。在英属哥伦比亚省，健康保险的保费，以人头税费的方式缴纳个人的或家庭的医疗保险费用。比如，2012年英属哥伦比亚省的个人健康保险的年度保费是64加元，两个人的家庭医疗保险的年度保费是116加元，如果是三个人或三人以上的家庭的年度医疗保险的保费是121加元；而在安大略和魁北克省，他们采用的是，利用累进所得税系统征收的附加税的形式，来完成对于健康保险的保费收集。

上述这两种方式所收集到的保费，名义上是医疗卫生服务的专款专用，实际上，这部分收入流入了省政府的一般性收入的基金中，并且被看做是普通税收的一部分。值得注意的是，即使是在没有缴纳医疗保险保费的时候，任何人也不能拒绝向患者提供医疗服务，并且省政府必须依靠采取其他的补救措施来强制达到这种融资的收集。

第九章
再看"洋为中用"

在加拿大,医疗卫生费用的预算拨款,在三个主要的层面上完成:第一,联邦政府;第二,省政府和自治区政府;第三,地方卫生当局。在联邦和省级政府的层面,预算拨款方案是由内阁决定的,然后经过参议院和众议院两院的审核与通过。

地方卫生当局不负责税收的收集,但是地方卫生当局从卫生部得到医疗卫生的基金拨款。这种拨款,是基于地方卫生当局对于所辖区域内的提供医疗卫生服务的人口总量,以及由此所产生的对于医疗卫生服务的需求量、他们所负责的医疗卫生机构的总数和即将建立的医疗机构的总需求量来界定的。

如前所述,加拿大的地方卫生当局,除了管理其他的医疗组织和机构、管理医疗费用基金,并且负责沟通与协调医疗卫生组织之间的合作,多数的地方卫生当局还直接参与组建和运行医疗服务机构和医院。这种分层整合与合作协调做法的混合,意味着地方卫生当局同时具有两重角色:一个角色是医疗卫生服务的购买方,另一个角色是医疗卫生服务的提供方。当然,在地方卫生当局同时兼有的两重角色中,分层整合的作用更加大、更加重要。而作为提供方的与其他医疗卫生机构所形成的竞争,则相对没有那么大、没有那么重要。

整个加拿大,这方面只有安大略省是一个例外。在安大略省,14个地方卫生当局,全部是只有医疗卫生服务购买方一个角色,不具备医疗卫生服务提供方的作用、不参与任何提供医疗卫生服务机构的运行。

加拿大的医院,实际上是通过国际化的融资预算来保持自身的运行,通过卫生部的直接拨款或者是通过非直接性的对于地方卫生当局的预算拨款。近些年,一些医院实行在医疗卫生服务融资方面的实验性的做法,就是"基于医院活动的融资方法"(activity-based funding)。这个做法是英属哥伦比亚省率先开始尝试的。至今,对于医院实行的"基于医院活动的融资方法"的实施情况和效果,还没有见到很全面的评估报告。

各个省政府的卫生主管部门,负责监控医生的预算费用和处方药物的使用。这两部分的监控,直接由省级卫生主管部门而不是由地方卫生当局负责,属于超出地方卫生当局责任授权的部分。

长期护理的医疗设施和机构,由地方医疗卫生当局雇员直接负责运行管理,或者采用与地方卫生当局签订合同的方法被其监控运行。救护车和一些姑息疗法的医疗机构的管理监控和运行方式,与长期护理级医疗设施和机构的方式相同，也是有两种方式。在采用与地方卫生当局签订合同的方法来运行时，由地方卫生当局与医疗服务的供方直接谈判，并决定购买服务的数量和支付方式。

由于加拿大的麦迪凯尔医疗服务保险项目通常不包括额外收费条目或"使用费"，所以在医疗卫生服务项目中的自费，实际上仅仅是针对一些私人医疗服务项目，或者针对公私混营的一些医疗服务内容。非正式的医疗卫生服务的收费在加拿大几乎不存在。所谓的非正式的收费，指的是没有以文件的形式在省级政府或自治区政府的收费目录上列出。

在私营的医疗服务提供方的融资中，对于医疗卫生服务实行自费的部分超过了全部融资的50%。特别是在眼科护理和非处方药物使用费用中，自费部分更是主要的融资来源。

私人医疗保险项目，"降级"属于"非麦迪凯尔"部分，比如牙科护理、处方药物、长期医疗护理和支持疗法，以及少部分非必要性的医学疗法的医生和医院所提供的医疗服务。作为私人健康医疗费用的一部分，2008年的私人医疗服务保险项目的人头费为624加元，并且私人医疗服务保险项目，对于处方药物和牙齿护理的融资作用超过了自费部分。2008年私人医疗服务保险项目的209亿加元的费用中，有85亿加元是处方药物费用、60亿加元是牙科护理费用、12亿加元是住院期间的住宿费用，所有这些大部分都是属于私人医疗部分。

私人医疗服务保险项目，如前所述，主要是来源于基于雇佣的团体医疗保险项目，是一种随着雇佣关系而配备的"利益打包"中的一部分，由雇主、行业联合会、专业协会组织和一些类似的组织提供给被雇佣者，因为这种类型的私人医疗服务保险来源于被雇佣的工作和职位，并不是属于"自愿保险"。加拿大人得到或者购买这种私人医疗服务保险的费用是免于纳税的，也就是说得到的益处和支付保险费用的款项是免税的，这一点被除了魁北克省之外的所有省份和联邦政府所接受。

几乎全部的加拿大私人医疗服务保险项目，都被归类为对于麦迪凯尔医疗保险的补充。因而，私人医疗服务保险项目，能够提供给患者选用私人医疗服务而不是选用麦迪凯尔医疗机构的机会，或者作为使用麦迪凯尔医疗机构时可以更加快捷地得到服务。各个省的法律和规章制度都有十分复杂和严密的条款，以保证私人医疗服务保险项目不会对麦迪凯尔公营的医疗服务保险项目形成排挤，从而使公营的麦迪凯尔医疗服务保险得到必要的保护。加拿大有六个省，包括英属哥伦比亚省、阿尔伯塔省、马尼托巴省、安大略省、魁北克省和爱德华王子岛省,以及三个自治区,禁止使用私人医疗保险项目去购买麦迪凯尔医疗保险项目覆盖之下的医疗服务。其余的四个省使用各种手段,特别是不允许医生同时在公立和私立两个医疗体系中工作,来达到抑制对于私人医疗保险购买麦迪凯尔医疗保险项目下的服务的目的。

直到最近几年,私人医疗服务保险项目才受到相对有限的政策方面的关注,而这种关注来自私人医疗服务保险项目对于公营的麦迪凯尔医疗服务保险所形成的补充作用受到了一定的抑制和限制,表现为私人医疗服务保险所承保的一些医疗服务项目没有包括在公营的麦迪凯尔医疗服务保险项目的名录之中。

加拿大的医疗服务领域里的融资,除了上述讨论的融资渠道之外,剩下的还有一个有讨论意义的渠道,就是加拿大的社会保险项目。

加拿大的社会保险项目,是由各个省的"劳工赔偿计划"(Workers' Compensation Schemes)融资的,对于劳工发生的与工作相关的伤害和疾病进行保险偿付的社会保险,实际上也形成了对于医疗卫生服务领域融资的一种偿付机制。这种社会保险对于劳工发生的与工作相关的伤害和疾病进行的偿付,是由省级政府颁布的法律强制推行的。

最后,加拿大的医疗卫生服务领域的融资渠道,还有自愿和慈善对于患者和患者家庭所做出的支持和贡献。在自愿和慈善这个融资渠道中,有为数众多的非政府组织,包括从医院到基于某种疾病的基金会组织,定期地从公众中募集和接受捐助资金。这些资金形成的基金,被使用在购买医疗卫生服务或者医疗卫生设备仪器,直接提供给医疗卫生服务的研究领域和各种研究机构。所谓的"自愿",是医疗卫生领域中的专业工作人员,无偿地提供和贡献出自己的时间和技术,用于为公众、为患者、为医疗卫生领域中的非政府组织提供相关的免费服务。据估计,这种"自愿"贡献、免费服务所形成的市场规模,每年仅仅在医疗研究领域中就高达三亿加元。

三、加拿大医疗卫生人力资源

加拿大的医疗卫生服务领域的融资,其中有相当多的一部分被用于支付医护人员的薪酬。在医护人员的薪酬支付方面,加拿大的运行机制也有其值得借鉴的一面。虽然在如何支付医护人员薪酬方面，很少有研究文章公开发表，但是原则上还是可以总结出以下几方面。

第一，加拿大的医疗机构和医院所提供的医疗服务，总体上是被各个地方的卫生当局所统筹整合的，也就是说医疗服务的买方和供方没有截然分开。有些医院，采用直接与地方卫生当局签订合同的做法来决定医护人员的薪酬支付。而这种每年一度的合同签订，是基于前一年的财政融资水平、参考通货膨胀和预算增长的数据来制定的。当然，如前面所讨论的，近些年出现了一些地方卫生当局试用基于医疗活动项目、患者服务为中心和对于医护人员有奖励作用的各种模型，来综合计算并得出薪酬支付水平的最终结果。

第二，绝大多数的非医生的医疗卫生服务领域的职位上的专业人员，他们的薪酬支付是根据所在医疗卫生服务机构的内部分级来界定的。在这个人群中，注册护士是人数最多的一个团体。而绝大多数护士们的薪酬福利水平和工作条件，是由护士工会与所在省的全省护士雇主组织来谈判、协商决定的。这种谈判，通常也是基于省政府设定的广泛的参数指标来进行的。20世纪90年代末期，加拿大曾经出现过因为护士群体对于工作条件不满意和护士工资收入停滞上调所带来的不满而引起的劳资纷争。从那时起，雇主方面及护士群体的薪酬和工作条件方面不断得到改善，医疗卫生机构也开始在劳动力紧缺的市场上更加重视护士的招聘和留用条件的改进。

第三，绝大多数医生的薪酬支付采用的是"按照服务收费"——虽然另外一些支付方法也在被试用之中，包括按人头付费以及一些其他方法的混合（工资与项目付费的混合）方法。最常用的是：基本工资，加上基于服务的付费或者是按人头服务的付费。最近一些年中，基于奖励医生性质的奖金也开始成为比较流行和常见的支付方式之一。但是很多医疗卫生政策的分析家们批评这种奖励性质的奖金制度。他们认为：这种奖励，特别是基于服务的付费所带来的一种实际上的奖励，会促使医生们在医疗卫生服务提供的过程中出现"过度供给"的冲动和做法。

由于加拿大的初级医疗保健服务是由家庭医生来完成的，所以在初级医疗保健系统的改革中，对于家庭医生的薪酬支付体系的改革首当其冲。省政府的医疗卫生服务主管部门，已经充分考虑到"按照服务收费"、按人头付费，以及混合操作式的支付方式等支付方式的优势及劣势。所以，在一些省份，省政

第九章
再看"洋为中用"

府的医疗卫生主管部门开始实行"基于表现的激励支付"(pay for performance incentives)、"基于团体利益分享"(group-based profit sharing)和"基金持股"(fund-holding)的系统来用于支付薪酬。

加拿大的医疗卫生服务系统中,非财政投入部分包括医疗机构建筑、医疗仪器和设备、信息系统和医疗系统的人力资源。任何一个医疗卫生系统,如果能够提供及时有效的符合质量标准的医疗卫生服务,都不仅仅是依靠充足的医生数量和其他辅助医务人员,而是同时依靠在这个医疗卫生服务提供方队伍中的、一种人员相互配合方面的满足需求的平衡状态。达到这种平衡状态,需要联邦政府、省级和自治区政府的持续不断的调整、根据出现的变化及时做出反馈、做出再次调整的持续不断性的努力。所谓的变化,包括医疗技术方面的、医疗服务实践中的,以及加拿大居民对于医疗卫生服务的需求方面的变化。不能奢求政府一旦做出一个布局或者出现达到平衡的局面,就可以继续沿用这个体系长时间不改变、不调整。

自20世纪70年代中期到2000年,加拿大对于医院的投资水平实际上是下降的。加拿大的很多小医院只好关门,只留下急诊救治部门。近些年中,虽然省级政府和自治区政府对于医疗卫生领域的再投资增加了,医疗服务的供给存有量也相应地增加了,特别是在医疗仪器设备方面、医学影像技术方面,但是急诊医疗的床位数量还是在下降。急诊床位的这种下降,部分原因是由于日间手术室的业务量增加的结果。

同样,政府削减投入所带来的医疗卫生领域从业人员数量减少的状况,自2000年之后也开始有了变化,包括医生、护士、从事公共卫生领域的医务人员和其他辅助科室的工作人员也开始增加了。这种增加,除了政府投入的增加,技术移民和从其他国家的引进也是其中的原因之一。

加拿大的医疗卫生系统内的人力资源短缺问题,特别是医生和护士的人力资源短缺问题,在过去十多年中得到了省级、自治区政府政策制定者们的极大关注。作为一种应对措施,政府实施了对于高等院校中的医学生人数的扩招,甚至是直接从其他地区、其他国家进行招聘,以满足本地的需要。

至少,这些应对措施、这些努力的结果,也包括了整个医疗卫生领域中薪酬水平的不断提升。当然,加拿大人口中的按人头计算的医生和护士的拥有数量的平均值也不断提升。

在过去的若干年中,在医疗卫生领域中,没有受到政府削减开支、紧缩预算做法影响的专业人员队伍是牙医。因为加拿大的牙医,绝大多数是私人开业诊所,所以公共融资领域的公共卫生的投入削减,没有对牙医的从业人员数量产生影响。但是处方药物方面,由于处方药物是由公共支出与私人资费共同负担的,所以与公共财政税收支撑的这方面也相对产生了隔离,受到的影响不是最大。倒是过去二十多年间,药物使用总量的快速上升,对于药剂师从业人数的影响最大,成为主要因素。

由于医疗卫生服务机构所处的地理因素、人口密度的不同,加之政策的差异,在不同省和自治区之间的医疗卫生服务的"强度",即每千人口中拥有医生和护士的人数,还是有着明显的差异。

加拿大医疗卫生服务领域中的专业人员的流动性,自20世纪90年代以来,由于省内和自治区内医生之间的竞争,而呈现越来越强的趋势。不仅仅是省内的医生流动,据统计,有2/3的医生离开本省或本自治区到其他省或自治区重新寻找更好的发展。加拿大的医生流动中,如果是流动到国外,多数是流动到了邻近的美国。也有很多在外国完成医学教育的开业医生移居到加拿大执业。这些移居到加拿大的医生,绝大多数是从发展中国家移民过来的,比如从南非。

护士的流动性,是由于注册护士的短缺。在各省和自治区之间、各个地方卫生当局之间甚至是各个医院之间护士的流动也越来越频繁。这种流动性的增加,结果就是导致护士的工资收入不断上涨。护士群体工资上涨的速率,已经高于医疗卫生领域之外的平均工资的上涨速率。

在2000年之后,加拿大医疗卫生服务领域中,有7%~8%的护士是由卫生主管当局或者医院从加拿大境外的其他国家招聘来的,比如从菲律宾。

从加拿大境外招聘医生特别是护士的做法,引起了对于发展中国家受到这种"挖角"做法影响更大的关注。特别是培养一个医生的成本很高,在这种情况下,更加引起对发展中国家医疗卫生领域人才保留问题的巨大关注。这些发展中国家本身资源贫乏、医疗卫生需求巨大,所以有人提出了这种做法是否不道德。

在医务人员的教育和培养方面,各个省的卫生主管行政部门,与培养医务人员的高等学校协商,设定培养人数并根据市场需求对设定的培养人数进行调整。因为教育领域,本身就是各个省内所具有管辖权的,所以加拿大境内的几乎全部的学校都是公共融资的公立学校。省政府可以决定从中学之后的各级学校的融资、医务人员的培养人数，以及为培养出一定人数的医护人员所需要的大学、学院和技术学校的规模及水平。

加拿大境内的大学，共有17个医学教育项目培养医学博士。医学博士的学习年限是三年或者包括实习为四年。博士毕业之后最少要在家庭医生领域实习两年，以得到更加全面的培养。专科医生则要花费更多的时间去获得资格。

加拿大对于受过专业训练的护士的需求，在过去的二十多年中一直在增加。护士一般可以是两年的文凭毕业或者四年的学士学位毕业。护士的培训内容和执业范围，也已经被扩大化了，比如部分处方药的处方权和一些临床检查的订单处方——实际上与家庭医生的某些职责有些交叉。更加重要的是，自20世纪80年代后期以来，加拿大的护士对于初级医疗卫生保健系统中的医生工作起到了非常重要的补充作用。

药剂师在加拿大执业，至少要获得在被承认的大学或者学院的药物专业毕业的学士学位。毕业后还要通过由加拿大药剂考试委员会（Pharmacy Examining Board）组织的质量认证考试，才能在省或自治区政府注册开始执业。药剂师的学士学位一般是四年或者五年才可以得到。

牙医在加拿大执业，必须要在被承认资质的大学或学院获得牙科专业或者牙科外科的博士学位。然后，也需要通过加拿大国家牙医考试委员会（National Dental Examining Board）针对开业诊所的考试（Objective Structured Clinical Examination），之后才可以在省或自治区政府注册开业。全加拿大境内有10个四年制的牙医专业，进入这些牙医专业的学习是非常有竞争性的。

四、加拿大医疗卫生服务内容

加拿大的医疗服务体系，一般要求居民在需要看医生时，先去看家庭医生，由家庭医生决定是否需要给予一般性的治疗，或者由家庭医生决定是否需要接受进一步的医学检查，是否需要给予处方药物治疗，继而是否需要转到专科医生或上一级医生处理，家庭医生在此行使的是"看门人"的责任。

但是，加拿大各个省的卫生主管部门，在过去的十多年中进行了一项改革，将单纯的由家庭医生负责初级保健的做法，改革为"跨专业初级保健"（interprofessional primary care）。这种改革的主要内容，是将传统的仅仅看家庭医生的做法，改为设立提供服务内容广泛的初级医疗保健服务中心，而这种改革后的初级医疗保健服务中心的工作时间是 24 小时、7 天内不间断。当然，如果患者没有固定的家庭医生，或是在一般的诊所过了开诊的时间，或者看过医生之后需要进一步的帮助，都可以直接到这种全天候工作的初级医疗保健服务中心看医生，或者直接到医院的急诊部门。

疾病预防的筛查服务，可以是家庭医生同时提供的，也可以是由公共卫生服务办公室的工作人员提供的，或者是针对某项疾病的专门筛查项目。加拿大所有的省和自治区政府都设有公共卫生主管部门，并且主要负责公共卫生的推广与促进，同时也负责传染病疫情的监控与管理。

虽然加拿大有些救护车业务和先进的医学检测设备是由私人公司投资运行的，但是几乎全部的急救医疗都是由公立的医院或者私立的非营利性质的医院提供的。多数医院都设有急诊室，来处理被送到急诊室的需要抢救的患者。

加拿大每一个省和自治区政府都有专门的处方药物保险项目。处方药物保险项目覆盖全部的特定人群的门诊患者的处方药物，这里的特定人群的含义，包括老年人和社会救助对象，也包括由联邦政府提供资助的原住民和因纽特人。

对于康复治疗、长期护理治疗，包括家庭和社区护理、姑息疗法和非正式的支持疗法，各个省和自治区的具体政策和服务都有不同。

加拿大的几乎全部牙科诊所都是私人运行的。结果就是，在加拿大看牙医的支付费用水平，是根据个人收入和各个牙医诊所不同定价而完全不同，这个方面有失公平。

加拿大的公共卫生，目标是"通过健康教育、疾病预防和其他形式的疾病干预手段，达到改进健康、延长寿命、改善生命质量"[1]。与前面所讨论的有关医院和医疗的内容有所不同，公共卫生的工作目标，更加倾向于是针对群体，超出针对个人的水平。各个省的公共卫生部门都有悠长的历史，安大略省在 1882 年就建立起了广泛的公共卫生管理条款、出台了《安大略公共卫生法案》（Ontario's Public Health Act），并且建立了一个公共卫生委员会，这是加拿大历史上第一个永久性的医学和公共卫生领域的官员位置。

---

[1] 参见 http：//www.hc-sc.gc.ca/ahc-asc/activit/about-apropos/index-eng.php 或 http：//www.phac-aspc.gc.ca/publicat/2007/sp-ps/SPPS-06d1-eng.php。

第九章
再看"洋为中用"
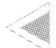

在加拿大,公共卫生领域的工作目标通常有六个独立的功能:人口健康评估;健康教育;疾病及伤害控制与预防;健康保护;流行病的监控与应对措施的准备;流行病的应对。联邦政府、省政府和自治区政府,以及得到授权的地方卫生当局,行使部分或者全部上述六个功能。所有的各级政府都要任命一个主要行政长官或者医学行政官员来领导公共卫生领域的各项工作和项目,并且有授权要保证达到目标。这些官员任职的必要条件就是,他们本身就是医生,接受过公共卫生方面的专业训练和专门教育。

各个省或自治区的医疗卫生主管部门的行政长官,对于公共卫生的各项目标有广泛的职责界定,直接负责公共卫生领域的工作落实。有些省甚至建立起独立的公共卫生部门,或者有独立的、专门的机构代理行使公共卫生职责,以保证公共卫生领域的六项独立功能的落实。

加拿大的联邦政府,对于公共卫生领域,也行使了协调权并且提供了范围广泛的公共卫生服务项目。联邦政府的这些项目,与上述的加拿大公共卫生领域的六个独立的功能目标吻合,并且形成互补。

对于公共卫生领域中的癌症的早期筛查工作,是由各个省主要负责融资并完成项目管理和实施。各个省和自治区的公共卫生官员,每个人都负责一个或者几个这样的项目。与此同时,每个省和自治区的公共卫生部门,都对传染病和流行病的控制做出着贡献。但是,对于传染病和流行病的控制方面而言,联邦政府的作用和角色是最重要、最大的,具有绝对的调控权力。

关于加拿大居民得到医疗卫生服务的具体路径方面,各个省和自治区还是有很多的区别。但是总体来说,居住在加拿大南部的城市地区的居民的就诊路径是比较固定的模式。

举例来说,一个人病了的时候,第一步,先去看家庭医生。家庭医生给予属于初级医疗保健的一般性检查,然后根据家庭医生的诊断,决定是否给予处方药物治疗,或者需要接受进一步的临床医学检查、转诊到专科医生处。在这个阶段,患者不需要支付家庭医生的诊金,也不需要支付一般性检查诊断的费用。

如果家庭医生开出处方给予处方药物,患者需要自行到药店购买,并且需持具有家庭医生签名的处方单,药店的药剂师才可以卖处方药物给这个患者。如果这个患者没有参加私人医疗保险项目,或者也不符合所居住的省份中对于享有免费处方药物对象标准的条件，这个患者就需要自费购买全部的处方药物。

如果看完家庭医生后，家庭医生开出了进一步进行临床检查的处方单据，这个患者可能就需要到私人开业的医学检验实验室，提供自己的血液或者其他的身体排泄物做进一步的检查。当然，如果需要做放射线检查或扫描检查，也是需要到私人开业的医学临床实验室，或者是到公立医院的检验室去完成。由于这些检查是"医学上必要的"，所以，不管是在私立的抑或是公立的医学实验室完成的这些检验，这个患者都不需要缴纳任何检查费用。

这个患者的全部医学检验结果，将被发送回到初级医疗保健的家庭医生处。当家庭医生收到这些检查结果之后，就会联系患者让患者再到诊所来一趟，向患者解释根据这些检查所做出的结论，并且给出下一步的建议，包括是否需要进行下一步的治疗。

如果家庭医生将这个患者转诊给了专科医生，那么患者在专科医生处要再接受一次检查，然后专科医生会给出下一步的治疗建议和处方。这些治疗建议和处方结果，也会同时被告知患者的家庭医生。

专科医生给出的治疗建议中，如果包含手术或者其他的紧急临床干预手段，患者就会被安排一个固定的时间到医院进行手术。如果仅仅是在日间手术室就可以完成的一般性手术，就会安排患者到专门的日间手术诊所。

当这个患者完成手术出院后，患者的家庭医生会收到一份住院-出院情况描述和总结报告。这份总结报告对于进一步的跟进治疗、康复或者注意事项会有详细的介绍。

如果这个患者出院后，需要再进行家庭护理或者接受康复治疗，家庭医生就会根据需要来逐一安排。如果这些家庭护理或康复治疗，被医生认为是"医学上必要的"，同样，患者不需要自行缴纳任何费用。反之，患者需要缴纳一部分或者全部的家庭护理及康复治疗的成本费用，具体缴纳多少费用、自费的比例多大，要根据患者所居住的省份政府的具体规定条款来界定。

初级医疗保健，被定义为患者在需要医疗卫生资源服务时的第一个接触"点"。这个"点"的核心含义，就是对于一般性的临床问题和普通的伤病，给予一般性的医疗检查、治疗手段及处理措施。在这个接触"点"，能够也应该能够同时完成一些健康教育和健康理念的推广、完成一些疾病的干预和预防活动。诚然，这种与公共卫生相关的功能，不像上述描述的具体的公共卫生服务的目标更加倾向于针对群体，而是更加有针对性的对于个体患者的一种疾病干预和预防。

加拿大的初级医疗保健系统的传统模式，是建立在家庭医生的、依据政府提供的"按照服务收费"的基础上的。家庭医生收取了政府支付的"按照服务收费"标准的偿付，向患者提供具体的初级医疗保健服务。通常，每个家庭医生在度过开业的初期之后，就有其相对固定的服务人群和人数。由于患者的就诊几乎是免费的，所以多数人选择与某一个家庭医生建立相对长期的固定联系。

在20世纪70~80年代，加拿大的省和自治区政府，也曾经建立起数量众多的基于社区医疗服务的初级医疗保健的诊所或社区医疗服务中心。但是到90年代，随着医疗卫生领域改革的推进，这些社区医疗服务的初级医疗保健的诊所和社区医疗服务中心，慢慢地被家庭医生的诊所替代。在过去的十多年中，这方面没有太大的改变，形成了一种固定模式。

2004年出台的官方文件"十年计划"（10-Year Plan）中，所有的省和自治区政府都做出了自己的承诺：保证各自所负责的省或自治区管辖内至少50%的人口，拥有24小时、7天全天候可以得到初级医疗保健服务的便利。这种便利通常被称为"24/7全天候获得医疗服务"（24/7 access）。

为了提供更好的医疗服务，一些省份已经推出了对于初级医疗保健系统内的家庭医生的特殊合约支付方式，替代此前使用的"按照服务收费"，目的在于刺激与鼓励家庭医生在提供给患者诊断和咨询时，能够在时间方面有更多的投入。另外一些省份或自治区政府，则试验性地推行一些不同于"按照服务收费"的支付模式，来鼓励初级医疗保健系统内的家庭医生改善自己提供的医疗服务，当然，这些试验性的模式，更多的是基于发展的，而不是基于"革命性"的推倒重来。

在安大略省，一直到2012年，在初级医疗保健服务的支付方面，还是存在多种不同的模式，包括社区保健中心、针对低收入人群提供的家庭医生薪酬制度、基于混合式按照服务收费的家庭群组模式（the family health groups based on a blended fee-for-service model）、家庭医生收入来源多元化的家庭健康网络与家庭健康组织模式（the family health networks and family health organizations whose physicians are funded on a blended capitation model），以及家庭医疗服务的多专业医生专门队伍模式（the family health team which are made up of several types of professionals），这种模式下的医生队伍成员，所获得的薪酬是来自混合的"按人头付费"支付模式的。

关于加拿大的初级医疗保健之上的住院医疗服务和专科门诊服务,实际上,全部的二级医疗、三级医疗、急诊医疗,以及绝大多数的专科门诊医疗,统统都是在医院里的。医院主要收治急性病、急诊,对于初级医疗保健服务所负责收治的、家庭医生和社区医疗中心及长期护理中心可以处理的病例,医院是不予收治的。但是也有例外情况和不同的案例,比如在英属哥伦比亚省,很大数量的长期护理中心都是隶属于各个医院的。

毫无疑问,加拿大医疗卫生领域的一个明显引人注意的趋势,就是三级医疗被合并入少数的、更加专业化的医院中。而一些类型的择期手术和一些先进的医学诊断检查设备则呈现分流趋势,这些业务越来越多地被分流到专业诊所中。

纵观历史,加拿大的医院是由地方政府组织建立并实施管理的,并且几乎都是在省政府的管辖范围之内。在省政府或自治区政府的不断整合之下,医院通过被地方卫生当局直接拥有,或者通过与地方卫生当局签署合约的形式,被地方卫生当局所掌控,业务范围变得越来越广泛。在那些被地方卫生当局拥有产权的医院中,高级管理人员都是地方卫生当局的雇员。而那些被教会或者是社会团体组织拥有的医院——通常是非营利性的医院带有慈善性质,他们的董事会和高级管理人员则是独立于地方卫生当局的。然而,由于这些独立于地方卫生当局的医院,他们的收入也几乎是依赖于、主要来自地方卫生当局的"按人头付费"或"按照服务收费"等购买医疗卫生服务的支付,所以,通常意义上他们的工作与地方卫生当局的工作目标并不冲突,也很容易在很大程度上被整合到一个地方卫生当局的、持续的医疗卫生服务的工作整体中。

专科门诊医疗服务,一般也是由医院门诊部门提供的。虽然在专科门诊医疗服务的供给方面也出现明显的趋势,就是将这块业务和服务从医院的门诊部门剥离出,转到专科的诊所或者家庭医生诊所,但是由于公众对于将专科门诊医疗从非营利性质的医院转移到营利性质的诊所方面并不是很欢迎,所以并没有完全改变,还只是部分地完成了。此外,还有一个非常重要的因素影响到专科门诊服务从医院门诊部转移到专科诊所或家庭医生诊所的进度,那就是专科门诊医疗服务领域的劳工,他们对于这种从医院转移到诊所工作的趋势特别具有敌对意识,强烈反对这种趋势。因为他们在医院工作的话,是可以加入工会

第九章
再看"洋为中用"

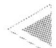

的；而如果转到专科诊所，就会脱离工会，属于非工会组织的劳工，而加拿大公立雇员组织工会（Canadian Union of Public Employees）是加拿大最大、最有影响力的工会之一。当然，作为公民社会组织之一的加拿大医疗组织联盟（Canadian Health Coalition），也在游说、反对私有化和医疗组织的"公私合营"（public-private partnerships）。

加拿大的急诊医疗，通常是由各个医院的急诊室提供，某些时候也会由医院的急诊病房或者急诊病室来提供。急诊室 24 小时有医生和护士值班。急诊医疗也包括由陆路或飞行器提供的抵达医院急诊室之前的急诊医疗服务，或者在患者运送过程中的急诊医疗服务，包括某些特定的首要对症处理和急诊医疗的技术人员，这些急诊医疗的技术人员负责在运送急诊患者的过程中保持患者情况稳定。

急诊医疗的医生一般是专科医生，或者是毕业于加拿大家庭医生学院（College of Family Physicians of Canada）的专科家庭医生。

关于加拿大的药学服务、药品供给方面，住院患者的用药，作为麦迪凯尔医疗服务保险项目的一部分，由医院的医生来决定具体用药的处方，患者不需要为住院期间使用的药物缴纳任何费用。门诊患者的用药费用，则根据患者是否有公立的或者私立的医疗保险项目的保险资格、是否加入任何医疗服务保险计划来界定全部免费或者缴纳一部分费用。多数情况下，药物处方是由门诊医生开出的，有些情况下也可以由其他的对于某些种类的处方药物有处方授权的医务人员，比如护士，来开出处方。

需要取处方药的个人，必须持有医生处方到零售药店由药剂师将药物售出。几乎所有的零售药店，无论是独立的药店还是连锁药店，都同时经销大量的处方药物和非处方药物。最近几年出现在大型连锁杂货超市的药店也在经销处方药和非处方药物，这对传统的零售药店构成了极大的市场竞争。

如前所述，加拿大每个省和自治区的免费药物的名录，在药物范围、药物种类和免费药物覆盖人群方面有很大的差异，尤其是在那些价格昂贵的药物方面。在一些省，比如魁北克省，私人的医疗保险项目的偿付范围对于省政府提供的免费药物名录就形成了比较好的补充作用。

就公立的和私营的医疗服务保险项目而言，加拿大境内从东部到西部地区有一个在处方药物的保险覆盖方面形成的梯度。也就是说，居住在加拿大西部四个省的居民,以及居住在安大略省和魁北克省的居民,比较起东部的四个大西洋省份,在处方药物保险覆盖方面更加广泛。针对这种政策方面的不平衡问题,一些研究医疗保险政策的专家提出:应该在加拿大形成一个全国单一的、统一的、全国性的处方药物保险名录和保险计划,并且由统一的药物代理商提供价格统一的处方药物,以解决这种不平衡问题。

但是,对于这种颇具争议性的意见,也有两种反对的声音给出了理由:一个是各个省政府,特别是魁北克省政府,他们希望由省政府继续控制本省的药物政策的制定和贯彻,尤其是与医疗服务保险项目有极大关系的处方药物计划。另一个是联邦政府,因为联邦政府反对这种可能引起联邦政府财政负担和财政危机的假设。假如由联邦政府来进行联邦层面的财政融资和具体管理处方药物计划,就有可能带来这些财政负担和引发这些财政危机。

2004年,作为"强化医疗保健的十年计划"(10-Year Plan to Strengthen Health Care)之中的一部分,加拿大境内全部的省和自治区政府(除了魁北克省),在医疗卫生主管部门的直接督导下建立了专门的队伍,来负责发展和贯彻"国家药物战略计划"(National Pharmaceuticals Strategy)。

加拿大的医疗卫生服务体系所提供的康复医疗和中级护理方面,包括由医院提供的住院患者的康复治疗,以及在特殊康复设备下的辅助康复医疗,被认定为"医学上必要的"治疗,所以加拿大的居民患者,在医生处方下使用这些康复治疗服务及康复设备也是免费的,个人不需要缴纳任何费用。公共财政支付的康复医疗服务的费用,也包括对于工伤的门诊康复治疗服务,具体的门诊免费康复治疗项目各个省的目录有所不同。门诊的康复医疗服务,通常是在诊所完成的或者是由在工作场所的物理治疗师或者职业病疗法师完成的。

长期护理医疗,也是加拿大医疗卫生领域服务的一个重要组成部分。对于丧失生活自理能力的老年人、不论任何年龄的丧失生活自理能力的残疾人、慢性病患者或者是智障人员,长期护理中心为他们提供了配有辅助设施的护理中心。当然,在社区的、通过家庭护理的或者其他支持性服务的人员,也算是长期护理医疗的对象。

长期护理医疗,还包括对于急性或慢性精神障碍疾病患者的服务。

因为长期护理医疗在《加拿大卫生法案》中没有归类为保险应该支付的疾病治疗费用,所以对于长期护理医疗的费用,究竟是属于免费类、补贴类,还

第九章
再看"洋为中用"

是用各种保险项目支付、有特定的制度来规定并运行,各个省和自治区没有统一的模式。

加拿大有一种疗养院(nursing home),也被归类为长期护理中心。实际上也是一种针对慢性病患者的配备有辅助设施、有辅助性生活服务的长期护理中心。这种疗养院有24小时全天候的人员监管。绝大多数的疗养院是私人投资并运行的,而那些公立的、由省政府或自治区政府投资并运行的24小时有专业人员监管的长期护理中心,通常是由公共财政融资的。公共财政融资的长期护理中心,面临的是各个省和自治区的不同的制度和规定。即使是在营业执照、质量控制和运行规则上,各个省和自治区也有不同的标准和要求。

加拿大的长期护理中心和疗养院,产权拥有形式也是多种多样的。有些省,绝大多数的护理中心和疗养院是公立的、公共融资的长期护理中心的床位,但是由私立的营利性的组织提供设施并且来负责整体运行。比如,在安大略省,有大约60%公立的、公共融资提供的长期护理中心床位,实际上是放置在私立的营利性的机构中,由他们负责运行。

在另外一些省份,这些由公共融资的、公立的长期护理中心的床位,是由非营利性的机构来负责运行的,而这些非营利性的组织机构,既有由省政府拥有产权的也有由地方卫生当局拥有产权的,还有是基于社区基础的,或者是基于信仰基础的一些组织机构拥有产权的。比如,在英属哥伦比亚省,70%公共融资、公立的长期护理中心的床位,是设立在这些非营利性的组织机构中。

长期护理中心和疗养院的上述所有形式中,非营利性组织机构所运行的,有明显的趋势倾向于成为规模更加扩大、专业人员等级更加高级的专业机构,因为所在区域的居民的需求已经变得更加多元化,需要更加高水平的长期专业护理服务。有迹象显示,非营利性组织机构运行的长期护理中心,比起营利性的长期护理中心,患者康复水平和结果似乎更加好。但是也有很多声音显示,这方面的结论还需要更加多的研究来证实。

作为各个省和自治区内高度整合的医疗卫生服务领域的一个组成部分,以家庭为基础的护理,能够成为对于基于辅助设施的长期护理中心更加经济有效的补充方式。而且,这种由公共融资支付费用的、基于家庭的护理服务,在加拿大增长得很快,已经显示出对于减少使用医院资源的趋势的作用,减少了对于非正式护理人员的依赖性,并且受到市民欢迎。虽然这种由公共融资进行补贴而提供的家庭护理服务在市场占有率方面还没有显示出很大的变化，但是由于其特殊性，对于它的需求却是实实在在地增加了。数据显示，20世纪90年代中期，由公共财政提供补贴的家庭护理服务市场占有率大约是8%，但是到了2003年，这部分的市场份额已经变成了大约占17%，约翻了一番（Wilkins，2006）。

与其他高收入国家一样，年老虚弱需要人照顾的加拿大人，是长期医疗护理中心和居家护理服务的主要入住者与主要使用者。在绝大多数的省份，长期护理机构已经被地方卫生当局整合到按照地理位置划分的医疗卫生体系之中，并且省政府的医疗卫生主管部门通常也已经设立了相应的管理部门，专门处理与长期护理医疗业务相关的事宜。也有很多私立的长期护理机构提供长期护理或居所服务，特别是在一些大型的城市中心。老年的加拿大人或者他们的家属，可以购买这些服务。

加拿大的每个省和自治区都有自己颁发的管理规定、自己负责运行的项目，来为有需要的加拿大人提供非正式的护理服务。这种非正式的护理服务，作为居家护理服务的一个组成部分，也是一种福利待遇，由各个省或自治区的政府提供给本地居民。

自2002年，加拿大联邦政府开始颁发政策提供"税收抵免资格的护理人员"（tax credits for eligible caregivers），这是加拿大依据国家的"姑息疗法和终极关爱"（Palliative and End-of-Life Care）条款引入并实施的一种"关爱受益"（Compassionate Care Benefit）的做法。这种做法，是为雇员提供六个星期的带薪离岗、照顾预期生命只剩六个月的家人的福利。而这种"关爱受益"的实施对象，不包括那些不符合被雇佣标准的、打零散工的人员，也不包括自己开业的自雇者。其享有的前提是，享有雇佣保险项目的偿付资格的、正式被雇佣的雇员。

因而这种"关爱受益"的人群，实际上是人数受到限制的"无偿护理"。近年来，也有研究和数据显示出志愿者服务在提供无偿护理中的作用，以及这种志愿者服务实际上对于整体经济总量所做出的贡献（Hollander et al., 2009）。另外，也有一些声音质疑这种做法的可持续性，或者是商榷这种做法产生的对于城市居民和农村居民之间的差异，以及服务质量方面的异同。

由于临终关怀和姑息疗法这两个词在加拿大经常被互换着使用，所以有

第九章
再看"洋为中用"

时常常忽略了这些词的出处和含义。姑息疗法实际上还是包含着医疗手法上的治疗和干预，临终关怀则更加侧重于精神层面的支持和关怀。加拿大姑息疗法70%的融资是来源于税收支持的公共财政。

1991年，加拿大成立了临终关怀姑息治疗协会（Canadian Hospice Palliative Care Association，CHPCA）。这个协会是慈善性质的非营利性组织，一贯倡导并致力于改善医院之外的姑息疗法的内容和可及达性、设立医院之外的姑息疗法的指导标准和形成国家标准。而这个协会的成立，也是由于此前在加拿大的医院之外的姑息疗法的实施方面，各种五花八门的标准导致这个领域的服务比较乱。

加拿大的大型医院，绝大多数都设有姑息疗法的部门，特别是对于晚期癌症患者的姑息疗法，一般都是由这个部门负责制订方案并实施。在医院管理下的姑息治疗，一般都是按照标准执行的，相似性很大。但是在医院之外的、由省或自治区政府负责运行并管理的、以居家为主的各种姑息疗法，其在管理政策和提供内容方面的差异比较大。

加拿大的医疗卫生服务，所提供的内容还包括精神健康方面的治疗与维护，即精神卫生。在过去的半个多世纪中，加拿大已经建立起大型的精神病医院，对于严重的、慢性的精神病患者，实施收入住院治疗。住院治疗的精神疾病患者可以根据病情，长期住在提供专科治疗的精神病院中，或者出院后继续进行药物治疗。

历史性的原因，一些精神卫生的服务，特别是那些不是由医院或者医生提供的精神病人的治疗，从来没有被纳入全额的医疗保险偿付项目中。即使是《加拿大卫生法案》的条款中，也没有做出这样的规定。只有在医院的治疗，或者有专科医生资格的家庭医生或者精神科医生提供的治疗，才被包含在医疗保险的全额偿付名录中。比如，那些由心理医生提供的治疗，多数是需要自掏费用支付，或者是通过雇员享有的医疗保险项目中的固定条款，作为雇员福利的一部分来完成偿付。

由于上述的事实，实际上在加拿大，家庭医生承担了很大一部分的责任，来完成初级医疗保健中的精神卫生健康维护。有研究显示，一个家庭医生，每周要至少看6个精神健康有问题的患者，而其中1/4的医生，每周要看多于20个精神健康有问题的患者（Clatney et al., 2008）。很多家庭医生，对于自己提供给这些患者的精神健康医疗服务的质量并不满意。另外，还有大约60%的家庭医生，采用与其他精神专科医生联合管理的方法来处理他们的患者，他们对于与精神科医生的这种联合管理并不是很满意。

与其他OECD国家一样，加拿大在精神卫生方面的工作结果，包括精神疾病和行为异常的治疗方面，还有很大的改进空间。这种不足，是由于精神疾患治疗和管理方面的非制度化的系统的运行。2006年，加拿大的参议院常设委员会（Standing Senate Committee）的社会事务科学和技术部提出建议，建立一个全国性的监督委员会督进、发展一个全国统一的策略，用来应对精神疾病和成瘾性的社会问题。

一年之后，在2007年，加拿大精神健康委员会（Mental Health Commission of Canada）成立。这个由加拿大联邦政府建立的全国性的委员会，被各个省和自治区政府所认可并表示支持，只有魁北克省政府例外。至2012年，经过政府与非政府的利益相关方的广泛磋商之后，加拿大精神健康委员会颁发了第一个宏大的长篇报告，用来阐述加拿大在精神健康方面的战略发展规划。

加拿大的医疗卫生服务领域提供的牙医服务，几乎全部是私人开业的牙医诊所。而牙医服务的费用支付，也是有医疗保险偿付和私人自费两种。如果一个省或者自治区内的一个居民有社会救助可用，那么看牙医的费用就可以部分或者全部都被省政府或自治区政府的社会救助费用支付了。同样，如果是原住民或因纽特少数族裔看牙，那么也会得到部分或者全部的费用由联邦政府支付这样的福利，这个福利的兑现，是通过"非保险的健康福利项目"（Non-insured Health Benefits Program）来落实的。全部的私人付费的牙科保健，大约有54%是通过加入医疗卫生服务保险项目来缴纳费用的，当然，这种保险资格是基于雇佣的薪酬福利"打包"中的受益条款。除了这部分由保险项目支付的牙医服务费用，其余的都是属于患者自费的。

与大多数的高收入国家不同，加拿大对于居民享有牙医治疗服务的补贴非常低。大约有95%的牙医治疗服务是由患者自费的，这方面的状况与美国、西班牙和葡萄牙的情形很相似。由于极大地依赖自费，即使没有其他的障碍阻挡患者享有牙医服务，也还是造成了牙医保健服务享有方面极大的不公平。这种不公平直接地表现在一个事实中，那就是加拿大的低收入者由于看牙医的成本费用问题而较少去看牙医。

第九章 再看"洋为中用"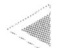

为了解决牙医服务享有方面的不公平问题,政府曾经推出过几个大型的口腔保健和牙医服务项目。最早推出这类项目的省,是20世纪70年代的萨斯喀彻温省,主要针对在校学生。该省利用牙科护士和牙科的实习期医生,实行"萨斯喀彻温省牙齿保健项目"(Saskatchewan Health Dental Program),并且取得了非常大的成效。但是这个项目不到十年就解散了。之后,又有一些省陆续推出类似的牙科保健服务项目,比如,马尼托巴省的针对农村儿童的牙科保健项目,以及安大略省的针对少年儿童的牙齿保健服务项目"安大略健康微笑"(Health Smiles Ontario)。

最终,如上所述,是加拿大的联邦政府融资推出了最大的牙齿保健服务项目,是包括在"非保险的健康福利"项目中得以贯彻实施的。

加拿大的补充和替代医学(complementary and alternative medicine),对于所有非西医类的,比如中国的传统中医和原住民的土法医疗,都有很大的包容,包括这些特殊疗法所需要的特殊药物和疗法,如草药、放松疗法和足底按摩。加拿大大约有4000种补充和替代医学疗法。

加拿大的原住民包括印第安人、因纽特人和米提人。对于加拿大的土著居民的医疗保健服务,由各个省和自治区政府负责对所辖区域内的全部土著居民提供医疗保险和医疗保健服务,这是《加拿大卫生法案》规定的。加拿大的联邦政府融资并管理土著居民的护理服务、健康教育和推进、疾病预防与疾病治疗干预,并对土著居民提供全面的由初级医疗保健开始,直到专科医疗、长期护理中心、急诊医疗及康复等所有必需的医疗"一条龙"服务,尤其是在那些省政府和自治区政府的医疗保险项目不能很好地随时被使用的地区。另外,加拿大联邦政府还为846 000名加拿大土著居民提供了"非保险的健康福利项目"。

五、加拿大医疗卫生服务持续改进

自2005年开始,严格意义上说,加拿大就没有再进行过全国范围内的、大型的医疗卫生体系的改革行动。但是,个别省和自治区政府的医疗卫生主管部门,还是在两个工作领域中集中资源进行了一些整体医疗服务方面的改善。一个是,在各自所辖区域内对于整体医疗卫生机构布局的重组或者是微调方面;

另一个是，在初级医疗保健、急性病和慢性病的医疗服务方面，改善医疗管理质量、提高及时性、提高患者看病体验时的满意度。

关于个别省内进行的医疗卫生机构的重组，主要目的是将所辖区域内的医疗机构所提供的各种医疗卫生服务相互之间的配合做得更好，尤其是在整合"下游的疗效"到"上游的预防"方面，更加侧重于公共卫生中的疾病预防和疾病干预服务，改善人民的整体健康状况。

在改善医疗管理质量、提高及时性和患者看病体验时的满意度方面的工作的开展主要是受到了美国、英国建立专门机构来负责改善医疗服务的质量、安全性、及时性和应对医疗服务的投诉的做法的启发。加拿大的六个省，也建立起了医疗质量评议会，意在促进医疗服务质量的进一步改进。还有两个省政府，也实施了以患者为中心的改进，目标是同时改善患者和护理人员双方在实施医疗服务过程中的体验。其他很多省和地方卫生当局也对医疗服务提供过程中的一些表现和标准进行了提高和改进，目的在于提高医疗服务的总体产出、改善健康服务。

就患者对于在医院就诊和某些类型的择期手术等待时间过长而产生的不满意，这类问题各个省都已经做出了管理方面的改进和调整，以达到缩短患者等待时间的目的。

实践与现状相对于2004年加拿大颁布的"强化医疗卫生十年战略计划"而言，还是有很多的不足和进展有限的方面。为了达到这些目标，各省和自治区政府使用了额外的联邦政府补贴，来缩短重点领域中患者的就诊和某些择期手术的等待时间、促进初级医疗保健的发展和改善、向可能取代医院护理的居家护理服务提供额外的财政补贴。另外，还有很多省和自治区政府引入了一些被称为"灾难性"的药物计划，提供给本地居民，但是这样对促进加拿大整体处方药物的覆盖和管理来说，似乎没有什么益处。

回顾一下，加拿大的医疗卫生领域的改革，实际上始于1984年《加拿大卫生法案》颁布之后的20世纪80年代后期和90年代早期，被描述为"开启了一个新的时代"。

作为加拿大的联邦法案，《加拿大卫生法案》锁定了一个改革目标，就是改变联邦政府和各省、自治区政府之间的责任分配的大格局，出台一个新的模式。此前，依据1957年颁布的《住院保险和诊断服务法案》(*Hospital Insurance and*

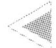

Diagnostic Services Act），以及1966年颁布的《医疗保健法案》（*Medical Care Act*），省和自治区政府与联邦政府之间实行的是另外一种责任分配模式。

直到20世纪90年代，加拿大多数的省政府，或者说主管医疗卫生服务的行政长官，还在实行"两驾马车同时赛跑"：一匹是黑马，是削减成本，通过对医疗设施、机构及人力资源的合理化整合改进来实现；另一匹是白马，是医疗服务的改革，改革的目标是同时改进医疗质量，通过整合医疗卫生机构来达到改善医疗服务的可获得性的目标。白马与黑马的赛跑，目的在于达到治疗疾病人群与健康服务的重新平衡。

通过减少医院和医疗卫生服务的床位数量，成本削减的目标达到了，或者至少是部分达到了。新医疗技术的出现，也使得住院的时间缩短了，针对出现的对于医院医疗服务的减少，很多医院关门了，另外一些医院改变成为长期护理中心或者健康中心。

加拿大的每一个省，医疗卫生服务的合理化都在被推进，以应对紧缩的医疗卫生服务预算。到20世纪90年代中、末期，加拿大的各级政府开始投资时间和资源来建立信息系统、强化研究和数据的管理。直到2004年，联邦政府、省政府和自治区政府在协商下，颁发了"强化医疗卫生十年战略计划"。

"强化医疗卫生十年战略计划"，是被称为上个十年间最有意义的一个举措。另外，它保证了联邦政府将增加"联邦健康转移支付"（federal health transfers）到各个省和自治区政府。作为对于联邦政府这项慷慨资助的回报，各省和自治区政府也同意兑现"强化医疗卫生十年战略计划"中的关键政策，包括缩短患者就诊和某些择期手术的等待时间、改进居家护理和药物政策。有些省的政府，甚至做得超出这些。

"强化医疗卫生十年战略计划"，实际上在加拿大的2013～2014财政年度就结束了。但是加拿大政府仍然在谋划着如何在医疗卫生领域方面将融资收入使用得更加有价值。

第三节 美国医疗保险与社会保障

在比较详细地介绍了芬兰和加拿大的医疗保险融资体系及医疗保障供给系

统之后，我们有必要再次讨论一下关于美国的医疗保险与社会保障系统中的一些做法和特点。因为在一般性的讨论中，芬兰（欧洲国家）和加拿大（英联邦国家）都是属于政府主导医疗卫生体系的国家代表。而美国，长期以来则被中国媒体和一些研究文章简单地归类并称呼为市场主导医疗卫生体系的国家代表。

美国果真是市场主导医疗卫生保障供给和医疗保险融资体系的吗？如果我们从宏观管理和布局的角度、从政府立法和监控的角度去分析，那么，会得出完全不同的结论：即使是很多医疗服务的项目是由私营机构提供的，但是政府从保险项目的支付和监管方面，仍然严格控制着医疗卫生领域这个市场的走向和这个市场中各项医疗服务质量标准的制定及实施状况。因而，政府主导的痕迹在这个领域中几乎是无处不在。更加严格地说，美国也是政府主导医疗卫生保障供给和医疗保险融资体系的，只不过表现形式不同、没有直接参与运行更多的公立医疗机构并提供医疗服务。

简单地说，美国的联邦政府和州政府联合管理保险业。各个州政府负责制定具体的医疗保险政策以及医疗服务和医疗机构中的医疗保险必须覆盖的特殊项目。

美国的医疗保险服务项目的管理与运行同样也是多为私营机构。由政府运行的医疗保险和社会保障项目覆盖了美国大约27.8%的人口，其中包括老年人、残疾人、儿童、退伍军人和低收入人口，以及无偿付能力的紧急医疗救助费用。

由美国政府负责运行的医疗保险项目，主要有麦迪凯尔和麦迪凯德。这两个保险项目在融资方面针对人群方面的主要特点是：麦迪凯尔是一个靠财政税收作为主要融资财务来源支撑运行的为65岁或高于65岁人口提供的社会保险项目；麦迪凯德保险项目是依靠联邦和州两级政府共同融资的项目，为低收入人群和他们的子女或残疾人提供医疗保障。

除了麦迪凯尔、麦迪凯德保险项目，由美国政府运行的医疗保险项目还有奇普（CHIP）。奇普保险项目是专门提供儿童医疗保险的项目，为那些没有在麦迪凯尔项目中得到医疗保险也没有从父母的医疗保险中受惠的儿童们提供医疗保险。此外，由美国政府负责融资运行的医疗保险项目还有威吉（VHA）。这是一个具体由美国退伍军人事务局运行的为退伍军人提供医疗保障的保险项目。

在奥巴马的医改没有被推行之前，美国有大约高于15.3%（约4570万）的人口没有医疗保险，在没有医疗保险的人群中，有相当比例的是有经济实力购买医疗保险，但是自认为年轻力壮疾病少、购买医疗保险是一种浪费的工薪族。此外，还有相当多的拥有医疗保险的人口，得到的偿付保费大大低于实际需要。因而，医疗费用的债务是美国导致个人破产的主要原因。这也是导致奥巴马政府强力推行医改的一个主要原因。

在上述几个由美国政府主导融资并负责运行的针对特定人群的医疗保险项目之外，美国还依靠慈善医疗（charity care）为上述医疗保险项目覆盖之外的一部分人群提供了一定程度的医疗保障。

慈善医疗，又称"无偿付医疗"。具体指的是：医疗机构向没有医疗保险或者有医疗保险但是保费低于实际需要的低收入患者、没有支付能力的患者提供免费或降低医疗费用的帮助。一些营利性医院与非营利性医院一样，向有需要的人群提供慈善医疗。大约一半以上的无偿付医疗产生的费用，由联邦政府的麦迪凯尔和麦迪凯德项目支付。部分州政府还通过非营利的私人医疗机构（多数是宗教机构），向低收入和没有医疗保险或者没有支付能力的患者提供医疗救助，有些州则规定慈善医疗所产生的费用可以在税负中抵扣，以此鼓励慈善医疗。

美国有些州的州政府，则根据所辖区域中的特点，有针对性地颁布了一些有地方特色的涉及医疗保险或医疗救助方面的政策。比如，马萨诸塞州和新泽西州政府规定，州政府设立特定项目，全部负担那些没有医疗支付能力的人群的医疗费用。旧金山市则施行了"城市居民医疗项目"（Citywide Healthcare Program），规定：保证为所有低收入没有医疗保险和医疗保险费低于实际需要的人群提供医疗服务。还有些城市出台了特定项目，向诊所和医疗机构颁发特殊津贴，使其开放服务给没有医疗保险的患者和低收入人群。

能够体现美国政府主导作用的事实还包括：1986年美国国会通过的《紧急医疗救治和现行劳工法案》（Emergency Medical Treatment and Active Labor Act，EMTALA）。该法案要求所有的医院和救护车，在需要紧急救护的情况下不管是否是公民、身份是否合法、是否有医疗费用支付能力，向任何人提供紧急救助服务。《紧急医疗救治和现行劳工法案》适用于麦迪凯尔项目下的所有签约医院，这些医院由美国健康与人类服务部（Department of Health and Human Services）属下负责运行医疗保险麦迪凯尔和麦迪凯德项目的服务中心支付相关费用。

事实上，美国的所有医院，包括麦迪凯尔签约以外的医疗机构，也适用于

《紧急医疗救治和现行劳工法案》，而所发生的紧急救助医疗费用，也并不是全部由联邦政府直接支付。有数据显示：大约有55%的紧急救助费用没有得到政府的偿付。在紧急救助医疗费用的账单没有得到偿付时，医院有时会将这些费用计入其他有支付能力的患者账单，有时在税收方面用"慈善"或"坏账"的理由注销欠账的紧急救助医疗费用。

但是，随着保险公司对于医疗费用的越来越严格的监督和费用控制，这种转嫁费用的做法的可能性是很小很小的了。结果是：尽管紧急医疗救助的需求在上升，而急诊部的总体数量一度在下降。有争论认为，这种模式使得紧急医疗救助系统"不堪重负"，也是美国总体医疗费用暴涨的原因之一。

美国的联邦政府和各州政府，在医疗机构和医疗保险的监控方面，有"联动机制"、有针对各州具体特点的调整空间。美国的医疗保险系统相对强大和完善，在医疗费用的支出有效性和合理性监督方面，发挥了政府干预机制难以产生的作用，形成了额外的监督补充。而美国政府对医疗市场的干预作用，特别是对医疗保险项目不能覆盖的低收入人口和医疗保险费用低于实际需要的人群，通过慈善医疗的运行机制得以间接实现。

一、老年人的医疗保险项目

美国政府针对老年人的医疗保险项目麦迪凯尔，实际上也是整个社会保障体系中的重要组成部分。麦迪凯尔为多数65岁及65岁以上的老年人提供医疗费用的保险、为低于65岁的至少领取24个月残疾人保险的残疾人提供医疗保险，还为低于65岁的需要进行肾透析治疗和肾移植的患者提供医疗保险。在过去多年的运行中，麦迪凯尔是一个负责并且受争议的社会保障项目。麦迪凯尔项目目前还包括私营保险的处方药计划（Prescription Drug Plans）和卫生保健计划（Health-Care Plans）。

但是，一度麦迪凯尔计划被形容为包含项目的内容"有些混乱"，因为随着逐步的发展，它已经发展并衍生出了包括初始的麦迪凯尔计划（The Original Medicare Plan）、麦迪凯尔优势计划（Medicare Advantage Plan）、麦迪凯尔其他健保计划（Other Medicare Health Plans）及麦迪凯尔处方药计划（Medicare Prescription Drug Plans）几大部分。在这几大部分中，有些项目和内容是有重叠覆盖的或者有相互冲抵作用的。

初始的麦迪凯尔计划，是由美国的联邦政府管理和运行的传统保险项目。它提供 A 部分和 B 部分两种保险偿付受益方式。受益人可以选择麦迪凯尔项目覆盖下的任何医疗机构就医。麦迪凯尔医疗保险项目会支付所发生医疗费用账单的一部分，由保险受益人支付余额。保险项目支付的项目有事先界定，有些医疗服务项目的费用不包括在麦迪凯尔保险项目的偿付范围之内。

初始的麦迪凯尔计划中的医院费用保险中的 A 计划，又称 "A 部分"，所支付的偿付费用范围包括以下六个方面。

第一，住院费用。其中包括最多长达 90 天的住院费用，或者连续 60 天在医疗护理中心的费用。在前 60 天，除 "可扣除费用"① 外的医疗费用由保险公司全额偿付。在第 61～90 天，除 "每日联合保险费用"②（daily coinsurance charge）之外的医疗费用，由保险公司全额偿付。麦迪凯尔医疗保险项目中的 "可扣除费用"（2010 年为 1100 美元）和 "每日联合保险费用"（2010 年为 275 美元）的额度，根据医院的成本状况，每年有所调整。

第二，护理中心费用。承保人最多可以报销 100 天的护理中心费用。前 20 天全部费用全额偿付。后 80 天，患者须自付 "联合保险费用"（2010 年为 137.5 美元）。承保人必须在指定的护理中心进行护理，在非指定护理中心的费用不予偿付。

第三，住家医疗护理（home health care）费用。在需要专业护理人员服务或某些特定情况下的在患者住家内得到的护理服务，所发生的费用可以由麦迪凯尔项目进行偿付。所规定的偿付服务费用范围包括：小时护理或断续护理、住家康复、理疗、职业病治疗（occupational therapy）和医生或指定护理中心所要求进行的语言疗法服务（speech-language services）。患者须自付被麦迪凯尔项目准许使用的耐用医疗器械费用的 20%。

第四，临终关怀护理服务。保险受益人在疾病晚期时，可以在麦迪凯尔项目批准的护理机构里得到止痛药和症状缓解治疗等支持疗法。临终关怀护理服

---

① 即保险项目以保险合同的形式规定承保人在某个费用界限之内的医疗费用全部自付。比如，规定 500 元之内的医疗费用，由承保人自行支付。只有在高于 500 元的医疗费用发生时，超过 500 元的 "可扣除费用" 限度的费用，由保险公司进行偿付。
② 即保险合同中列出的高于 "可扣除费用" 的部分，个人仍需要支付一定比例的医疗费用，比如 2% 或者 5%，其余部分才是保险公司全额偿付的。

务通常在患者的家里完成，但必要时也可以短期门诊或住院。

第五，输血。A 部分也为医院治疗过程中或者护理中心所进行的输血费用进行偿付。但是，前 3 品脱①的输血费用不予偿付。输更多血时，患者在麦迪凯尔项目批准使用量的输血费用中，自费 20% 的费用（捐血交换使用除外）。

第六，其他在医院完成的住院患者服务。这部分费用，通过"预期支付系统"（prospective payment system）得到偿付。医院医疗费用，被分类为"诊断相关组"（diagnosis-related groups，DRGs）。各个诊断相关组的费用，根据各地所完成的医疗服务的种类来得到相应的偿付。

关于"诊断相关组"，有以下几个特点：①麦迪凯尔医疗保险项目支付给各个医院的同类型医疗服务和治疗的费用标准是相同的；②支付给不同地区的城市和乡村的医疗服务和治疗的偿付额有所不同；③ DRG 系统的实施，目的在于以财务的激励机制刺激医院提高运行效率；④对于超出成本的偿付部分，医院可以保留，但必须用于"诊断相关组"支付的财务平衡。

初始的麦迪凯尔计划中的医院费用保险中的 B 计划，又称 B 部分。B 部分的特点和所支付的偿付费用范围包括：① B 部分是保险承保人自愿加入的项目。该部分覆盖医师费用和相关的医疗费用。② A 部分的保险受益人，自动地享受 B 部分的偿付，除非他们自愿拒绝接受。③ B 部分偿付某些医学上必需的服务项目，其中包括医师服务和其他服务、门诊医疗、外科手术、诊断检查，以及门诊手术中心（ambulatory surgery center）已经被批准的费用和耐用设备的使用费用。④ B 部分还偿付第二次（有时是第三次）医疗咨询费用、门诊精神健康治疗和职业病治疗、理疗（包括语言疗法）所发生的费用。

此外，B 部分还偿付某些医学上必需的服务项目。具体包括：①临床实验室服务：血检、验尿、一些扫描检查和其他服务。②家庭医疗护理：与 A 部分提供的服务相似。③医院门诊服务：医生诊疗的一部分。④血液：与 A 部分提供的服务相似。

B 部分实际上还包括很多的排除项。所谓的排除项，即保险偿付中不包括的费用内容。B 部分排除项包括牙齿护理、镶牙、常规脚部护理、助听器配戴、配眼镜（只偿付在白内障手术后的视力矫正镜片）。例行体检的费用也不包括在

---

① 1 品脱 =0.568 261 升。

第九章
再看"洋为中用"

B 部分的偿付之列,除了参加保险者在加入 B 部分之后的头 6 个月之内的一次性体检费用,这部分一次性体检费用是可以列入 B 计划的偿付之列的。

B 部分还规定了 B 部分的受益人必须缴纳 B 部分中的与 B 部分费用增长相挂钩的可扣除费用(2010 年为 155 美元)。B 部分偿付麦迪凯尔项目批准的医生服务费用、门诊治疗费用、某些预防服务和耐用医疗设备使用费的 80%。2010 年 B 部分支付门诊精神治疗 45% 的费用。

在实际操作中,许多医生拒绝接收新增的麦迪凯尔医疗保险承保的患者,因为麦迪凯尔项目批准的支付,常常低于治疗中实际发生的费用和成本。

关于初始的麦迪凯尔医疗保险计划的融资,A 部分,即医院保险,主要融资来源是参保的雇员、雇主和自我雇佣者缴纳的保费。除此之外,还有相对少量的一般性收入。B 部分,即医疗保险的融资,则主要来自月保费和联邦政府的一般性收入。

"麦迪凯尔优势计划",又称麦迪凯尔的 C 部分,也是麦迪凯尔项目重要的一部分,属于私营健保计划。C 部分的受益人,可以选择加入 C 部分来代替初始的麦迪凯尔所具有的受益内容。

麦迪凯尔优势计划具体又细分成若干不同的保险项目内容,其中包括:麦迪凯尔首选供应商组织、麦迪凯尔健康维护组织、麦迪凯尔私人按服务收费计划(Medicare Private Fee-for-Service Plans)、麦迪凯尔医学储蓄账户计划(Medicare Medical Savings Account Plans)和麦迪凯尔特殊需求计划(Medicare Special Needs Plans)。

关于麦迪凯尔首选供应商组织,主要运行及受益条款特点包括:①受益人可以选择加入首选供应商组织;②除了麦迪凯尔医疗保险原有的服务,首选供应商组织可能提供额外的好处诸如处方药的偿付;③患者通常可以选择在麦迪凯尔合同下的任何医生或者任何医院去看病;④患者有自由选择到首选供应商组织网络之外的医疗机构看病,但是缴费要高;⑤加入首选供应商组织计划的患者在初始看专科医生时可自由选择;⑥首选供应商组织在全州或者跨州都可以有网络医疗机构。

关于麦迪凯尔健康维护组织,主要运行及受益条款特点包括:①属于由私营保险公司运行的健保计划;②行医被严格监控、成本被特别强调;③患者通常被要求在健康维护组织网络中的医疗机构就医;④急诊或紧急情况下患者可以接受超出健康维护组织服务范围的医疗救治并得到偿付；⑤某些健康维护组织在网络之外的医疗机构有对点项目，患者可以就医但自付部分增加。

关于麦迪凯尔私人按服务收费计划，主要运行及受益条款特点包括：①私营公司提供的服务；②按照医疗机构的单项服务收费；③私营公司，比麦迪凯尔管理方更有影响来决定付费的金额和患者自付的比例；④计划内成员可以任意选择到任何一家接受单项服务收费的医疗机构或私人开业医生处看病；⑤本项目可支付在初始麦迪凯尔项目之外的医疗费用偿付，比如受益人可以住院更多天。

关于麦迪凯尔医学储蓄账户计划，主要运行及受益条款特点包括：①高额"可扣除费用"，仅覆盖灾难性医疗费用；②一种投资账户，持有者可以将医疗费用的支付款收回现金并免于纳税。

关于麦迪凯尔特殊需求计划，主要运行及受益条款特点包括：①为有特殊需要的人群（如居住在护理中心的、有某些慢性病的或某种残疾的）设计的保险项目；②本计划可能为残疾人提供健康教育、营养知识和功能恢复训练。

麦迪凯尔医疗保险计划后来还衍生出"其他医疗保健计划"（Other Medicare Health Plans）。"其他医疗保健计划"也是整个麦迪凯尔的组成部分，但是不属于麦迪凯尔优势计划，最主要的包括麦迪凯尔处方药物覆盖计划（Medicare Prescription Drug Coverage）。

麦迪凯尔处方药物覆盖计划，又称 D 部分，是全部麦迪凯尔医疗保险受益人可以选择的项目，但是 D 部分只偿付处方药的费用。D 部分的主要运行及受益特点包括：①参加者必须已经参加了麦迪凯尔批准的私营保险公司运行的医疗保险项目；②本项目包括很多的偿付药物类型和条目，保险受益人可以自己选择特定的计划和偿付；③每月缴纳的保费额度不因为投保人的健康状况而有所变化；④参加初始麦迪凯尔保险计划的受益人可以增加 D 部分；⑤ 2010 年月保费为大约 30 美元；⑥低收入者在自费比例部分可得到降低比例的优惠。

二、低收入人群及其子女的医疗保险项目

对于美国的低收入人群及其子女，美国政府推出麦迪凯德医疗保险项目来提供基本医疗保障。麦迪凯德医疗保险项目的融资，是靠美国联邦和州两级政

第九章
再看"洋为中用"

府共同融资的,由州政府管理。麦迪凯德医疗保险项目的运行目标就是为美国公民中的低收入人群和他们的子女或残疾人提供医疗保障健康保险项目。

然后,单纯低收入导致的贫穷,并不是筛选进入麦迪凯德医疗保险项目的必要标准。据估计大约有60%的贫穷人口并没有进入麦迪凯德医疗保险项目的覆盖之列。麦迪凯德是迄今美国最大的为低收入人群及他们的子女提供医疗和与医疗相关的保健服务的基金项目。

麦迪凯德医疗保险项目在其运行中也面临特殊问题。比如,由于"婴儿潮"导致的老龄人口问题,麦迪凯德项目所面临的迅速出现的普遍问题是老年护理院的覆盖是否足够。

美国的护理院,是一种为有需要的居民提供持续护理服务但不能容纳住院的机构,一般也称作康复院(convalescent home)、熟练护理院(skilled nursing unit,SNU)。老年居民或年轻的18岁以上的身体或智力有缺陷的成年人,可以在护理院中得到病后或意外事故治疗之后的有专业护理人员陪同的身体康复训练。

麦迪凯德医疗保险项目,在美国每个州的名称可能是不一样的,比如,在加利福尼亚州,称其为Medi-Cal;在马萨诸塞州,被称为MassHealth;在俄勒冈州,称其为Oregon Health;而在田纳西州,则称其为TennCare。

除了称呼方面的异同,在麦迪凯德医疗保险项目的具体管理方面,各个州可能也会出现不同的内容,比如有些州,将麦迪凯德医疗保险项目与其他项目绑定在一起,由州政府统一管理。

美国各个州政府,参与管理本地的麦迪凯德医疗保险项目的程度是"自愿的"、根据本地具体情况决定的。在有些州,州政府将其管理转包给私人医疗保险公司。还有的州,采用由州政府直接付费给医生、诊所和医院的方式来管理和运行麦迪凯德医疗保险项目。另外一些州则用与私营公司再组成公司的形式进行联合管理。

麦迪凯德医疗保险项目之下的这些项目,准许私营公司或健康维护组织直接与州麦迪凯德管理部门以固定价格签订合同。这些具有一定灵活性的不同的管理运行方式,很大程度上保证了麦迪凯德医疗保险项目的受惠者可以得到必要的医疗服务的有效覆盖。

麦迪凯德医疗保险项目的融资,并不完全由美国联邦政府完成,而是由各个州政府提供了一半以上的资金支持。在有些州，郡县政府也参与该项目的融资。

麦迪凯德医疗保险项目，也是美国联邦政府用于HIV携带者医疗保健的花费最大的一块。据估计超过半数以上的HIV携带者，可以得到麦迪凯德医疗保险项目对其进行的医疗偿付。此外还有两个医疗费用保险项目，对HIV携带者提供医疗偿付。在进行医疗费用偿付的形式方面，麦迪凯德医疗保险项目并不是直接给受益人好处或偿付金，而是采用给医疗机构补偿费用的方式。有些州，还颁布规定要求麦迪凯德的受益人自付小部分的医疗服务费用。

从宏观角度来看，美国的各个州政府，是在遵守联邦政府指导方针的前提下，独立运行麦迪凯德医疗保险项目。美国联邦政府为各州制定的匹配原则，是根据各州的经济情况而界定的，各州的"贫穷"定义和标准不同，得到的资金匹配额度也不同。经济比较发达的富裕的州，仅得到美国联邦政府50%的匹配，而相对贫穷的州，则麦迪凯尔处方药物覆盖计划能够得到更多的资金匹配。

2008年11月25日，新的联邦规定获得通过，允许各州政府向麦迪凯德医疗保险项目的受益人收取保险费，并且提高医疗费用中的自付比例。这个措施可以确保州政府获得更多的资金、限制医疗费用上涨并且更好地保证麦迪凯德医疗保险项目的持续运行。

尽管美国政府运行和管理的社会保障和医疗保险项目为特定的人群提供了比较好的医疗保障，但是在运行多年之后，也面临一些具体的困难和问题，包括：大范围的保险精算出现的赤字；连续几年的财政赤字；联邦政府需要投资再刺激增加工作岗位以增加税收；等等。

此外，麦迪凯尔医疗保险项目在财务方面的危机也引起了广泛的关注。这些财务方面的危机主要包括A部分面临严重财务问题。根据一份官方2009年发布的报告信息，至2017年，该医疗保险项目的基金将面临枯竭的威胁。有分析指出，造成该项目财务危机的主要原因包括：第一，有越来越多的保险受益者，偿付越来越多；第二，医院成本通胀的速率超出总体通货膨胀的速率；第三，医疗服务供方的欺诈和保险资源的滥用；第四，住家医疗护理成本的增加；第五，低效的和膨胀的保险偿付的单项服务付费方法。

三、儿童的医疗保险项目

奇普医疗保险项目，是美国政府管理的专门针对儿童的、为那些没有在麦迪凯德医疗保险项目中得到医疗保险也没有从父母的医疗保险中受惠的儿童提供医疗保险的项目。

奇普医疗保险项目，是由美国联邦政府管理的、由联邦税收支持的、专门提供儿童医疗保险的项目。美国各州在联邦政府的指引之内，在本项目的设计和执行方面有灵活性。有的州政府用设立奇普项目的基金，同时资助奇普项目和麦迪凯德医疗保险项目的受益人、怀孕妇女和其他成人。

截至2006年，奇普医疗保险项目覆盖了6600万儿童和67万成年人。但是实际运行中也面临挑战和困难，比如，在奇普项目之外，没有医疗保险的儿童数目持续上升。2008年，奇普医疗保险项目在美国的多个州面临基金短缺的局面。

2009年2月，奥巴马总统签署了《2009儿童健康保险再授权法规》(*Children's Health Insurance Reauthorization Act of 2009*)，意在扩大医疗保险项目对另外400万儿童和妊娠妇女的覆盖，其中包括在等待期内（waiting period）的合法移民。

美国的各个州，同样采用联邦政府与州政府合作运行的方式来管理和运行奇普医疗保险项目。具体表现在：各州政府在美国联邦政府的指引条例之下独立运行奇普项目。各州政府可以将它们的奇普医疗保险项目作为独立项目与麦迪凯德医疗保险项目分开运行，也可以使用奇普医疗保险项目的资金来扩大麦迪凯德医疗保险项目的规模或者将两个医疗保险项目混合操作。在奇普医疗保险项目的运行中，各个州政府可以得到美国联邦政府的强化资金支持。

截止到1999年2月，美国已经有47个州完成设立了奇普医疗保险项目。其中有些州采用的是与私营公司组成联合经营公司的方式。有代表性的是允许私营公司或健康维护组织以固定服务价格直接与州政府签订合同。

从上述的信息介绍中可以看出，美国联邦政府和各个州的政府联合，对于提供给特定人群的医疗保险项目的运行，采用的其实也是政府主导的方式，从而来保证低收入人群、老年人、残疾人、儿童、退伍军人等特殊人群的医疗保障供给并保证这个系统的正常运行。即使是采用与市场结合的方式，与私营保险公司、私营医疗机构的合作或者从私营部分的购买,也是在政府法律、法规大框架监督之下的"有序运行",而不是任其自由发展的所谓的"市场主导"。

第四节 OECD国家医疗保险与社会保障

OECD是34个市场经济国家组成的政府间国际经济组织。截止到2015年12月,加入OECD的34个国家包括:澳大利亚、奥地利、比利时、加拿大、智利、捷克、丹麦、爱沙尼亚、芬兰、法国、德国、希腊、匈牙利、冰岛、爱尔兰、以色列、意大利、日本、韩国、卢森堡、墨西哥、荷兰、新西兰、挪威、波兰、葡萄牙、斯洛伐克、斯洛文尼亚、西班牙、瑞士、瑞典、土耳其、英国、美国。

在前面的讨论中,实际上我们已经比较详细地介绍过了同样是OECD国家的芬兰、加拿大和美国的医疗保险与社会保障体系的特点和运行方式。本章节中,我们对OECD国家中的医疗保险和社会保障的总体做法以及其他一些国家的做法加以框架性的简单介绍,以期提供更多的信息和更加多元的借鉴思路。

OECD国家的医疗保险和社会保障系统,基本而言,都极大程度地依靠公共融资支撑的官办保险,同时,对于提供医疗卫生服务的很多方面与规则以及私营的医疗保险市场实行公共规则管理。

事实上,在OECD国家中,公共部分,也就是政府主导,早已经成为主流力量,不论是在医疗服务的融资还是在医疗服务的提供方面,政府主导的痕迹到处存在。

由于医疗费用在20世纪60~70年代持续上涨,导致多数国家的政府认真考虑公共财政的支撑能力问题(与民众的需求形成矛盾),政策制定者开始关心如何找到一种方式可以使医疗费用上涨问题得到控制。但是,在许多OECD国家的医疗费用的上涨速率,还是超过了国家总体经济的发展速度。

于是,各国政府越来越多地意识到:在现行的管理机制中,以及医疗服务的购买中建立适宜的激励机制,使用调控手段,能够极大地改变存在的问题。因而,OECD的各个国家在医疗保险的覆盖、医疗服务融资和医疗服务的提供方面,衍生出针对各国特殊情况的、各种各样的运行机制和方法。每一种机制

第九章
再看"洋为中用"

和方法都有其优点和缺点。

OECD 的全部成员国家,最终或多或少都有公共融资的保险项目或者政府主导、公共管理的医疗保险项目,也越来越多地使用私营部分的资源和供给来补充公营部分的不足。比如,私营医疗保险在美国和瑞士,是提供基本医疗保险的主导形式;私营医疗保险在德国和荷兰,是覆盖了相当大部分人口的医疗保险机制的主要组成部分。当然,在其他 OECD 国家,如匈牙利、日本、韩国、墨西哥和多数的北欧国家,私营医疗保险项目则并没有被广泛使用。

OECD 中还有一些国家,将私营医疗保险项目用以作为一种补充,实行一种"补充"政策,或者是用来吸引自己掏腰包付费的部分人口,被称为"补足的保险"。在澳大利亚、爱尔兰、意大利、西班牙和英国,私营保险项目已经成为普通的公立保险项目的强化剂,使得整体保险机制作用更加强大。在这些国家,购买私营医疗保险,主要是增加了对于医疗机构的选择,并且缩短了看病的等待时间,提供了及时看病的可能。

除了墨西哥、土耳其和美国,全部 OECD 成员国家,在 20 世纪 90 年代就已经实现了全部人口的基本医疗保险覆盖。基本医疗保险内容差异也非常明显,虽然为患者提供了必要的医疗服务,但是不包括一些特定的医疗服务或者一些患者需要分担成本的服务。

在 34 个 OECD 国家中,大多数国家实行了全民医保或者接近全民医保,只有少数几个国家正在进行扩大医疗保险覆盖的改革。而那些已经实行全民医保的 OECD 国家,更多的则是正在进行的一些选项方面的潜在的紧缩医疗服务,比如转移部分医疗保险到非官方的机构。

此外,在 OECD 国家的医疗保险体系中,基于成本分担的要求和某些医疗服务没有被保险所覆盖(比如,牙科医疗、某些处方药、精神或行为疗法、康复治疗或非急诊治疗,其他还有很多条目。这些条目在一些 OECD 国家的医疗保险目录里是拒绝支付的),所以,在每个国家内部和每个国家之间,在医疗费用的保险比例和偿付内容方面的差异是巨大的,也表现在私人自付的费用比例的巨大差异。

比如,在 OECD 国家的韩国、墨西哥和土耳其,患者需要分担支付全部医疗费用的 1/3 以上。

事实上,在小部分的 OECD 国家中,患者自掏腰包的付费作为一种非官方的补充，是非常多见的，特别是在一些 OECD 的新的东欧成员国。在上述的各种社会保险的实施中，过度收取费用也是非常普遍的现象。

作为 21 世纪之后实行的医改的一部分，墨西哥开始聚焦在改善初级医疗服务和公共卫生服务的供给和使用方面，特别是针对特定的生活在农村和贫穷地区的人口、土著人口，以及在正式的经济活动以外的圈子里工作的人口。澳大利亚也实行了对于农村和边远地区的医疗服务供给的扩大措施，改进和提高农村和边远地区的医疗服务的可获得性。

同时，新西兰的医改过程中，已经增加了由土著毛利人拥有和运行的初级和社区的医疗服务。西班牙在过去的几年中，通过医改，新增加了 60 多所医院并且开放给居民，以此确保对于医疗服务供给方面的地理上的可获得性。而众所周知的美国医改，则在近年中采取步骤增加了联邦融资，用于支撑主要针对没有保险的人口和贫困人口提供医疗服务的诊所和其他医疗机构。

很多 OECD 国家，还采用一些其他的步骤，医改关注点是通过增加新的医疗服务机构来减少现有医疗机构的压力。比如，西班牙已经实行了多重步骤，来建立更多的替补非固定医生，以降低现有医院系统的工作压力。英国则实施了一项试验性的改革，为了缩短患者的等待时间，允许患者在其他国家获得某些医疗服务（假如这些医疗服务项目的供给情况，需求已经超出了现有医疗机构的承载能力的话）。

近些年中，加拿大的几个省，医疗费用的支付者已经与美国的医疗服务供给机构签订临时合同，对于某些特定的医疗服务项目，如果在加拿大的患者等待时间过长，则可以选择到美国接受这些医疗服务。

此外，许多 OECD 国家也采取措施增加患者的家庭护理和家庭医疗的可使用性，此前这些患者通常是在医院里或者其他医疗机构长期住院并得到治疗。

部分 OECD 国家已经引入财务或其他类型的经济刺激机制，激发医疗机构对于医疗质量标准的遵守，或者达到有效地改进。澳大利亚在这方面的做法是，自 1994 年建立起的一种体系，奖励医生遵守各种医疗质量控制标准和达到其他效率方面的目标。激励机制的设计，最初主要是针对奖励那些在患者身上花费更多时间的医生，改革后的主要奖励对象，则是那些在行医实践中能够遵守质量控制标准的医生。

对于医疗服务的供给方使用奖励机制的，还有英国。英国的医疗系统现在也实行一种奖励医疗机构行医表现的机制,对于每个医疗机构都给予更多的奖励和更大的自治权。

在医疗费用的支付方面,OECD 国家尝试更多地依赖非公立部分,但是具体的公立和私营的支付比例,在各个国家之间的程度很不相同,有很大的差异。

OECD 国家中,医疗费用更大的成本分担比例的做法,已经明显地影响到了制药行业:需要患者自行掏腰包的药物名单增加了,特别是那些为了"安慰"患者、实际没有多少治疗价值的药物,多数已经成为自费药物。患者自负成本的比例在医疗卫生服务的很多其他方面也增加了。

OECD 国家对于成本分担比例调整的做法所引起的对于医疗服务的需求的影响,最大地反映在非固定的医生和药品使用量方面。因为原来"必要的"看病或咨询,很大部分因为成本分担而变成"不必要的"了,所以早期的诊断也减少了。也有争议的意见认为:早期诊断的减少,有可能会引起后期的治疗费用的增加。

OECD 国家中实行的医疗服务的购买方/融资方,负责制订预算进行成本控制,同时对于患者的医疗质量和医疗服务的可获得性加以综合考虑,促使大量的具有一体化系统的国家现在已经朝向这个方向推进改革,包括澳大利亚、英国、新西兰、瑞典、意大利、葡萄牙,以及后来加入 OECD 的希腊。这种预算成本控制方法结合了更多的因素衡量,包括地理分布、医疗服务购买方覆盖的人口数量,以及这些人口的健康特征。

在这方面,德国和比利时实行的则是更积极主动的医疗服务购买方式,即公立合同模式。

谈到医疗服务的购买方式,OECD 国家内的医疗服务购买方的形式也是多种多样的。比如,英国和新西兰试验将初级医疗服务的医生作为购买方;瑞典、意大利和西班牙则试验将医疗服务的供给实行非集中化管理。非集中化管理的内容之一是,每个地区对于医疗服务预算负有最终的财务责任,地方的医疗服务机构联合会与地方的医院和医疗服务供给机构签订合同,实行更强化的、更独立的预算财务管理制度。

实际上,OECD 国家的保险公司或者医疗费用的支付方,还有一个趋势就是与医院之间签订更加积极的购买医疗服务合同,比较起简单的为医疗机构进行融资和偿付,这种购买医疗服务的合同方式,在医疗服务购买方和医疗服提供方之间发生的影响有着更清楚的区别。在那些已经普遍实行了与医院签订合同模式的国家，除了更加清晰直接的付费方式，还有更加容易实现成本控制、效率提高和改善医疗服务质量方面目标的好处。

在OECD国家陆续发生和推进的医改，只有少数几个国家，包括美国、英国、瑞典、捷克和新西兰，已经开始试验在医院之间引入更大的竞争机制。竞争的方面包括医疗服务效率的提高、医疗服务质量和响应度的提高程度。

在OECD国家的医改中，发现医疗保险项目的市场竞争可以在两个方面改善效率：第一，医疗保险市场的竞争，鼓励保险公司去最大限度地降低管理成本、改善提供给被保险者的服务；第二，在形成竞争的医疗保险供应方中间，这种对于签约保险公司的可选择的多样性，可以促使保险公司提供更加有效率的服务。

事实上，OECD国家的医改一直没有停止过。医改，作为一种社会保障制度的改良，无论是对于医疗服务的供给方还是购买方，无论是政府还是民众，关注度都很高。根据各个国家所面临的挑战和困难的种类和程度的异同，各个国家医改的重点和内容在各个时期也有所不同。值得注意的是，即使是几乎相同的医改内容和目标，在不同的成员国家之间实施的结果有时是完全不同的。这些事实和经验，提醒中国的医改，更加不能"照搬照抄"，要更加具有针对性。

第十章

慎于思敏于行

社会观念确实引导了社会实践。

从"宁要社会主义的草,不要资本主义的苗",到"不管白猫黑猫,捉到老鼠就是好猫",改革开放之后中国社会的观念的改变,起自伟人的指引和铺垫,其过程寥寥几十年。

中华上下几千年,很多在当时环境下,在特定的经济、文化、社会、政治环境中被奉为"美德"的观念,随着社会生活的变迁,淡化了,转变了,消失了。也有一些,被"口口相传"沿用至今,成为"中华民族的美德",比如"养儿防老"。

中国的医改,在过去的几十年中,政策制定者和媒体、大众的目光,一直紧盯着占中国医疗卫生机构总数 90% 以上的公立医院。而过去几十年中,所采取的医改重大行动和重大决策,也几乎都是围绕着中国的公立医院这"一亩三分地"进行。中国的公立医院,背负着各方的希望与指责,步履维艰地生存与前行着。中国的医改,在兜兜转转中前行。

假如我们希望能够在更加可见的不久的未来,对于中国公立医院的改革,实现各方比较满意的、真正的突破,就不能不从社会保障与医疗保险网络的建立和健全、从更大的视野中的更大"格局",包括对整体医疗卫生体系的布局与监控授权、医疗卫生领域的融资来源与持续保证、医疗卫生体系从业人员的管理标准与监控,几个大的方面,来重新审视中国公立医院的出路、中国医改的出路,以及未来所采取的行动的重点。

但是,在这个重新审视与重新定位的过程中,政府、媒体、大众及社会各界的观念的改变，则是重中之重。观念的改变是否能够实现及怎样实现，始终是今天的中国最迫切需要思考与重新定义的一个首要问题。

观念的改变，涉及以往若干年中利益分配模式的改变，这就使得观念的改变困难重重、前路艰辛。

更加具有挑战意义的是，除了沿用以往若干年中形成的"模式"进行医改，还有多少观念改变的空间和可能性？比如，政策制定者们习惯沿用的"低药品价格惠民"这个观念。

在中国医改过程中，除了"低药品价格惠民"这个被使用、被沿用以至于已经形成习惯的观念，另外的一些同样的或类似的问题是：医务人员的劳动价值是否越低越有利于民众福祉的提升？人人享有医疗救助的权利，是否可以靠降低药品价格和降低医疗服务的价格来实现？降低药品价格，究竟是否可以"让百姓能够看得起病"？是否可以解决所谓的"看病难，看病贵"的问题？这些方面的问题，也是影响中国社会"集体思维"以至于影响中国医改方向和进程的社会观念，同样也是具有普遍性的社会观念的问题。

普及社会保障与医疗保险知识，是改变一些影响中国医改的方向和进程、改变观念的首要步骤。借鉴已经运行多年、为民众提供了较好保障的外国经验，是中国医改的必修课。

本书第九章所介绍的加拿大的社会保障和医疗保险运行的规则，特别是政府以立法的形式，对于关于低收入人群、少数民族和失能人群的照护，可以作为中国医改的很好的借鉴。虽然加拿大也在形成自己的全国性的药品目录，但是没有采用强行制定药品价格标准或者用颁布行政命令的方式，来限制、降低药品价格。

同样，在医务人员的薪酬方面，政府定价和市场定价的结合使用，也是对于中国医改的一个很好的借鉴与启示。

正如本书中我们所回顾的芬兰的医药卫生领域的现状和关键点中，芬兰正在实施的将预防工作放在第一位、将保护人民健康的环境保护工作放在第一位、将医疗机构的主要工作目标从治病转到保护人民健康的做法，这一切，仅仅是从观念方面，已经给世界上多数国家做出了表率，指出了借鉴的方向和努力的目标。

芬兰在过去几十年取得的经验和走到今天的医药卫生领域以及保护国民健

康的成绩，可能会给中国的医改带来一种启示：每个国家的每个时期，医药卫生领域和国民的健康问题，都会面临不同的困境与挑战。只要能够针对具体问题和事项，找准目标，采取不同的政策调整、法规规范，假以时日一定会出现比较理想的结果。值得特别注意的是，芬兰立法和在立法的基础上的各种政策规定，能够得到准确的贯彻执行，是一切成绩取得的坚强基石。

此外，芬兰立法规定，在芬兰的每一个直辖市基本社会福利、公共卫生和专科医疗保健服务都是必须具备、必须可用的。地方市政当局有权在立法规定的限制内，决定基本社会福利、公共卫生和专科医疗保健服务机构的规模、等级、服务范围，以及市政服务的模式。因而在芬兰，各个直辖市之间的社会福利、公共卫生和专科医疗保健服务机构的模式和方式，可以有很大的不同。此外，这种不同，还与当地的税收水平有很大的关联，市级税收状况与社会福利、公共卫生和专科医疗保健服务的具体运行、服务等级和水平有着直接的关联。

芬兰整个国家的人口大约六百万，与幅员辽阔的中国相比，完全不是一个数量级的。但是每个直辖市还是被准许做出地方市政当局的社会福利、公共卫生和专科医疗服务方面的决策和实施模式。与此相比较，中国的医改，在各个省（自治区、直辖市）的经济发展不平衡的情况下，是否可以借鉴芬兰的做法，使得各地方政府可以根据自身的税收、经济发展、文化和生活水平等因素，提出并规划本地的医改具体方案，而不是"亦步亦趋"地等待和跟随中央政府的医改指令前行，这本身就是一个值得研究和思考的重大问题。

此外，在社会福利保障和医疗卫生服务体系的设立方面，芬兰的经验可以为中国的医改和中国的公立医院未来的改革出路提供借鉴：芬兰没有将医院系统和公共卫生设为两个独立的体系，而是围绕居民健康这个总目标，由每个地区的地区医院，具体负责与公共卫生、疫苗接种相关的预防性工作，同时提供疾病治疗的服务。从管理目标的统一角度，统一了工作目标，避免了公共卫生与医疗服务两个组成部分的各自为战，从而更加避免了医疗机构为了有更多的患者来就医、增加医院收入而漠不关心甚至是有心无力地对待疾病预防工作。

从社会资源的统筹运用的角度，芬兰的这种做法和结果也显示出来极大的综合效应。比起"头痛医头，脚痛医脚"的单独设立医疗机构，更加有可能将医疗卫生工作的重点"前移"到预防为主的战略定位上来。

当然，芬兰并没有将医疗卫生工作的重点仅仅设立在医疗机构和普通的公

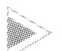

共卫生设施方面,为了实现保护每一个公民健康的目标,芬兰甚至将国家中各个人群所居住和生活的环境保护,列入与医疗同样重要的、被称为"环保保健"的工作计划。这一点,同样是值得中国的医改学习和借鉴的。芬兰明确提出:环境因素中,最容易、最常见的能够引发疾病的因素是不洁净的水、食物中毒流行病,以及被污染的室内与室外空气所引发的呼吸系统的疾病。而中国的医改,在过去的几十年中,始终紧盯公立医院这一块,从保障人民健康的环境因素的整体角度来看,显然也是不足的、过于狭隘的。

芬兰的环保保健行动十分具体,具体到了覆盖了食物质量和卫生监控、居民物业和公共场所的安全防护、噪声防护、自来水水质和洗澡水水质监控、环境健康风险评估,以及废物料的管理。甚至连化学物品的安全、基因工程的监管、放射性的防护,这些也属于为了保护居民健康的环保保健而行动的内容。这种大一统的保障国民健康的思路和做法,也是值得中国的医改借鉴和学习的。

从芬兰的经验来看,更加能够促使我们思考的是:对医院或公立医院的改革,仅仅关注非常有局限性的"以药养医"的改变,是否是远远不够的。提高国民健康水平的工作,确实应该是一个社会的整体的系统工程,而不仅仅是由医院或者公立医院来背负这个重任。这个问题的思考与借鉴,还可以从芬兰的两级医疗保健服务网络以及与之相配套的辅助网络和相关的法律规定中汲取。

如前面的介绍,芬兰的医疗服务机构分为两级,但是围绕这个两级服务的网络,还有芬兰的药品配送销售网络、关于患者的权利和保障的一系列规定、医疗服务收费标准的规定、医疗保险项目的良好运行及为公民提供的保障,以及对于医务人员的资格保证系统和规定的严格掌控。

芬兰的经验和做法中,能够为中国的医改提供借鉴的,还有职业卫生保健方面的保障。即芬兰的雇主,负有责任为他们的雇员提供职业卫生保健。雇主为雇员提供的职业卫生保健服务的成本,可以从芬兰的社会保险机构那里得到偿付。这种偿付的款项是基于雇主和雇员们在社会保险机构中已经支付的工资收入保险的保费。企业家和自雇者,如果他们已经在社会保险机构中投保,同样可以得到职业卫生保健服务费用方面的偿付。

请注意,这里又体现了"羊毛出在羊身上"的做法。也就是说,芬兰没有将职业卫生保健的责任扔给员工个人,也没有将这个巨大的责任交付给具体某个企业和雇主,而是用社会保险项目这个"大池水",强力保证这种社会需要。

第十章
慎于思敏于行

在中国的医改中,最值得借鉴的芬兰经验,还包括所有的芬兰的医疗中心或专科医院,只要是提供医疗卫生保健服务的供方,都必须具有针对患者赔偿的医疗保险资格,即医疗责任保险。也就是说,任何患者在接受医疗卫生服务的过程中,假如受到损害或伤害,将由保险项目支付赔偿。医疗责任保险,甚至在即使是患者的损害或伤害不是由于医务人员的医疗过失所引起的情况下,也会对受到损害或伤害的患者进行偿付和赔偿。这样就保证了铲除医患纠纷和医患矛盾产生的土壤,也保证了整个制度的运行更加合理更加顺畅。

此外,医疗责任保险的赔偿,不包括微小的损害或伤害,也不针对那些事先被认为有可能引起伤害的情况进行偿付,仅仅是针对那些已经发生了的、被认定的医疗伤害结果。对于医疗责任保险的偿付和界定,由芬兰的患者保险中心来负责完成。这一点,对于解决中国公立医院面临的严重的医患对立和令政府与医院头疼的"医闹"问题,无疑是另外一个使用"制度"来平衡各方利益与关系直至消灭"医闹"现象的、值得立即全面推广的经验。

除了芬兰的经验值得中国医改借鉴,加拿大的整体医疗卫生服务的提供与监管格局,也有极大的学习与借鉴空间。尤其是对于幅员辽阔的中国来说,改变医疗卫生服务领域的中央集权式的管理,根据各个省的具体情况下放授权,使得各省能够更加有针对性地为本省内的居民提供满足基本需求的医疗卫生服务,已经是当务之急。

很多人担心中国的公立医院改革、中国的医改也会出现"一放就乱",认为医疗卫生服务的提供和质量监控是"人命关天"的大事,必须由政府来负责、来"牢牢地抓在手中"。

从加拿大的医疗卫生机构的监管格局来看,中央政府与地方政府的集权与放权,是泾渭分明、有的放矢的。加拿大的长期实践,也证明了这种权责的划分与分别掌控,是可以保证医疗卫生服务机构的运行秩序和质量监控的。

我们还可以看到,加拿大联邦政府对于一些最关键的"点",并没有实施放权。在医疗卫生服务的所谓的"特定方面",联邦政府是具有管辖权的,包括对于处方用药的规定和安全性的监控与管辖、加拿大国民和少数族裔的福祉与医疗服务的融资与管理的监控,同时军队成员、退伍军人、联邦监狱中的囚犯、合格的难民,这些人群中所实施的公众健康保险的覆盖比率的保证,也由加拿大联邦政府负责管辖。除此之外,公共卫生领域的研究、公共卫生领域的措施实施和公众健康数据的收集,也属于联邦政府的管辖权之下。这些"点",保证了对于医疗卫生体系的最基本的监管保障,以及对于特定人群的最基本的、最有力的保障监控。

至于加拿大的各个省和地方政府行使权利,主要是负责制定更加具有针对性的政策,来保证完成提供医疗卫生服务所需的融资和监管。并且,在加拿大的多数省份中,医疗卫生服务的组织、管理与提供,是由地方卫生当局负责完成并且实施监控的。但是对于一部分省份,地方卫生当局的职责是有限制的,不包括一些授权,比如,在安大略省,地方卫生当局没有责任涉足基本医疗的初级卫生保健。借鉴这个实际经验,中国的医改也可以根据各个省份的政治、经济、环境、疾病分布、文化及人口特点等因素,由中央政府来决定保留哪些集权,给予各个省政府的卫生主管部门以哪些授权。

此外,加拿大的省政府主管医疗卫生的部门,委托地方卫生当局,在指定的地理区划中负责实施管理医院、医疗机构和社区医疗卫生保健,提供本地理区域中的医疗卫生服务。至于地方卫生当局是使用直接运行医疗机构、直接提供医疗卫生服务,抑或是与其他第三方的医疗服务提供机构签订合约,由地方卫生当局职权范围来决定。中国的医改可以考虑借鉴这种模式,在一定的范围内,给予各个地方卫生当局更加多的授权,以满足当地医疗卫生体系更具有针对性、更加有效运行,为本地居民提供质量更好的医疗卫生服务。

法治,也是我们从加拿大的经验和运行中可以得到的另外一个启发和值得借鉴的方面。加拿大的省级和自治区政府的卫生部门的行政长官,对于各自辖区内的卫生法律的贯彻执行、各项规章制度的被遵照执行、监管医疗卫生领域内的医疗机构和医生所提供的服务符合国家的法律,负有监管责任。行政长官的管辖权,在一些方面,比如住院患者服务和其他医疗服务,是有两部法案来规定的。但是也有一些管辖权,是合并为一个法案中体现并得到实施。这是用法规法律的框架,来保证医疗服务的质量和安全。对比"人情社会"中某些时候的法规缺失或者模糊地带,中国的更加显得任重道远,也更加不应该将改革的目光紧紧盯住公立医院这个十分有局限性的专业领域。

当然,在过去二十多年间,加拿大的医疗卫生领域实行的"去集权化"的改革,也使得一个新的、有利于市场竞争的局面已经形成。那就是,加拿大的医疗卫生领域的各种医疗机构和从业人员,在不断的"去集权化"的改进过程

第十章
慎于思敏于行

中,在分级监管的网络的监控之下,实际上,医疗卫生服务的提供,已经不可能出现"一枝独秀""一花独大"的准垄断状态,没有一个单一的医疗机构能够"拔一毛动天下"地影响到本地区甚或全国的整体医疗卫生领域的正常运行。

对比我国的医改过程中的医院集团化进程,不断有航空母舰般的超级大医院出现,所导致的、可能出现的医疗资源的垄断,以及由此带来的未来在医疗保险项目的费率和承付水平谈判方面的困境,值得引起更多的关注和更多的思索。

加拿大对于医疗舞弊行为和类似的医疗疏忽的处理,是基于加拿大的基本法,由法院进行审理。无论是医生(独立签约的个体或者领取工资的雇员)还是医疗机构(对于所提供的医疗质量和医疗服务安全性负有责任;对于被起诉的医务人员发酬金或薪水),都有可能被起诉。并且,通过大量的医疗纠纷的诉讼,通过起诉方和被起诉方的辩论,对于改进医疗服务中的各项标准和质量,客观上起到了促进作用。

加拿大的经验中,关于医疗舞弊行为和类似的医疗疏忽的处理,是基于加拿大的基本法,由法院进行审理,这一点,对于中国医改的借鉴作用更加深刻。也使得各方应该超越对于公立医院内部改革的层面,更加关注相关的法律起草、法院审理的程序,以及其他的配套法律相关制度的改进和设立。应该说,没有一个法治中国,中国的医改也不可能真正成功。

加拿大的经验中,对于中国的医改可以有借鉴作用的,可能还包括细致到处方药物的保险覆盖问题。

如前所述,就公立的和私营的医疗服务保险项目而言,加拿大境内的从东部到西部地区,有一个在处方药物的保险覆盖方面形成的梯度。也就是说,居住在加拿大西部四个省的居民,以及安大略省和魁北克省的居民,比较起东部的四个大西洋省份,在处方药物保险覆盖方面更加广泛。针对这种政策方面的不平衡问题,一些研究医疗保险政策的专家提出:应该在加拿大形成一个全国单一的、统一的、全国性的处方药物保险名录和保险计划,并且由统一的药物代理商提供价格统一的处方药物,以解决这种不平衡问题。

但是对于这种颇具争议性的意见,也有两种反对的声音给出了理由:一个是各个省政府,特别是魁北克省政府,他们希望由省政府继续控制本省的药物政策的制定和贯彻,尤其是与医疗服务保险项目有极大关系的处方药物计划。

另一个是联邦政府,因为联邦政府反对这种可能引起联邦政府财政负担和财政危机的假设。假如由联邦政府来进行联邦层面的财政融资和具体管理处方药物计划,就有可能带来和引发这些财政负担和财政危机。

全国人口总数在三千多万的加拿大,尚且需要讨论、考虑采用全国"大一统"的处方药物保险名录,抑或是继续保留由各个省和自治区继续融资并决定,以避免给联邦财政带来更大的负担、引发财政危机,在人口总数如此之大的中国,是否有必要继续保持类似医疗保险药物名录方面的全国一致性,值得进一步思考与商榷。

最后,加拿大的经验中,可以为中国医改提供很好借鉴的是:始于1984年《加拿大卫生法案》颁布之后的、20世纪80年代后期和90年代早期的、被描述为"开启了一个新的时代"的《加拿大卫生法案》。作为加拿大的联邦法案,《加拿大卫生法案》锁定了一个改革目标,就是改变联邦政府和各省、自治区政府之间的责任分配的大格局,出台一个新的模式。

作为幅员辽阔的中国医改,是时候反思过去的几十年中由中央政府决定医改的每一个步骤、每一个试点的做法,是否可以换个思路,改为强化地方政府医改方面的授权,由各个省、直辖市和自治区的政府,根据本地的具体情况,依据中央政府颁布的法规来具体界定每个政策的细节,包括融资建立和维持各地的社会保障与医疗保险项目的具体内容及标准。

允许中国的各个省(自治区、直辖市)根据自身的具体情况制订满足本地需求的医改步骤和具体目标,从美国的经验方面,也会有所借鉴和启发:美国的各个州政府,是在遵守联邦政府指导方针的前提下,独立运行麦迪凯德医疗保险项目。美国联邦政府为各州制定的匹配原则,是根据各州的经济情况而界定的,各州的"贫穷"定义和标准不同,得到的资金匹配额度也不同。经济比较发达的富裕的州,仅得到美国联邦政府50%的匹配,而相对贫穷的州,则麦迪凯尔处方药物覆盖计划能够得到更多的资金匹配。

我们已经欣喜地看到中国新一届政府在药品价格改革的进程方面所做出的改变。这种改变也反映出政府工作的"观念改变"。我们期待着,中国的医改能够出现更多的、由观念的改变而带来的实质性的进展和突破,比如,政府在进一步建立健全法制法规的基础上,对于医疗保险行业的进一步的、全面的放开,从而形成一个有政府强力监管、借助于保险公司的力量实现的"无孔不入"的、

第十章 慎于思敏于行

对于医疗机构和行医者个人行医行为监督的巨大网络。

当然,即使是在法律法规比较健全的美国,对于保险业的监管,究竟是应该由联邦政府层面为主导,还是应该以地方政府的法律法规为主导,也是存在争议与不同看法的。中国疆域辽阔,就需要有更加具备"可操作性"的一整套规划。

能够影响中国医改进程的观念的改变,还包括中国社会中的人民,对于自身幸福与保障的来源的观念的改变。是否可以从"依靠政府",进化到"人人为我,我为人人",主动选择适合于自己、适合于自己家庭的保险项目与产品,从而实现基于制度建立的、人人可以得到的真正的对于风险的可靠规避。

中国的医改进程中,不乏对于国外经验的参照。但是对于借鉴和参照中的具体取舍,则反映出政策制定者的"政治智慧"和大众的观念的一种总体水平。比如,国外经验中,对于管理式医疗保险项目的不足之处,也已经被辨认出来。最明显的一个缺点是,由于强调成本控制、分担财务风险,在管理式医疗保险项目覆盖之下的医疗机构或个体开业医生那里得到的医疗服务的质量,也是降低了的。

由此,我们可以推断:任何对于免费或者低收费医疗服务同时伴随着高质量的想法,都是不切实际的,都是"海市蜃楼"般的美好愿望。在设计中国的医改和医疗保险项目的具体细节时,这些要素都应该被纳入、被衡量。

再比如,实行管理式医疗保险项目之后,一些医生也抱怨和批评管理式医疗保险项目,由于严格控制医疗服务的费用成本,有时候一些病情很重的患者,确实需要在严格规定的住院期限之后还留在医院进行治疗,但是要与管理式医疗保险项目方面进行费事费时的谈判,使得医生们失去了根据患者病情的需要来制订治疗方案的自由。但是,从另外一个角度来说,这种"失去自由",在一定程度上也遏制了医生方面为了"逐利"而有可能产生的一些过度医疗的"冲动"。要综合平衡各种方案有可能产生的利弊、根据具体情况进行借鉴与汲取。

美国的医疗保险项目操作过程的经验中,对于特定时期、特定人群的政策倾斜,也有可能给中国医改的特定时期的特定政策提供借鉴。比如,2008~2009 年的美国经济不景气、失业率很高,联邦立法部门在 2009 年之初颁布条款:给予原定需要缴纳 102% 团体保险参保费用的符合条件者以 65% 的参保保费的临时补贴,从而帮助那些失业者和他们的家属能够继续保留在保险项目之内。从这点可以看出，政府对于弱势人群的帮助，不是一定要直接提供免费医疗、不是一定要求医疗机构给予低价医疗服务，更加不是一定要发放现金给他们，而是给予一定额度的、参加保险项目的保费方面的"临时补贴"，帮助他们度过因为经济不景气而陷入的难关。

最值得深思的是：这种采用"临时补贴"的帮助，不会鼓励产生"懒汉"、不会干扰医疗机构的正常运营、不会干预医疗服务的正常市场价格，也没有影响保险公司的正常运行，而是一种在保证制度正常运行之下的、对于弱势人群体现关爱的"政府的干预"。

政府对于国民所提供的社会保障或医疗保险项目，提供的只能是"保基本"。其他多种需求，需要在非公营的保险领域中得到供应、满足多样化的需求。

中国政府应该进一步开放保险业、鼓励各种资金进入保险业创办保险公司、运行更多的医疗保险项目，用市场的力量来补充由政府税收作为主要融资来源的、政府运行的社会保障与医疗保险项目的不足，满足更多更复杂的社会需求。

在进一步开放保险业市场的基础上，政府需要做的，是制定并颁布更加严格的法律条款与保险业监管规则，并且保证法律、法院与政府的保险监管部门的工作职责到位，从而保证保险业的良性运作，防止并处罚那些弄虚作假、侵害社会保障与医疗保险网络、侵害大众利益与福祉的犯罪行为。

社会的需求，在各个不同的社会阶段有着不同的体现。比如，活跃在中国医药市场上的一群职业经理人，他们的薪酬相比普通中国人要高出很多，已经有条件过上比较优裕的生活。他们担心自己的未来，担心一旦出现疾病需要救治时，会使得他们陷于困境，不仅仅是财务方面，还包括用药方面，因为很多新型的、先进的治疗药物没有被列入普通的保险偿付目录。他们很想在自己的职业圈子里开办一个什么方式的自助式的保险项目。

如果政府对于保险业的放开，伴随着的是非常严格的管制，这种管制，目的在于规范保险公司、保险代理人和经纪人的业务活动的开展，抑制可能有的违法违纪冲动并且将这种冲动有可能给社会、给消费者带来的损害控制在尽可能小的范围和程度中。这种开放，也必将产生一种更加繁荣的市场的景象，有更多的、内容各异的医疗保险项目出现，从而满足各个民众阶层不同时期的需求。而这些涉及社会稳定的各种需求，仅仅靠政府的力量极难满足。

第十章
慎于思敏于行

中国老龄化社会到来之际,"长期护理保险"将会给人数众多的老年人、需要日常护理的病患及残疾人提供经济方面的保护,免于他们陷入灾难性的财务危机,也保护他们的家人不因此而陷入重大的财务危机、无法保持正常的生活。

美国虽然有保障老年人基本医疗的保险项目,但是麦迪凯尔保险项目所能够偿付的合理费用是有限的,特别是对于那些需要在高级护理中心得到熟练技能护理的患者,麦迪凯尔偿付的部分最多只是100天的护理费用,其他的要自付,所以人们为了得到更加全面的老年时的医疗照护,要未雨绸缪、要买私营保险公司运行的医疗保险。

同时,推广和销售类似"长期护理保险"这样极有现实意义的保险产品,同样需要一个完善的非公营保险领域的兴起和正常监管、运行。而这个领域的正常监管与运行,需要的不仅仅是可以从事保险行业专业工作的人员,更加需要专业的法律工作者、专业的符合规范的法律与法规,以及管理制度的建立与健全。最后,还需要国民的观念的改变,接受"我的人生我做主"的同时,也接受"我的人生我负责未雨绸缪"、保险是一种"人人为我,我为人人"的观念,以及保险领域的正常运营和维护是"和谐社会""老有所养,病有所医"的最坚强、最客观、最理性的制度化保障,而这个现代社会的制度化运行的保障网络,需要社会每个人的认真接纳、真正投入与无私监督,才有可能最终建成没有对未来危机与风险满怀恐惧的"幸福家园"。

诚然,对于因为遭遇风险而陷于困境的人群和个案,社会的慈善事业发展很重要,但是更加重要的依然是制度化的风险抵御,用制度的力量真正实现"人人为我,我为人人"。

在中国长期的医改过程中,不绝于耳的争辩,还包括到底是"美国模式"还是"欧洲模式"更加适用于中国的国情、为中国的医改提供借鉴。

如果我们将所获得的信息再细化些、将视野再拓展些,也许,我们可以说:社会保障与医疗保险领域中,根本不存在"美国模式""欧洲模式"。真实的现状更加可能是:每个国家、每个地区,根据自己的具体情况的异同,推出最适合本地的社会保障与医疗保险项目。而随着时间的推移、随着经济发展和政治力量的角力的变换,每个国家与地区的社会保障与医疗保险网络,都有需要调整与改良的部分、都需要再次进行改良与调整,以使得这个体系更加针对本地具体情况、更加满足民众和时代的需求。这种改良与调整,这种针对本地具体情况的变革，是一种社会的进步，更加是一种制度衍变方面的进步。

即使是被世界卫生组织和当今世界各国公认为医疗卫生体系方面的"楷模"的芬兰，在 2013 年，还是明确提出了：在未来的几年中，将对芬兰的整体医疗卫生系统进行"大修"，也就是再次进行医改，从而使得这个系统可以更好地面对医疗卫生与社会福利方面所有的挑战、满足社会发展的需要。芬兰 2013 年开始的本次医改，目标将定位于保证各个城市有保持向市民提供高效率和高质量的医疗卫生服务的能力，这种能力的保持，要建立在全国范围内的更加公平的基础之上。

由此我们更加可以说：中国的医改，也绝对不可能在某一天取得"全面成功"。更加可能的是：每一阶段实现一些目标，之后，按照社会进步所带来的人民需求方面出现的变化，继续界定下一阶段应该完成的医改目标。

我们希冀着，中国社会在已经获得的各方面进步的基础上，出现更多的社会观念的改变，出现更加有利于人民福祉、有利于社会和谐的制度衍变方面的更大进步。

我们期待着，能够看到中国的医疗保险和社会保障网络，在社会各方的共同付出和维护之下，变得更加健全、运行更加良好，从而中国的公立医院改革也能够在一条真正通向未来的路上走出困境，迈出实质性的、坚实的步伐，为人民的健康事业做出更多有益的事情。

从观念的改变，到社会保障与社会公平，再到制度的运行、医疗保险项目和社会保障项目的运行特点和基本管理要素，直到一些先进国家在医疗保险和社会保障方面的一些成功的做法，希望本书已经给出一个粗糙但是比较清晰的画面。而这个画面，可以引起读者更多的思考、更多的好奇，继而出现更多的探索与研究。

中国的医疗保险与社会保障网络建设与维护，任重道远。

参 考 文 献

刘星，何林璘. 2015-08-14. 媒体四问天津爆炸事故：仓库为何离居民区这么近. 中国青年报，（第04版）.

健砣，冒群. 2015-2-18. 逢年过节没人陪 老人一怒告上法庭. 南京晨报，（第A07版）.

李林，邱晨辉，杨梦晨. 2015-03-12. 调查显示71.8%受访者为养老发愁. 中国青年报，（第T3版）.

马明，王新娅，朱晓丽，等. 2014. 关于公立医院人事制度改革的几点思考. 中国卫生人才，（9）：82-84.

夏波光，郭健. 2012. 深化改革保障民生——访国务院医改领导小组办公室主任孙志刚. 中国社会保障，（1）：8-9.

张维迎. 2014. 理念的力量. 西安：西北大学出版社.

赵棣. 2006. 公立医院产权形式多元化是中国医疗体制改革的突破点. 中国卫生经济，25（7）：7-10.

赵棣. 2011. 困境与未来——中国公立医院的改革之路. 北京：科学出版社.

赵棣，Nelson António，闫丽梦. 2007. 公立医院产权形式多元化是未来的发展趋势. 中国卫生经济，26（8）：27-30.

朱珉迕，谈燕. 2015-03-10. 2.0版简政放权："放管结合"问实处. 解放日报，（第2版）.

Anderson G F, Hussey P S, Frogner B K, et al. 2005. Health spending in the United States and the rest of the industrialized world. Health Affairs, 24（4）：903-914.

Aoki M. 2001. Toward a Comparative Institutional Analysis. Boston：The MIT Press.

Barbetta G P, Turati G, Zago A. 2004. Behavioral Differences between Public and Private Not-for-profit Hospitals in the Italian National Health Service. Working Paper Series of University A Deglistudi Di Verona.

Blumenthal D. 2001. Controlling health care expenditures. New England Journal of Medicine, 344（10）：766-769.

Canadian Institute for Health Information. 1975-2011. National Health Expenditure Trends. Ottawa：Canadian Institute for Health Information.

Chang H, Cheng M, Das S. 2004. Hospital ownership and operating efficiency：Evidence from Taiwan. European Journal of Operational Research, 159（2）：513-527.

Chow G C. 2002. China's Economic Transformation. Oxford: Blackwell Publishers

Clatney L, MacDonald H, Shah S M. 2008. Mental health care in the primary setting: Family physicians' perspectives. Canadian Family Physician, 54 (6): 884-889.

Eid F. 2001. Hospital Governance and Incentive Design: The Case of Corporatized Public Hospitals in Lebanon. World Bank Research Project Paper.

Grabowski D C, Hirth R A. 2002. Competitive spillovers across non-profit and for-profit nursing homes. Journal of Health Economics, 818: 1-22.

Gregory P R, Stuart R C. 1992. Comparative Economic Systems. 4th ed. Boston: Houghton Mifflin Company.

Greif A. 1994. Cultural beliefs and the organization of society: A historical and theoretical reflection on collectivist and individualist societies. Journal of Political Economy, 102: 943.

Hart O, Moore J. 1990. Property rights and the nature of the firm. Journal of Political Economy, 98 (6): 1119-1158.

Hollander M J, Guiping L, Chappell N L. 2009. Who cares and how much? The imputed economic contribution to the Canadian healthcare system of middle-aged and older unpaid caregivers providing care to the elderly. Healthcare Quarterly, 12 (9): 42-49.

Hurst J, Siciliani L. 2003. Tackling excessive waiting times for elective surgery: A comparison of policies in twelve OECD countries. OECD Health Working Paper. Paris: Organisation for Economic Cooperation and Development.

Hurwicz L. 1996. Institutions as families of game forms. Japanese Economic Review, 47: 13-132.

Kikeri S, Nellis J, Shirley M. 1992. Privatization: Lessons of Experience. Washington, D. C.: World Bank.

Lake T, Gold M, Hurley R, et al. 2000. Health Plans' Selection and Payment of Health Care Provider. Washington, D. C.: Medicare Payment Advisory Commission.

Marchildon G P. 2013. Health Systems in Transition. 2nd ed. Toronto: University of Toronto Press.

McKee M, Healy J. 2002. Hospitals in a Changing Europe: The Significance of Hospitals (An Introduction). Buckingham: Open University Press.

Monks R A G, Minow N. 2001. Corporate Governance. Oxford: Blackwell Publishers.

National Quality Forum. 2004. Hospital governing boards and quality of care: A call to responsibility. http://www.qualityforum.org.

North D. 1990. Institutions, Institutional Change and Economic Performance. Cambridge: Cambridge University Press.

Patricia Day. 2001. Health Governance in Europe: The Case of the National Health Service. Centre for the Analysis of Social Policy, University of Bath, UK.

Rayner J. 2004. Striving to improve quality in healthcare. http: //www. hospital. be/focus012004. html.

Rejda G E. 2011. Principles of Risk Management and Insurance. 11th ed. Upper Saddle River: Prentice Hall.

Robinson J C. 2001. Theory and practice in the design of physician payment incentives. Milbank Quarterly, 79 (2): 149-177.

Schleifer A. 1998. The Economics and Politics of Transition to an Open Market Economy: Russia. Paris, OECD: Development Centre Studies.

Tirole J. 1994. The internal organization of government. Oxford Economic Papers, 46 (1): 1-29.

Tuchman H P, Chang C F. 1988. Cost convergence between for-profit and not-for-profit nursing homes: Does competition matter? Quarterly Review of Economics Business, 28: 51-65.

Wilkins K. 2006. Government subsidized home care. Statistics Canada Health Reports, 17 (4): 39-42.

Wilson J Q. 1989. Bureaucracy: What Government Agencies Do and Why They Do It. New York: Basic Books.

后　　记

还是要感谢我的朋友们!

感谢他们在《困境与未来——中国公立医院的改革之路》一书出版后给予我的肯定和鼓励,这极大地鼓舞了我,并促进我下定决心编写这本书。

谷里虹教授不仅将《困境与未来——中国公立医院的改革之路》一书分送医疗卫生圈里的各路"大腕",更不吝惜给我的美言和信任。她还一直鼓励我、与我分享一些"圈内信息",并且试图让我相信:再写一本医疗保险和社会保障方面的书,是一件多么有益于医改、有益于社会进步的好事情。

感谢科学出版社年轻的牛玲编辑。有着医学教育背景和工作经验的牛玲,对医疗卫生领域存在的问题一直很关注,并且有自己的见解。在做完《困境与未来——中国公立医院的改革之路》一书的责任编辑后,又与我多次电话沟通、见面,最终确认下再次的合作。

要真诚感谢南方医科大学与葡萄牙里斯本大学学院(ISCTE)合作办学的"医药卫生管理博士学位项目"2010级到2014级五届的130位同学和校友。他们在课堂上的热烈讨论与分享,使得我本人对于医疗卫生领域中存在的困难与挑战,以及社会保障与医疗保险问题基本知识普及的重要性与紧迫性,有了更深一层的认知,受益匪浅。

这些同学和校友当中,很多人是著名的医学专家、经验丰富的高阶医院管理者;很多人在多年之前,就已经拥有医学博士学位,或者已经是在某个医学临床领域中"大名鼎鼎"。但是,他们在这个项目中学习时、在完成自己的管理博士的研究论文时,所表现出来的那种认真、执著、投入、社会责任感和旺盛的求知欲,常常使得我对照自己,不好意思过于懒惰。

感谢南方医科大学人文与管理学院国际项目办公室的诸位同事!她们在面临种种突如其来的变化、中外合作办学局势冷热交替中,坚定地一起面对、一起想方设法,突破困境,使得我们的国际合作办学项目,在国家对外合作办学的宏观政策不断发展与调整变化之中,始终可以坚定地"吹响医学生出国留学

后 记

的集结号"。正是因为有了对外合作办学项目的坚实基础，我得以"搭上顺风车"，能够继续在频繁的与欧美国家大学的对外交流中，不断拓宽自己的眼界、提升思维的平台，有机会思考并付诸笔端。欧玮艳小同事还帮助我绘制了本书中的插图。

衷心感谢南方医科大学自2010年以来的几任校领导们。他们对于南方医科大学从"第一军医大学"转为地方院校之后的战略定位，以及在实现战略发展目标过程中的种种坚持，给予我发挥自身优势、尽绵薄之力做点事情的好机会。

特别要感谢南方医科大学的现任校长余艳红教授！余艳红校长在2015年2月春节期间，带队出访葡萄牙、奥地利和荷兰的几所大学和医学研究所。在繁忙的交流与会晤期间，她对我个人的以往工作和未来安排表示了肯定与支持。一位全国著名的妇产科专家，一位在校学生人数超过两万、直接附属医院七个，并且还要面对和处理转型期退伍转业军人的生活与工作待遇的遗留问题、医学及相关各个学科的发展与竞争及新形势下的各项战略任务的国家重点大学的校长，一位妻子和母亲，能够在"日理万机"的状态中，对我的既往工作和未来安排有所了解、有所评价、表示支持，实实在在让我有一种"无言以对"的感动。

还要感谢我的大学同学张艳萍和EMBA同学丁越。在签订本书的写作合同之后相当长的时间内，各种原因使得写作进展缓慢、几乎处于停滞状态。我移居加拿大最初，张艳萍陪我买了住处的第一套桌椅和第一套炊具，几乎每个周末开车接我到她家"蹭饭"。丁越在得知我来到后的几乎第一分钟，就决定与她的丈夫一起驱车来看我，还请我吃了难忘的、到达温哥华之后的第一顿正宗美味的港式中餐，参观了她的欧式景观大宅。她们的友好、热情及帮助，使得我更加喜欢大温哥华这个地方，也帮助我可以更加迅速地安定下心神，进入到"写作状态"。

感谢葡萄牙里斯本大学学院的Virginia Trigo教授和Nelson António教授！在得知我已经从南方医科大学申请退休并移居加拿大之后，他们请里斯本大学学院的副校长向我发出了工作邀请，邀请我作为客座教授到里斯本大学学院工作一段时间。2015年9月开始，我从温哥华来到里斯本。带着Virginia Trigo教授和Nelson António教授的信任，本人不敢过于懈怠。这段时间的浸润，也对本书的写作提供了更多的"国际视野"和更多的思考空间与维度。

最后，还是要感谢我的家人。家人，是我一如既往的坚强后盾。我的丈夫

医疗保险与社会保障
——中国公立医院的改革之路

陈晓翔教授,在对待我再次写书一事上的反应,也是标准的"教授范儿"——为我"指点迷津",并且在我写不下去畏难想偷懒、想放弃的关头,及时为我"撑腰打气",再次鼓励我将这本书完成。我的儿子陈汐,在入读加拿大英属哥伦比亚大学之后,面临繁重的课业和"转专业的巨大挑战"。但是在被需要的时候,毫不犹豫地抽出宝贵的时间,耐心地帮助我查找学术资料、逐篇扫描并发送给我,帮助我在大温哥华地区安顿下来,几乎是"有求必应"。我的父母,在2015年的1月,刚刚度过他们结婚六十周年的纪念日。岁月的侵蚀,模糊了记忆。可是对于我要再次写书一事,他们却表现出了一贯的"追捧"。

感谢家人。

感谢所有曾经给予我信心、鼓励,给我力量和帮助的人们!

在本书的写作期间,2015年8月12日深夜,天津滨海新区一处集装箱码头发生大爆炸①。据报道,万科海港城小区三期离爆炸中心不到600米,在爆炸点周围1000米内,有3个大型社区合计入住数超过5600户居民②。根据初步调查的数据,本次受损房屋涉及居民1.7万户、企业1700户、商铺675户③。

由于事故现场周边的居民区建筑在大爆炸中损毁严重,2015年8月18日,《新京报》披露了"天津滨海新区政府向爆炸区受灾住户发放一个季度6000元资金补贴。海港城多数业主表示拒绝领取物资,要求政府回购房屋,而联发第五街的多位业主则要求开发商退房"④。《新京报》在这篇报道中披露:谈到不愿意领取6000元政府补贴的另外一个原因,"多数业主告诉新京报记者,领到租房安置补贴之后,意味着同意在附近租房,也就同意对房屋进行修缮,而不少业主不愿意再回去住"④。

《新京报》在同一篇报道中,对于爆炸引起的保险理赔状况与相关信息,也及时地进行了披露⑤:"8月17日,天津港爆炸事故附近小区居民再次聚集,要求政府回购受损房屋。这一举动再度引起了保险业内对居民保险意识的探讨。事

---

① 新浪网. 2015-08-12. 天津滨海新区发生爆炸. http://photo.sina.com.cn/zt/xc/tianjinexplode/index.html.
② 刘星,何林璘. 2015-08-14. 媒体四问天津爆炸事故:仓库为何离居民区这么近. 中国青年报,(第04版).
③ 方问禹. 2015-08-14. 天津爆炸已安置6300人将对受损房屋进行修缮. http://news.sina.com.cn/c/2015-08-14/194532205856.shtml.
④ 郭永芳,罗超,赵毅波. 2015-08-18. 天津向受灾住户发6000元补贴 多数业主拒领.
⑤ 梁薇薇. 2015-08-19. 天津向受灾住户发6000元补贴 多数业主拒领. http://home.ynet.com/3.1/1508/19/10315590.html.

后 记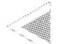

实上,在业内人士看来,在涉及房屋的财产险中,家财险以及之前强制实行的房贷险都是保费不高,但颇具保障功能的险种,但却没能够让消费者重视,很难推广开。"更加值得关注的是,该报道在"爆炸造成房屋损失财产险可赔"的黑体字下,进一步披露:"对于购买保险情况,万科海港城住户秦先生说,在业主群里,财产保险几乎没人投,'因为没人能想到房子会被炸'。"

"据一位财险相关人士介绍,房贷险是1997年推出,当时是国家强制性要求,只要是在银行贷款买房了就必须得投保,火灾、爆炸等造成房屋损失都属于保险责任范围内。'如房屋总价35万(元)左右,一次性交2200元左右。2007年或2008年以后,房主意见特别大,就改成自愿投保,然后这个险种就萎缩了,现在基本没有了。'"

家财险是个人和家庭投保的最主要险种,事实上这种险种可算作是低保费高保障的产品,但家财险在我国投保率极低,投保的人非常少。一位保险公司人士介绍,家财险基本上包括主险和附加险,主险保火灾、爆炸、台风等对房屋、装修、室内财险等造成的损失,附加险可以选择水管破裂、居家责任、盗窃等,需要分别选择保险金额。家财险基本上是一年一交,根据保险责任的大小,保险金额不一样,最基本的主险保费最低在50~100元,保额在5万~10万元。"如果投保了家财险,对于保险公司来说,针对这个损失理赔,至于受益人使用这笔赔偿金来修缮房屋还是偿还贷款,保险公司就管不着了。"上述财险公司相关人员表示,"现在家财综合险很丰富了,不管是家财、房屋还是第三方责任都涵盖在其中,责任涵盖居家中可能遇到的风险"。

在痛惜爆炸给同胞带来灾难与损失的时候,在为受灾难民流泪的时候,在关注并思考医改突破口的时候,保险知识的普及与推广、医疗保险和社会保障网络的构建与维护,都愈加显得重要和迫切,特别是与每个生命的保障密切相关的医疗保险项目。

政府应该强行推进哪些可以提供基本保障的保险项目?政府应该进一步放开哪些可以由市场解决的项目和领域?观念的改变应该如何被促进?中国的医改应该怎样将社会保障和医疗保险体系的建立健全糅合在一起齐头并进,才能满足人民的需要?更多的探索、讨论和实践,都显得更加重要、更加迫切。